チェアサイドとラボサイドで共有したい

補綴再製をなくすための臨床テクニック 24

著　佐野隆一　Ryuichi Sano

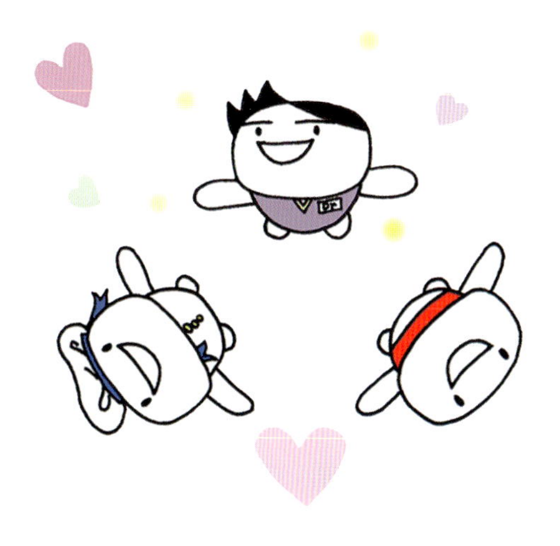

医歯薬出版株式会社

This book is originally published in Japanese
under the title of :

CHEASAIDO TO RABOSAIDO DE KYOYU SHITAI
HOTETSU SAISEI WO NAKUSUTAME NO RINSHO TEKUNIKKU 24
24 Clinical Techniques for Preventing Prosthesis Remanifacture

SANO, Ryuichi
Rabo Communications Corporation

ISHIYAKU PUBLISHERS, INC
7-10, Honkomagome 1 chome, Bunkyo-ku,
Tokyo 113-8612, Japan

推薦のことば

佐野先生は私の歯科医院の院内歯科技工士として，10年間一緒にチームで仕事をしてきた．歯科は医療職であり技術職でもあり，臨床家としてある一定レベルになるためには修業も必要である．彼は，最初のうちは模型作りや仮歯を担当し，診療後にクラウンなどのトレーニングをしていた．

その時代の彼の言葉を今でも思い出すことがある．彼が2年目のときに私が依頼した仕事は，矯正治療のために使用する臼歯のメタルクラウン．暫間的に使用するものなので，そこまで精度が求められるものはなかったが，彼は「私にとっては最終補綴物ですから」といって丁寧に仕上げ，自分の製作したクラウンが口腔内でどのように機能しているかを見届けていた．

この修行の時期に，彼は本書の中核となる重要なことを学んだと思う．それは，「チームとして患者に貢献するためには何が必要なのか？」ということである．その答えを一言でいうと「基本」である．印象や咬合採得，適合や咬合におけるチームの役割を理解し，的確に実行する「基本」こそが，日常臨床を支えている．テクノロジーの進化は著しいが，この「基本」が，どれだけ臨床の現場で実行されているのだろうか？　それを再確認するのが本書の一つの役割であろう．

また，佐野先生は患者さんに寄り添ったコミュニケーションを行いつつ，そこに関わるスタッフもサポートしていった．歯科技工士という枠を超えた活動により，当院のチームアプローチの体制が整い，多くの医院改革が彼をリーダーとして進められていった．今，彼が進めているチェアサイドとラボサイドのマネジメントは，実際の現場での経験をもとに構築されてきたものである．

彼を突き動かしているもの，そして私たちチームの根底にあるものは，「よりよい医療を提供したい」という「思い」であり，その成果は長期予後という形で現れる．患者さんのお口にある，生体の一部として機能している補綴を見るたび感謝の念を覚え，患者さんからも感謝の言葉が返ってくる．これをチームで共有することが本書のもう一つの役割となる．

多くの仲間に恵まれ，歯科医師からの信頼も厚い佐野先生は，これからも歯科界の発展のために活躍してくれるであろう．本書の上梓はその始まりとして，今後のさらなる活躍を期待したい．

壱番館デンタルオフィス　院長　**武内久幸**

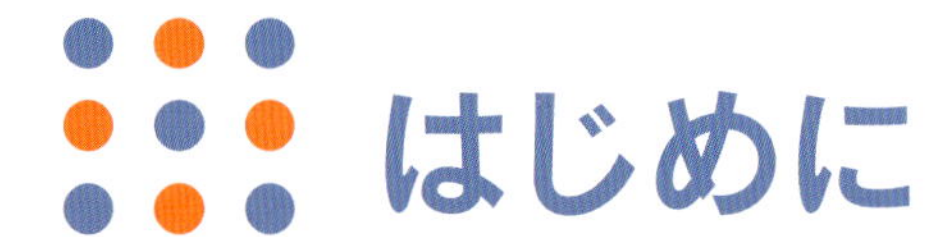

はじめに
補綴再製ゼロプロジェクトについて

「技工物の再製作が多い歯科医院があるんだよね．でも取引も多いし，改善していきたいんだけど，ラボからは強く言えないんだ．佐野さん，そういうのって解決できる？」

これが，「補綴再製ゼロプロジェクト」のはじまりです．チェアサイドとラボサイドの課題を解決できれば，臨床はもっと良くなるし，良くしたい．

そこで基本に立ち返り，チェアサイドとラボサイドの再製作に関わるポイントを整理し，研修という形で現場に伝えるようにしました．その結果，単純に再製率が下がるだけでなく，これまで以上にコミュニケーションが充実して臨床が円滑になりました．それは，歯科医師と歯科技工士の連携だけでなく，印象や模型を扱う歯科スタッフが歯科技工を知ることで臨床のつながりを知り，チームとして質の高い連携が展開されるようになったからです．

2016年4月から2017年3月まで『歯界展望』で連載させていただいた内容は，この「補綴再製ゼロプロジェクト」をテーマにしたものですが，実は，私がこれまでに何十本と関わってきた文献のなかで一番反響がありました．おそらく，実際に臨床現場で起きているトラブルが，多くの人に当てはまったからなのではないかと思います．

こうした経緯から今回，連載内容の書籍化という機会をいただきました．書籍化に際し，連載から大幅加筆し，索引をつけてより臨床に活用できる内容にしました．歯科医院のスタッフが読んでも意味合いがわかる，歯科医師が読んでも補綴臨床の役に立つ，もちろん歯科技工士が読んでも気づきがあると思います．

ストーリーとイラストは，チェアサイドとラボサイドの成長物語です．気軽に読める内容ではありますが，２４の物語のなかに，どれか一つでも自分たちの臨床に当てはまり，活用できるテクニックがあれば嬉しいです．

本書を書き進めるうえで，資料提供をいただいた先生方に感謝いたします．私が臨床や研修に取り組むことができているのは先生方のご協力があってこそです．特に武内久幸先生には，私の臨床に対する知識と技術，その姿勢を作っていただきました．また，お互いに刺激しあえるD-Technicationsメンバー，可愛いイラストで本書を彩ってくれた妻・優子，連載からサポートいただいた医歯薬出版の担当編集者にお礼を申し上げます．

多くの方々の協力によってできた本書が，臨床に携わる多くの方々に読まれ，歯科臨床の質を高める，チームの熱量を高めることにつながっていただければ幸いです．

佐野隆一

著者略歴

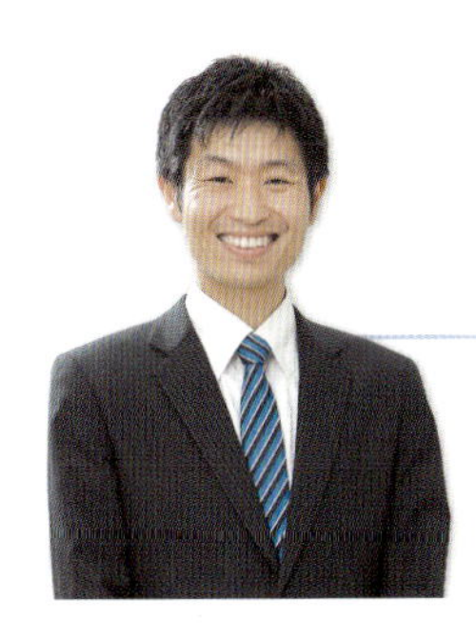

佐野　隆一（さの　りゅういち）
株式会社ラボコミュニケーションズ　代表取締役

1999 年　日本大学経済学部産業経営学科　卒業
2001 年　東京医科歯科大学附属歯科技工士学校　卒業
2001 年　医療法人社団幸生　壱番館デンタルオフィス　勤務
2008 年　東京医科歯科大学歯学部附属歯科技工士学校　非常勤講師
2009 年　スタディグループ D-Technications　設立
2014 年　ヘレウスクルツァージャパン公認インストラクター
2014 年　デンタルデザイン ラボコミュニケーションズ　設立
2015 年　日本歯科技工士会　認定講師
2017 年　株式会社ラボコミュニケーションズ　設立

株式会社ラボコミュニケーションズは歯科技工，研修，コンサルタント業務を組み合わせた歯科医院サポート型ラボ．チェアスタッフ向けワンポイント動画研修（http://ddrc-1.com/）もご覧ください．

第 3 刷に寄せて

2022 年 1 月現在，歯科業界のデジタル化は大きく進んでまいりました．しかし，すべての臨床がデジタルになるわけではなく，むしろ，デジタルで良質な臨床を形にするには，これまでの基礎となる印象や咬合採得の知識や技術も大切であると感じています．そして，チェアサイドとラボサイドの連携が重要であることは，これから先も変わりません．

歯科医院・歯科技工所で本書をスタッフ勉強会のテキストに使用しているというお声も多くいただきました．ありがとうございます．本書に関してのご感想やご質問がございましたら，ぜひこちらにもフィードバックをいただければ幸いです．こうしたコミュニケーションを通じて，私自身もより良い臨床を目指し，今後の情報発信に努めていきたいと考えております．

（2022 年 1 月）

！謝辞

『デンタルハイジーン』では若林健史先生（若林歯科医院院長）に，『歯界展望』では福本晃祐先生（ふくもと歯科医院院長）に，『歯科技工』では吉澤和之先生（株式会社オーリアラ代表）に書評を書いていただきましたことも，あらためて感謝いたします．

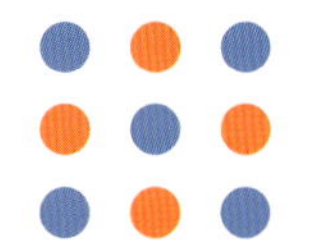

本書の読み方・使い方

本書は補綴物の再製をなくすための臨床の視点やテクニック，コミュニケーションの方法などを，豊富な臨床例をもとに記しています．

使い方　24のトピックスと3つの検証に分かれています

Chairside

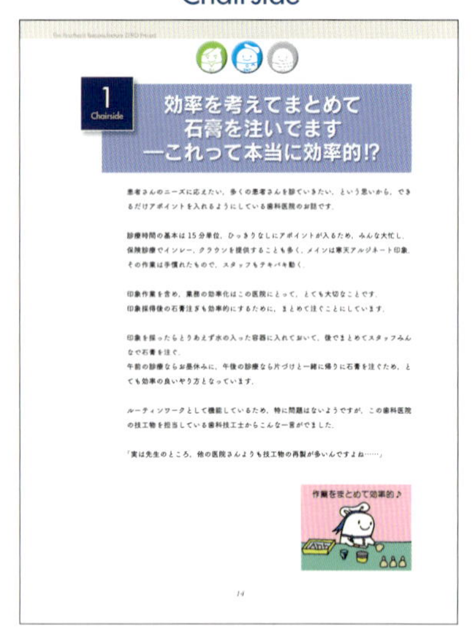

Laboside

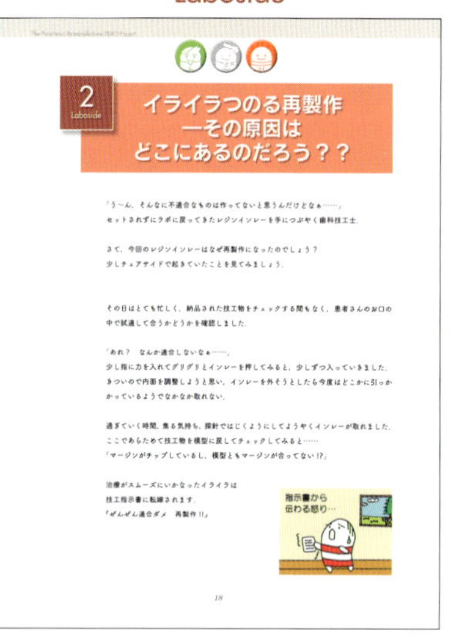

検 証

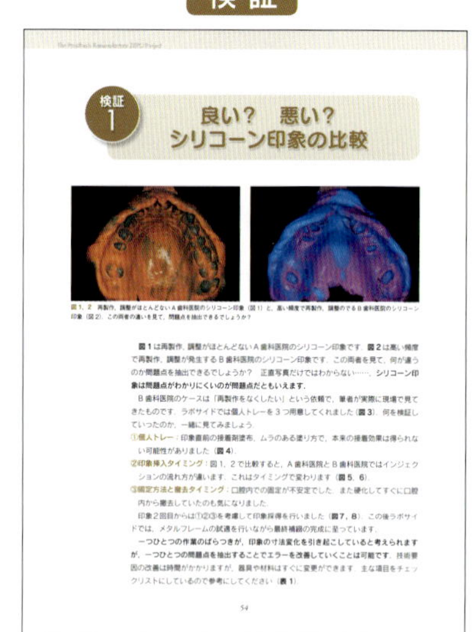

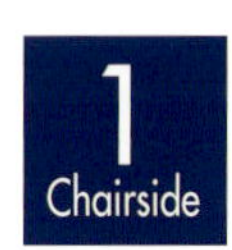

歯科医院の現場で起きているストーリーを軸に，問題解決のポイントや臨床精度を高めるヒントが書かれています．実際の臨床を行う歯科医師，歯科衛生士をはじめとするスタッフが役立てる内容です．歯科技工士が知ることで，チェアサイドとのコミュニケーションにも活用できます．

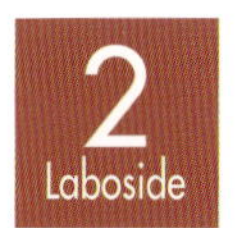

歯科技工所の現場で起きているストーリーを軸に，歯科技工士がどのような作業を行っているのか，歯科技工の実際が記されています．ここで紹介されている内容をチェアサイドが知ることで，より効果的で正確な臨床が可能になります．

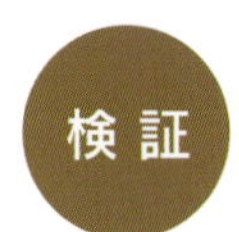

上記の Chairside，Laboside では扱いきれなかったトピックや，視点を深めた検証などが記されています．筆者の検証の仕方を参考に，ご自身の臨床を検証してみてください．

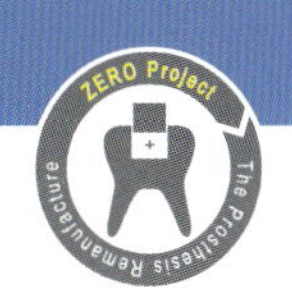

読み方　本書には3つの読み方があります

1. はじめから通して読む（目次→ 9 ～ 11 ページ）

それぞれ12のChairside，Labosideのトピックスは「適合：印象＆模型編」「咬合：バイト＆咬合器編」「審美：シェード＆資料編」「チーム：指示書＆コミュニケーション編」に分けられています．はじめから通して読むと，補綴再製を起さないための考え方や視点，テクニックがひととおり身につきます．

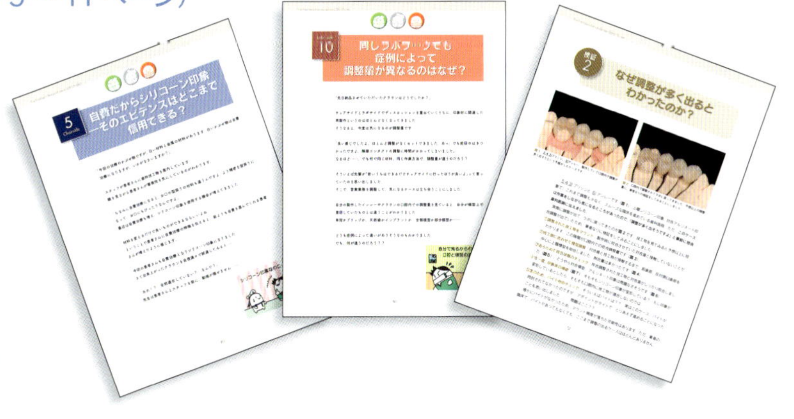

2. 各職種に重要なポイントを抜き出して読む

歯科医師，スタッフ（歯科衛生士，歯科助手など），歯科技工士のそれぞれの職種が知っておきたい，実践したいポイントをまとめています．アイコンに色が付いていればその職種にぜひ読んでほしい内容です．

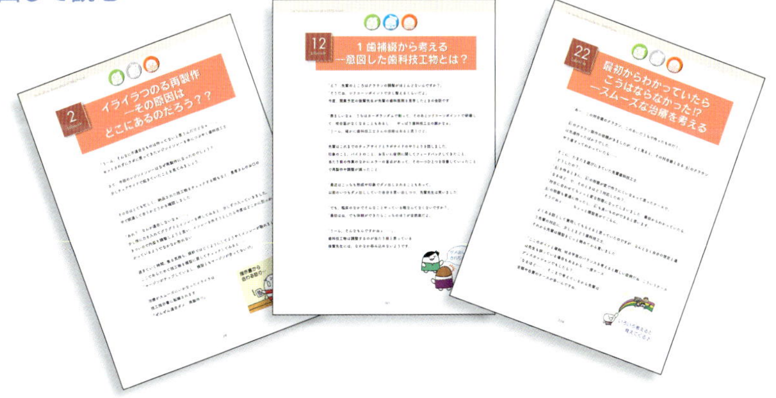

3. 補綴に関わる各トピックを深める
（知りたいことがすぐわかる項目別索引→ 12 ページ）

印象やバイトなど，補綴に関わるトピックについて項目別にまとめてあります．各トピックを深めることもできますし，補綴再製の要因がわかっている場合，そこを集中して改善することにも活用できます．

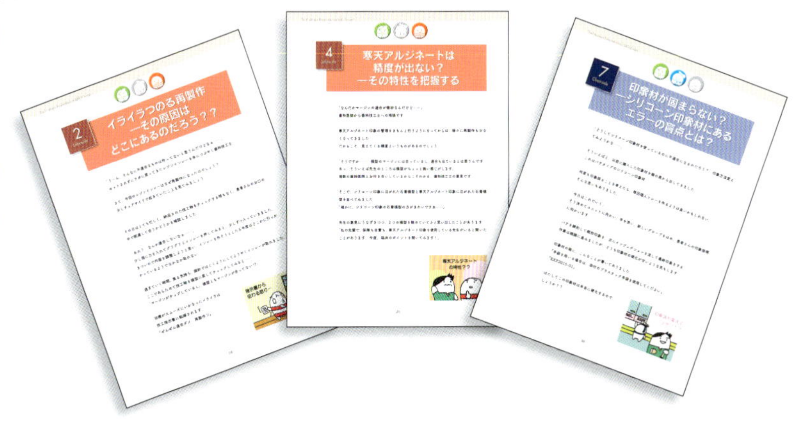

キャラクター紹介

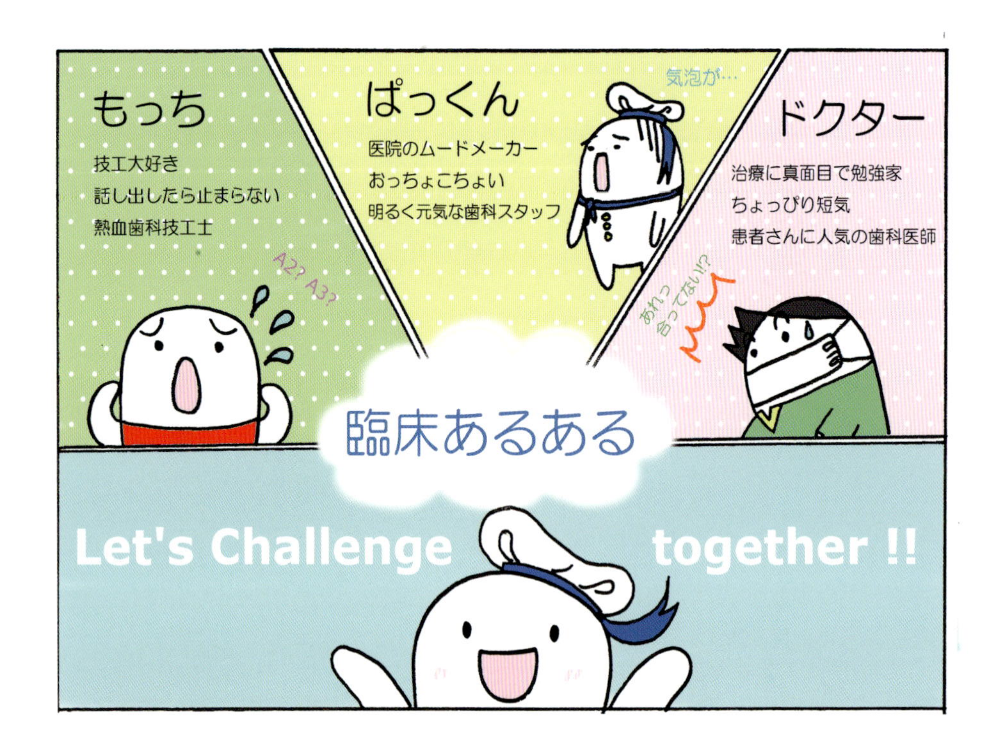
もっち
技工大好き
話し出したら止まらない
熱血歯科技工士
A2? A3?
ぱっくん
医院のムードメーカー
おっちょこちょい
明るく元気な歯科スタッフ
気泡が…
ドクター
治療に真面目で勉強家
ちょっぴり短気
患者さんに人気の歯科医師
あれっ合ってない!?
臨床あるある
Let's Challenge together !!

職種別表示

Dr

歯科医師

補綴の質を上げるため，再製作をなくすため，歯科医師が知っておきたい項目です．ここに書かれた内容を踏まえることで，臨床と患者満足度，そして医院全体のチームをつくることにつながります．

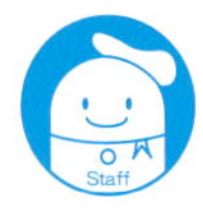
Staff

スタッフ（歯科衛生士・歯科助手）

歯科技工とチェアサイドのスタッフがどう関わっているのか，どう改善したらよいのか，そのヒントがしめされている項目です．日ごろのルーティンワークの見直しや，一歩踏み込んだアシストワークに役立ちます．

DT

歯科技工士

ラボで歯科技工士がどのような作業をしているか，どこに注目しているのか，ラボサイドのことがわかる項目です．ラボサイドを知ることでチェアサイドの仕事にも役立ちます．

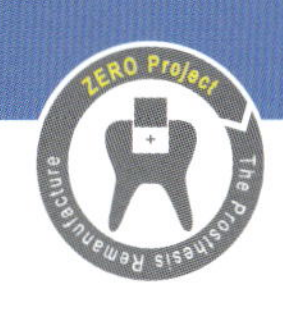

チェアサイドとラボサイドで共有したい
補綴再製をなくすための臨床テクニック24

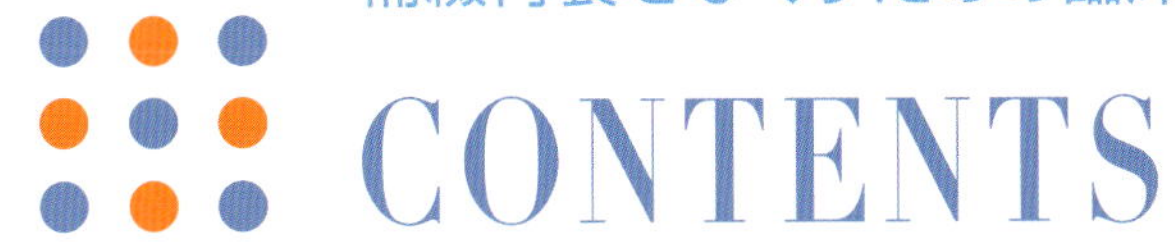

CONTENTS

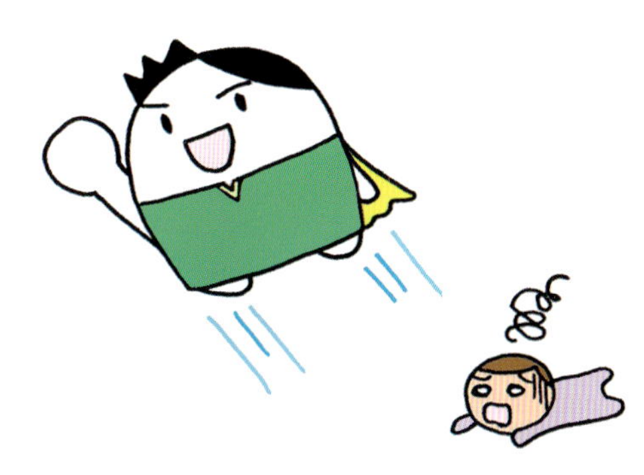

Ⅱ 咬合　バイト＆咬合器編

Ⅲ 審美　シェード＆資料編

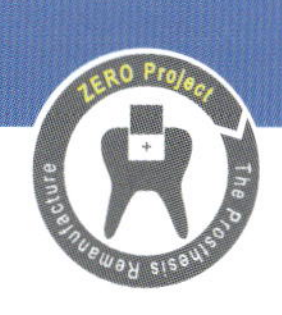
ZERO Project
The Prosthesis Remanufacture

知りたいことがすぐわかる　項目別索引

本書で扱う主な内容について，より具体的な作業や項目を整理して並べました．臨床のお悩みについて，改善策をピンポイントで見つけることができます（数字は項目の番号です）．

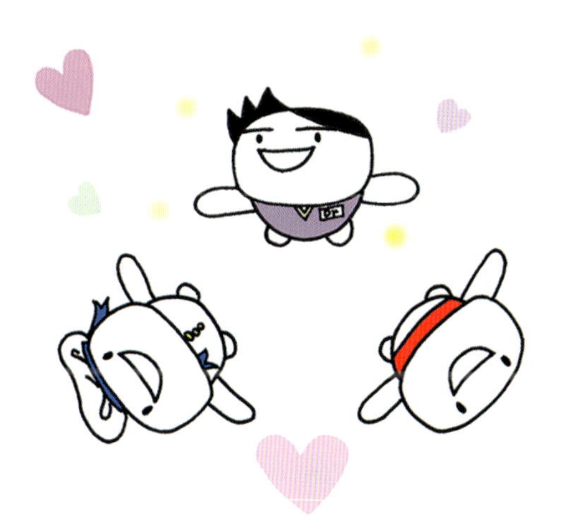

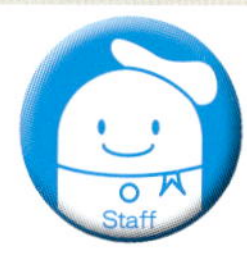

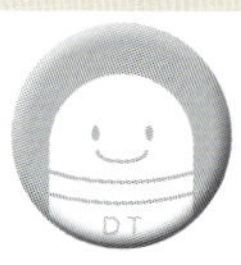

1
Chairside

効率を考えてまとめて石膏を注いでます—これって本当に効率的!?

患者さんのニーズに応えたい，多くの患者さんを診ていきたい，という思いから，できるだけアポイントを入れるようにしている歯科医院のお話です．

診療時間の基本は15分単位，ひっきりなしにアポイントが入るため，みんな大忙し．保険診療でインレー，クラウンを提供することも多く，メインは寒天アルジネート印象．その作業は手慣れたもので，スタッフもテキパキ動く．

印象作業を含め，業務の効率化はこの医院にとって，とても大切なことです．
印象採得後の石膏注ぎも効率的にするために，まとめて注ぐことにしています．

印象を採ったらとりあえず水の入った容器に入れておいて，後でまとめてスタッフみんなで石膏を注ぐ．
午前の診療ならお昼休みに，午後の診療なら片づけと一緒に帰りに石膏を注ぐため，とても効率の良いやり方となっています．

ルーティンワークとして機能しているため，特に問題はないようですが，この歯科医院の技工物を担当している歯科技工士からこんな一言がでました．

「実は先生のところ，他の医院さんよりも技工物の再製が多いんですよね……」

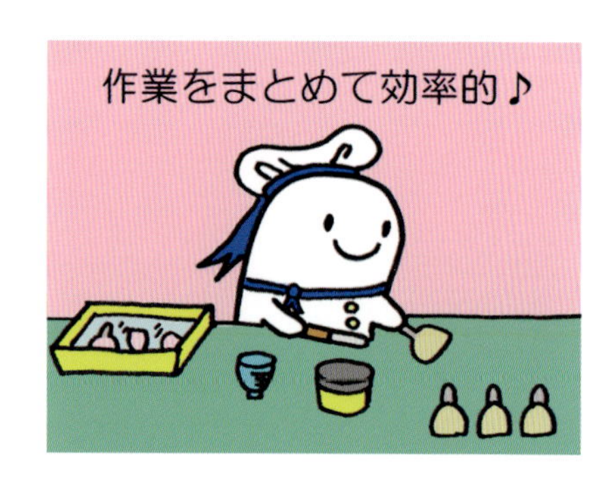

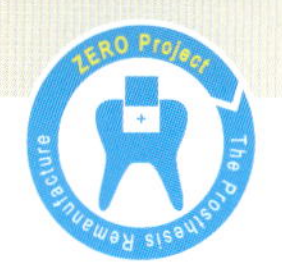

❗考えるポイント

アルジネート印象材の保管方法と寸法変化

アルジネート印象材などハイドロコロイド系印象材の主成分は「水」です．水は空気中にあると蒸発するように，アルジネート印象材も印象採得後にそのまま放置すると主成分の水が蒸発して，体積は小さくなります．逆に水の中ではアルジネート印象材が水を吸収して，体積が大きくなります．空気中でも水中でも体積の変化が起こります．

アルジネート印象材の寸法変化は簡単に確認できます．ペットボトルのキャップをトレーに見立て，ペンのキャップを印象し（**図1**），左から湿箱中，水中，空気中という3つの条件で保管して1時間後に変化を見ました．水中はキャップが戻りませんでしたが(**図2**)，空気中の保管ではそれぞれのキャップと印象材に隙間があるのが確認できます（**図3**）．

アルジネート印象材にとって一番安定するのは，水分が多くもなく少なくもない状態，湿度が十分に保たれている湿箱に保管することです．図4はそれを理工学的に証明しているものです．

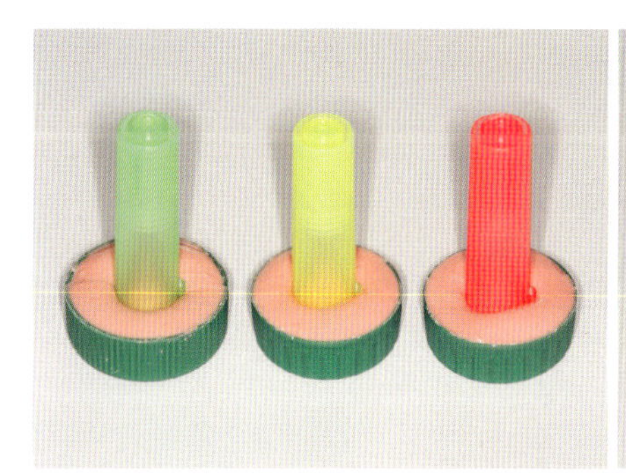

図1　アルジネート印象材の寸法変化を見る簡易実験．ペットボトルキャップでペンキャップを印象しました[資料10-1)]

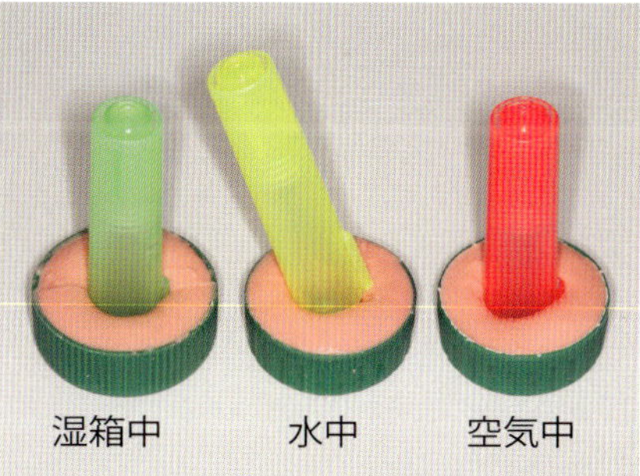

図2　保管条件を変えて1時間後に適合をチェック．水中に保管したものはアルジネートが膨張して，ペンキャップが戻りませんでした[資料10-1)]

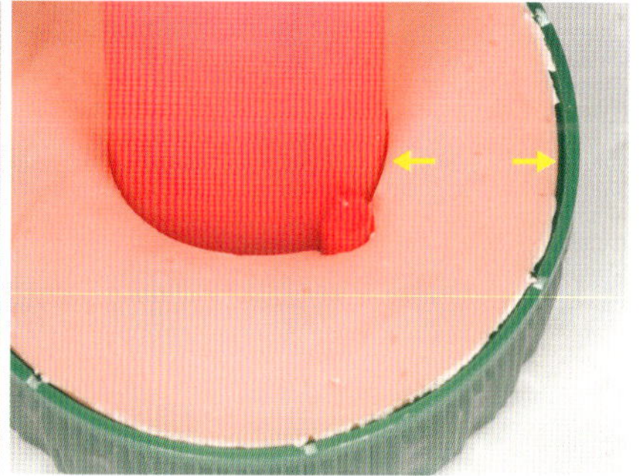

図3　図2空気中の拡大写真．ペンキャップとアルジネート，アルジネートとペットボトルキャップ，それぞれに隙間があることが確認できます（矢印）[資料10-1)]

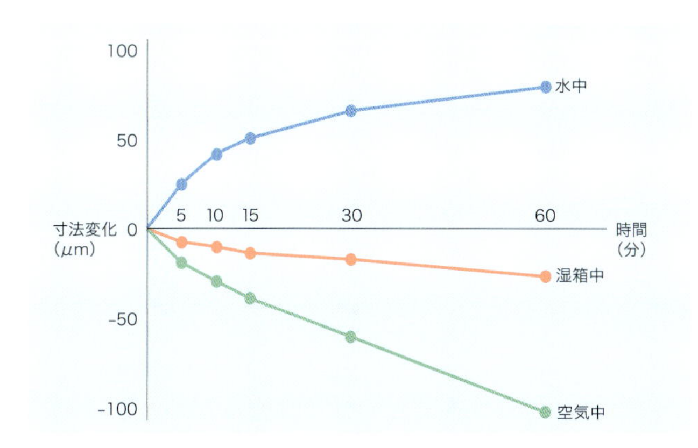

図4　保管方法によるアルジネート印象材の寸法変化．湿箱保管では寸法変化がわずかですが，水中では体積が大きくなり，空気中では体積が小さくなることがわかります．この特性は，同じく水が主成分となる「寒天印象材」にもあてはまります[1)]

臨床での実際

■寒天アルジネート印象が変形したと思われるケース

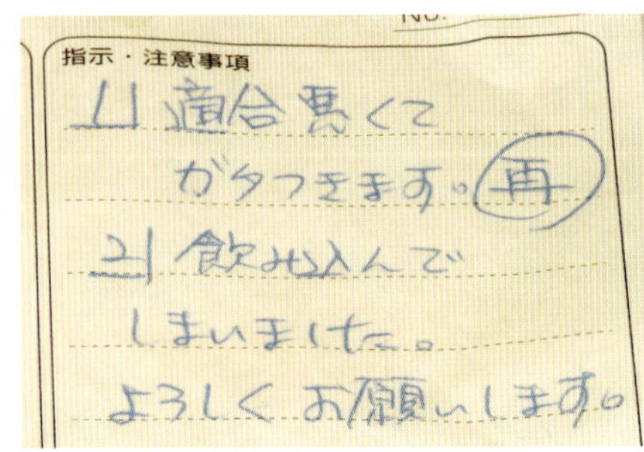

図5　不適合が原因として，ラボサイドに再製作の指示がきました

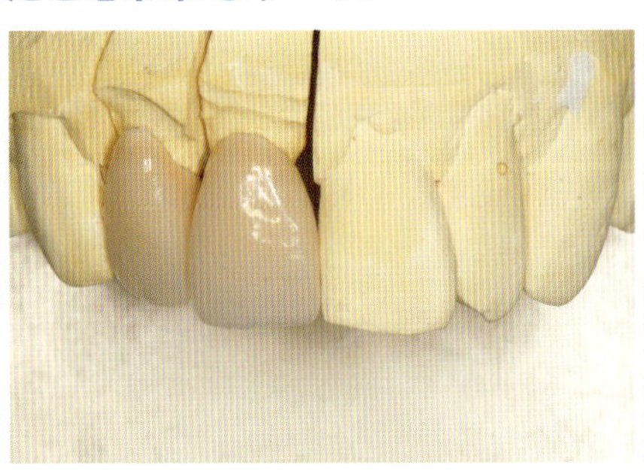

図6　寒天アルジネートで再印象された模型上で，硬質レジン前装冠を再製作

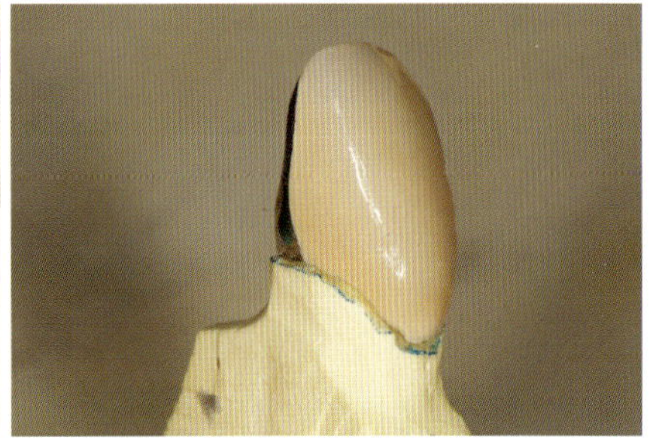

図7　再製作した技工物を最初の模型に戻してみると，明らかに不適合が確認できます

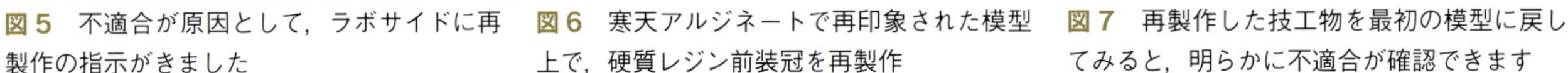

■湿箱の活用と留意点

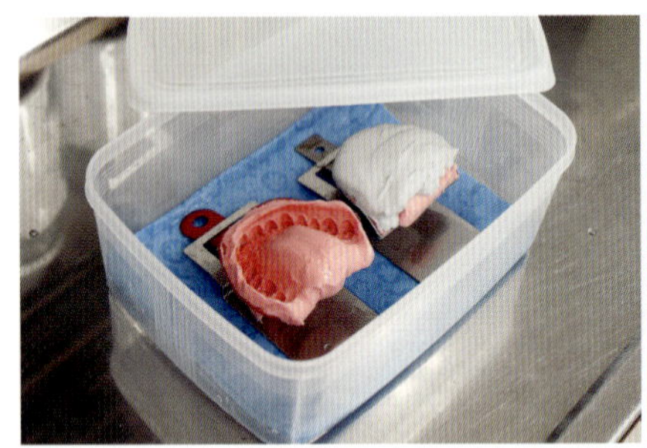

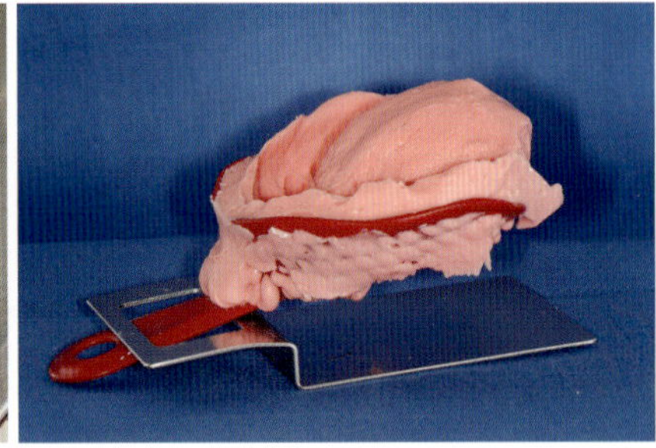

図8　タッパーを利用した湿箱．水や吸水させたタオルをひいてフタをしておきます．容積が大きいと湿度にばらつきがでやすいので注意してください

図9　湿箱に保管する際には，印象材が直接水に触れないように置きます．このケースではトレーホルダーを使用しています

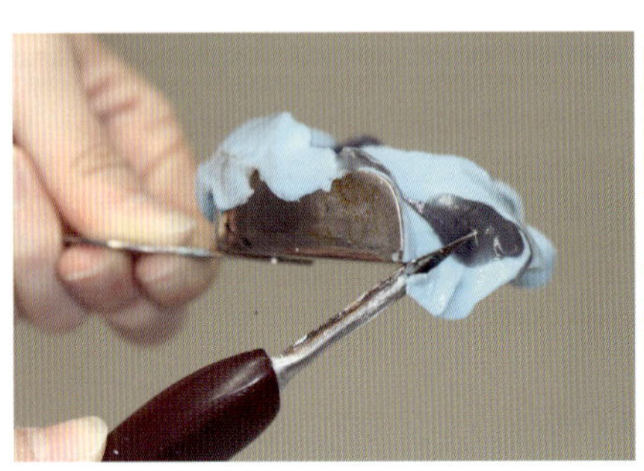

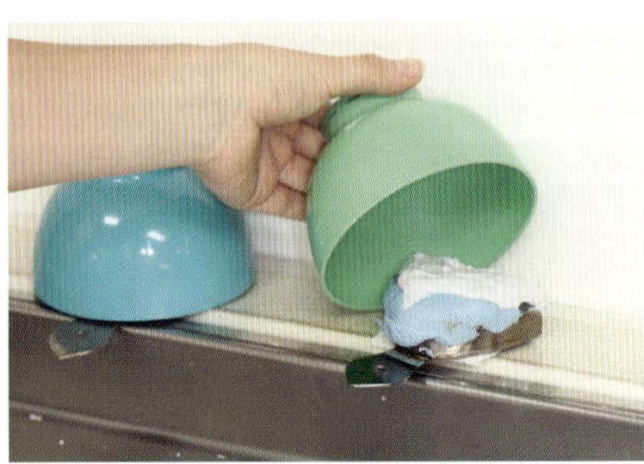

図10　印象材がトレー後縁からはみ出ていると，置いたときや石膏の重みで変形する可能性があるので，事前にカットしておきます[2)]

図11　ハイドロコロイド系印象材は印象採得後，できるだけ早く石膏を注ぎます．このケースは，ラバーボウルと濡れティッシュを使った保湿環境で保管しています[2)]

図5〜7は硬質レジン前装冠の再製作となったケースです．再印象された模型で技工物を再製作し，試しに最初の模型に戻してみると，明らかに不適合が確認できます．しかし，これだけ大きな不適合をラボワークで作るのは難しく，このケースでは寒天アルジネート印象材の変形の方がはるかに影響が疑われます．

ハイドロコロイド系印象材は石膏を注ぐ前と注いだ後に湿箱で保管することにより，大きな寸法変化に対処できます．十分に吸水させたタオルなどをひいた容器に印象体を入れるだけです．**留意点は，印象材が直接水に触れないように置くこと，トレー後縁からはみ出た印象材はカットしておくことと，できるだけ早く石膏を注ぐことです**（**図8〜11**）．

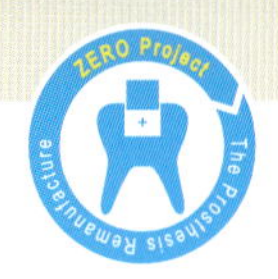

POINT アルジネート印象材用の固定液

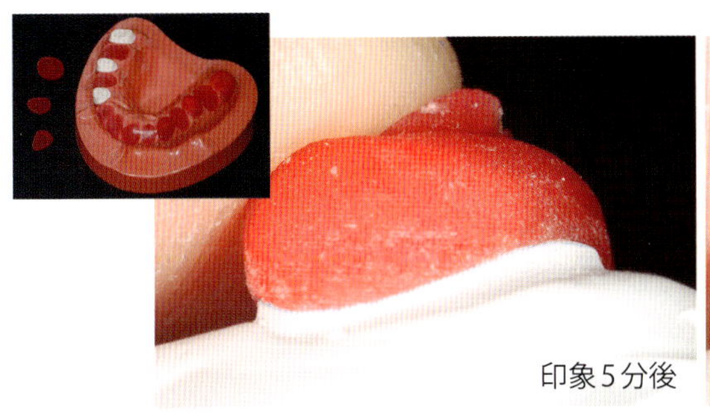

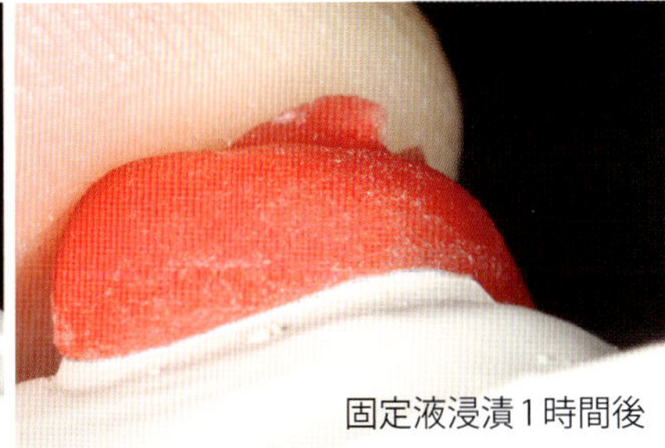

図12, 13 サンプル模型をアルジネート印象し，印象5分後に石膏を注いだものと，アルジネート印象材用の固定液に1時間浸漬して石膏を注いだものにサンプル模型上で製作したレジンキャップを被せて簡易的に適合をチェック．両者に大きな差は出ませんでした

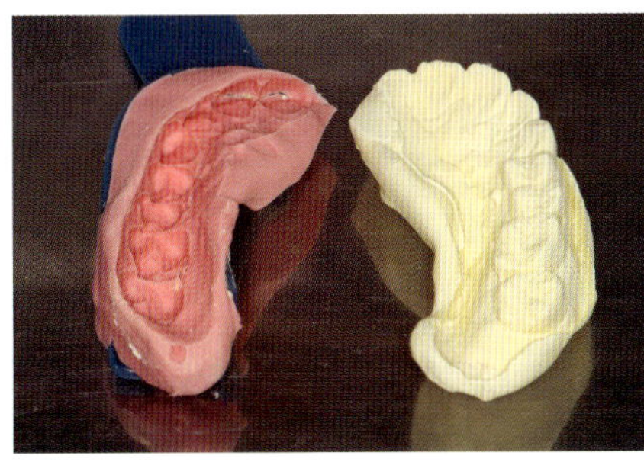

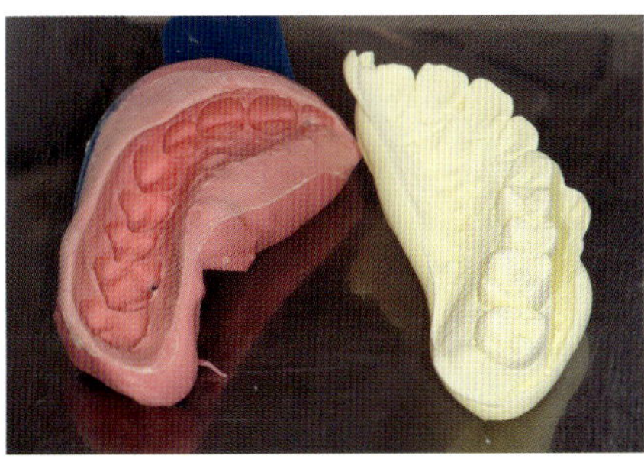

図14 印象後にすぐに硬石膏を注いだアルジネート印象体と石膏模型

図15 固定液浸漬1時間後に注いだアルジネート印象体と石膏模型．アルジネート印象に若干の石膏付着＝模型の面荒れが見られます

「石膏をすぐに注ぐのは大変」という場合，時間による印象材の寸法変化を抑えつつ印象体の除菌効果もあるアルジネート印象材用の固定液が有効です．ただ，固定液によって石膏模型に若干の面荒れが起きることがあります（**図12～15**）．

！まとめ

1. ハイドロコロイド系印象はすみやかに石膏を注ぐ

水が主成分の印象材は，寸法変化する前に石膏を注ぐことがポイントです．できるだけ早く，すみやかに石膏を注ぐようにしましょう．

2. 石膏を注ぐ前・注いだ後に湿箱で保管する

ハイドロコロイド系印象は湿箱保管が基本．石膏模型は印象体から撤去できる強度になったらすみやかに撤去すると，模型精度が安定します[3]．

3. まとめて注ぐためには固定液も有効

アルジネート印象材用の固定液は臨床的にも有効です．その上で，印象体の除菌効果や作業効率，石膏模型の品質とで何を優先するかが，チェアサイドとラボサイドでディスカッションするところです．

2 Laboside イライラつのる再製作—その原因はどこにあるのだろう？？

「う～ん，そんなに不適合なものは作ってないと思うんだけどなぁ……」
セットされずにラボに戻ってきたレジンインレーを手につぶやく歯科技工士．

さて，今回のレジンインレーはなぜ再製作になったのでしょう？
少しチェアサイドで起きていたことを見てみましょう．

その日はとても忙しく，納品された技工物をチェックする間もなく，患者さんのお口の中で試適して合うかどうかを確認しました．

「あれ？　なんか適合しないなぁ……」
少し指に力を入れてグリグリとインレーを押してみると，少しずつ入っていきました．
きついので内面を調整しようと思い，インレーを外そうとしたら今度はどこかに引っかかっているようでなかなか取れない．

過ぎていく時間，焦る気持ち，探針ではじくようにしてようやくインレーが取れました．
ここであらためて技工物を模型に戻してチェックしてみると……
「マージンがチップしているし，模型ともマージンが合ってない !?」

治療がスムーズにいかなったイライラは
技工指示書に転嫁されます．
『ぜんぜん適合ダメ　再製作 !!』

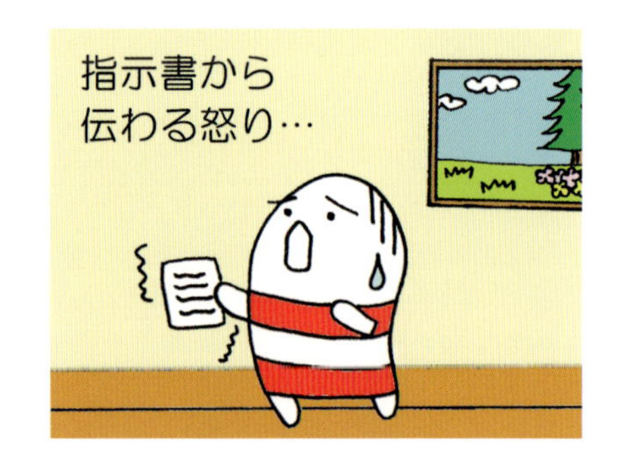

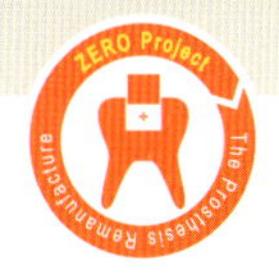

❗考えるポイント

一眼レフカメラによる再製作の簡易検証

再製作は決して気持ちが良いものではありませんし，良い技工物が入ると期待している患者さんにとっても残念なことです．少なからず感情的にもなります．また，チェアサイドが患者さん対応で忙しいように，ラボサイドでもケースに追われて忙しかったり，何かいうと仕事がなくなる……，そうした不安もあると，何も言わずに再製作を受け入れることも少なくありません．

しかし，**お互いが向き合ってディスカッションできないと，再製作になってもその原因が検証されないためにトラブルが繰り返されてしまいます．**

正確な検証をするためには，チェアサイドとラボサイドの作業工程を一つひとつチェックする必要があります．ただ，それは現実的ではありませんし，疑いの目を持ってチェックしてもお互いが向き合っていることにはなりません．

ここでは，ある歯科技工所で再製作となったハイブリッドレジンインレーのケースをみていきます（**図 1，2**）．使用するのは一眼レフカメラ．マニュアルで撮影倍率とストロボ光量を固定できるこのカメラで，筆者の検証をみていきましょう（**図 3**）．

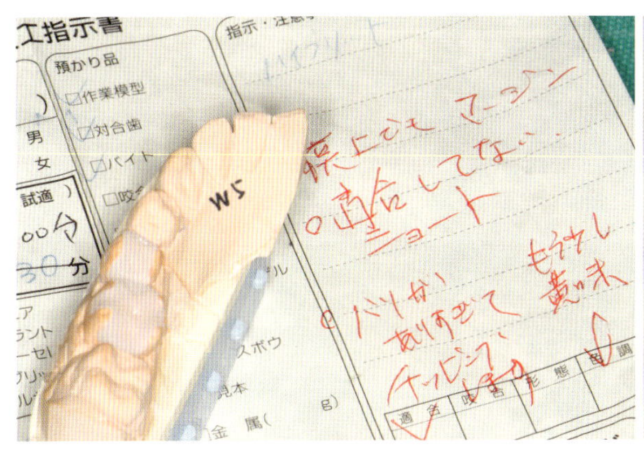

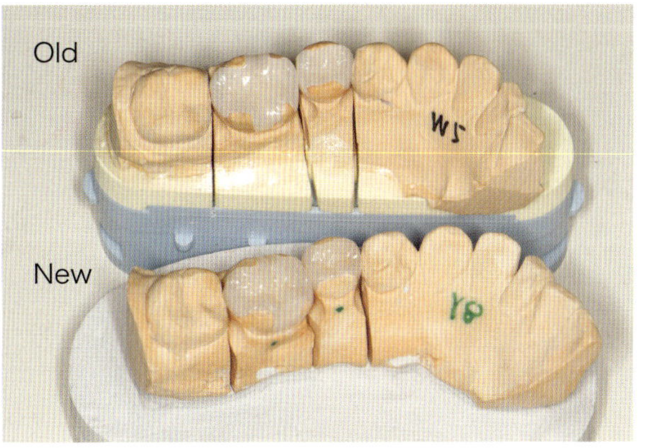

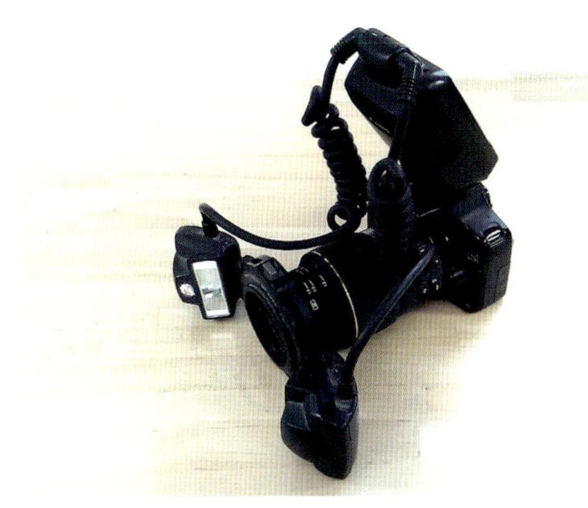

図 1　再製作の理由が書かれた技工指示書と，再製作になった技工物と模型．筆跡からも歯科医師の感情が伺えます

図 2　再製作になった技工物と模型（Old）と，再印象で製作された技工物と模型（New）を比較します

図 3　マクロレンズとツインストロボを取り付けた筆者の一眼レフカメラ．マニュアルで撮影倍率とストロボ光量を固定できるため，簡易的な検証ができます．これは口腔内写真を術前・術後で比較検証するのと同じ感覚です

臨床での実際

■再製作となった模型と再印象された模型の比較検証

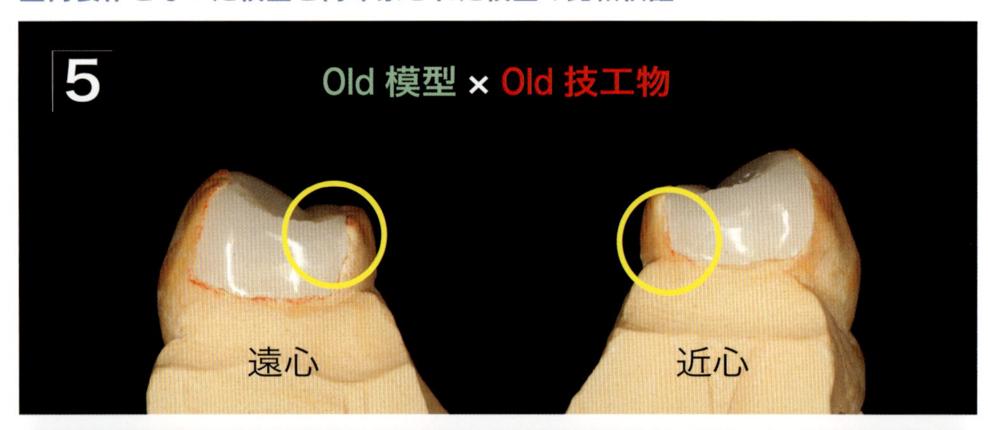

図4　再製作となった|5 の Old 模型と Old 技工物．一部にチッピングやショートマージンが確認できます（○）．

ラボサイドのレジン築盛や研磨方法に問題がある場合，チェアサイドの形成マージンが不明瞭だったり，スライス面のクリアランスが少ない場合にこうしたエラーが起きやすくなります

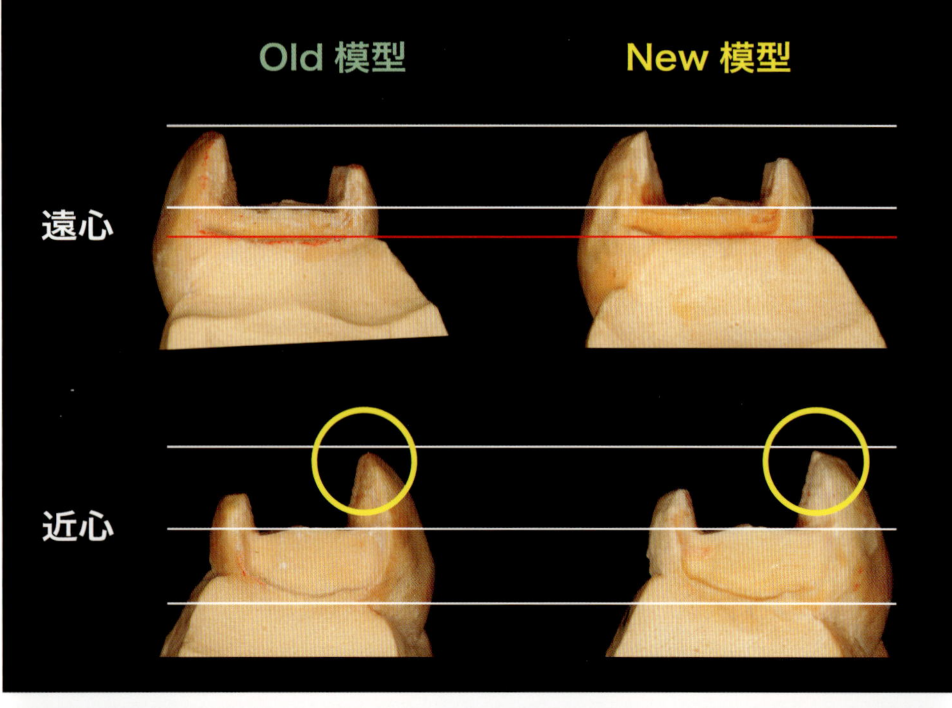

図5　次に，再製作となった Old 模型と再印象された New 模型を比較します．等高線を引くと，遠心マージンラインの位置が違うことが確認できます（赤線）．ラボサイドによるマージン損傷やトリミングミスの可能性もあります．近心から見ると頬側咬頭頂の形が違うのが確認できます（○）．この段階で技工エラーよりも印象エラーの可能性が高くなります．

もし New 模型が正しい場合，Old 模型で製作されたインレーは口腔内に試適したときにどうなるでしょう？　New 模型よりも隣接マージンの長いところが干渉します．レジンという割れやすい材料を考えると，試適時にチッピングが起きてマージンショートになる可能性も否定できません

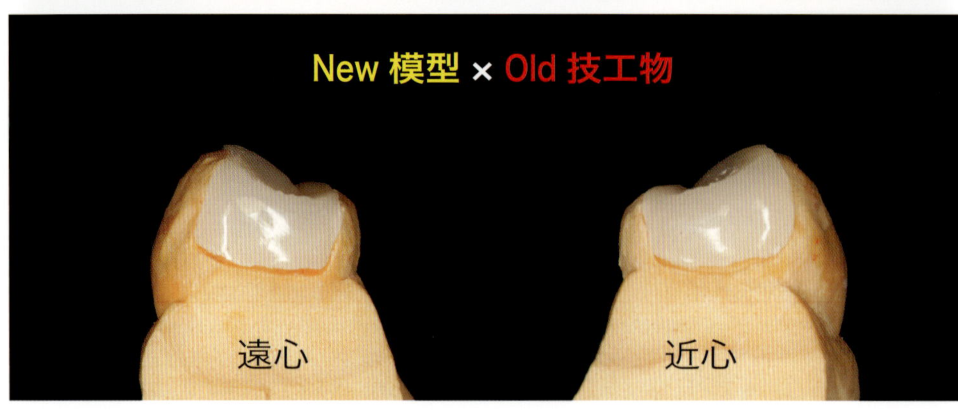

図6　New 模型に再製作となった Old 技工物をはめてみると，まったく適合しません．ここまでくると再製作の要因が絞れてきます．一眼レフカメラを使用することで，一定品質で記録が撮れるだけでなく，ファインダーが介在することで客観的な視点を得られるのがポイントです

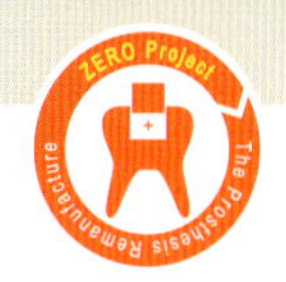

POINT ラボサイドによる隣接コンタクトの設定

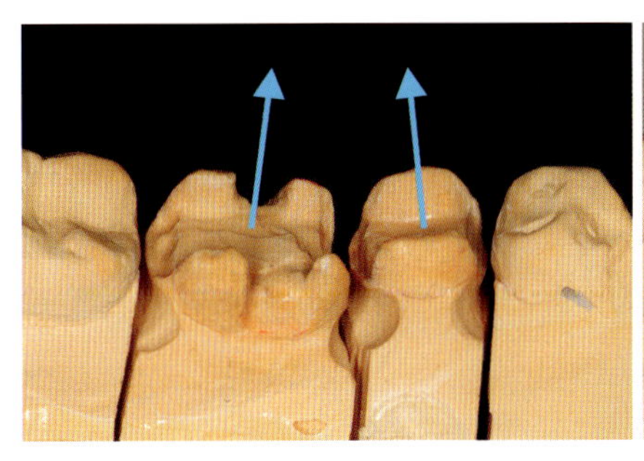

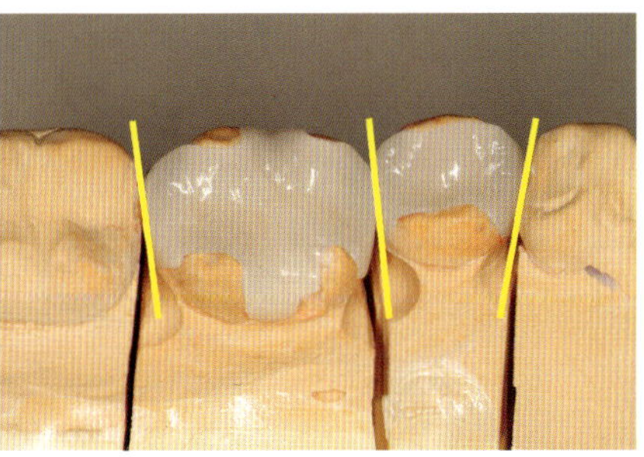

図7　あらためて本ケースの模型を観察すると，歯軸の関係から技工物の装着方向が交差するようになっているのがわかります

図8　再製作となったOld技工物の隣接コンタクトは，装着方向と合っていません．口腔内での装着順序を間違えるとインレー同士が干渉する可能性もあります．その際にマージンのチッピングが起きた可能性もあります

図4～6の検証を通じて，エラーの要因が絞れていくのがわかると思います．一方，ラボサイドはどうでしょう？　マージン精度や隣接コンタクトの設定（**図7，8**）はもっと改善できますし，自分自身の技術を見直すきっかけにもなります．今回はレジンインレーですが，再製作を通じてどうコミュニケーションを取るかというのは，他の補綴治療にも通じるものです．

再製作を検証しても，本当の原因がわからないことはありますし，心当たりがあっても「自分がやりました！」とも言いにくい．自分自身が問題に気づいていないこともあります．だからこそ，**お互いが向き合って検証することが大切で，その手間隙をかけてでも，良い補綴治療を行いたいかどうかが本当のポイントになってきます．**

！まとめ

1. 事実を客観的に検証する

再製作となった際には，一眼レフカメラのような客観的に検証ができるツールを使って，目の前にある模型や技工物の事実を一つひとつみていきます．

2. 予想されるトラブルは事前に伝える

形成や印象の問題点，ラボサイドからの留意点，日常臨床におけるコミュニケーションの積み重ねが，トラブル予防と問題解決につながります．

3. ディスカッションできる環境を作る

人と人とがしっかり向き合ってディスカッションするためには，安心・安全かつポジティブな場が必要です．良質な補綴治療という目的のために，ぜひ環境を構築してください．

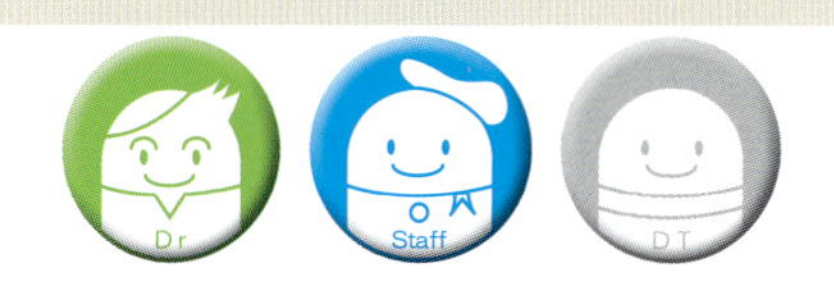

3
Chairside

石膏に気泡を入れない裏技発見！ ―はたしてその効果は!?

「また気泡を入れたの！　これじゃぁダメだよ……，再印象しなきゃ」
院長先生の怒りとも嘆きともとれる雰囲気がありありと伝わってきます．

模型に気泡を入れてしまったスタッフは，この医院に勤め始めてまだ２カ月．
ちょうどスタッフの入れ替り時期で，先輩にいろいろ教わる機会もなく，最初は言葉を覚えるのも大変でした．
印象って？　マージンって？　こんな小さな気泡が何でいけないの？

今日もいつものように寒天アルジネート印象に石膏を注ぐよう指示されました．
スプーン１杯の石膏に，水は大体これぐらい．
「あっ，ちょっと水が多いかな？　ま，いっか，このまま進めてみよう」

さて，模型はどうなったでしょう？
「あれ，全然気泡がない！？　そうか！　水を多くすると気泡が入りにくいんだ！！」

すごい！！　大発見！！
それからは，あえて混水比を多めにして石膏を注ぎます．
印象面にも水があると，難しいインレー窩洞も気泡が入りません．

ところが最近，先生がこんなことを言い始めました．
「なんだか技工物のマージン適合が微妙な気がする……」

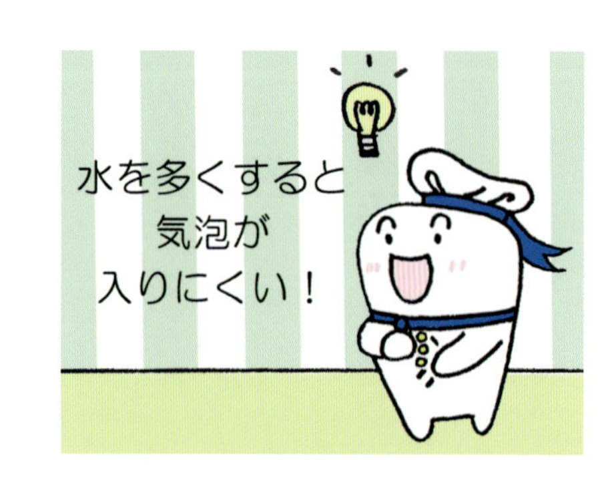

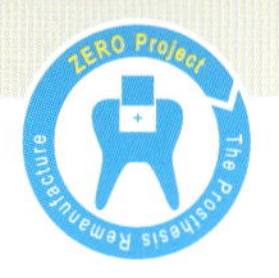

❗考えるポイント

模型精度に関わる石膏混水比と面荒れ

印象面に水分が多く残っていると確かに模型に気泡は入りにくくなります．しかし，そこにエラー要因があるのは簡単な実験でわかります．印象面に水分を多く残したアルジネート印象（**図 1**）に石膏を注いだ「水分あり」（**図 2**）と，エアーで十分に水分を飛ばしたものに石膏を注いだ「水分なし」（**図 3**）で比較すると「水分あり」がぼやけているように見えます．これは石膏表面が荒れて，模型の角が丸くなっているからです．

理工学的にも混水比が多くなると脆く，粗くなるのがわかります（**図 4**）．**臨床ではマージンやインレー・クラウンの隅角など，シャープなところほど水分による面荒れが発生し，それがそのまま技工精度に反映されてしまいます．** 特に超硬石膏は硬石膏に比べて水分の影響を受けやすいため，せっかく低膨張で寸法精度を高めても表面粗さで精度を落とすことがあるので注意が必要です．

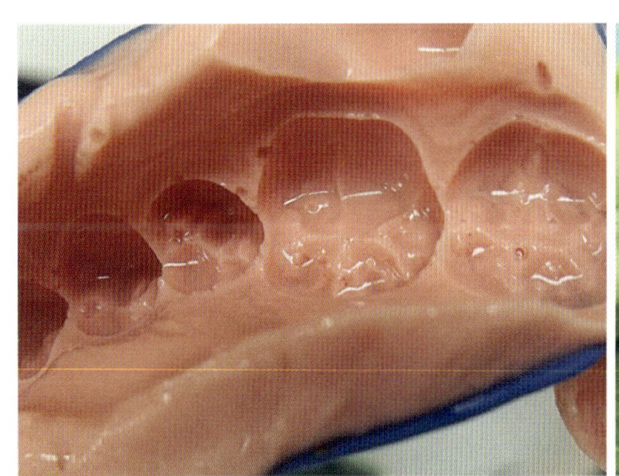

図 1　印象面に水を多く残したアルジネート印象[資料 10-1)]

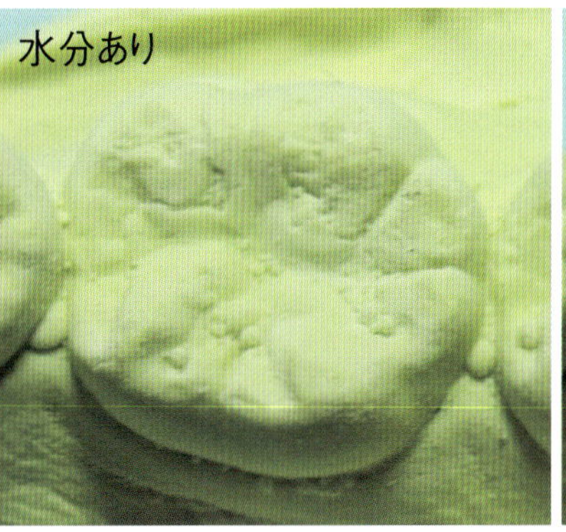

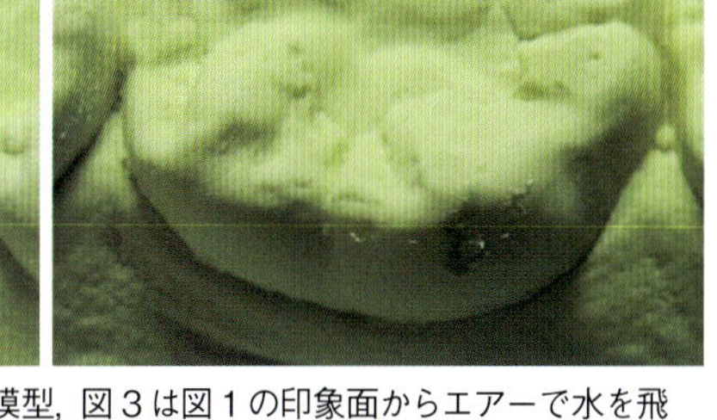

図 2, 3　図 2 は図 1 の状態に注いだ石膏模型，図 3 は図 1 の印象面からエアーで水を飛ばして注いだ石膏模型．2 つで比較すると，「水分あり」（図 2）のほうがぼやけていて，「水分なし」（図 3）のほうがシャープに見えます[資料 10-1)]

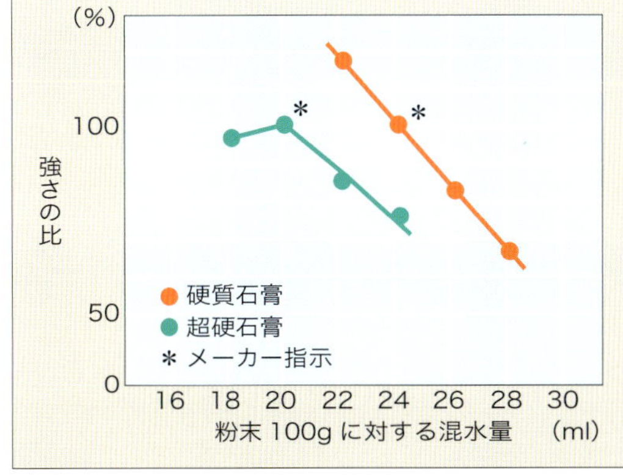

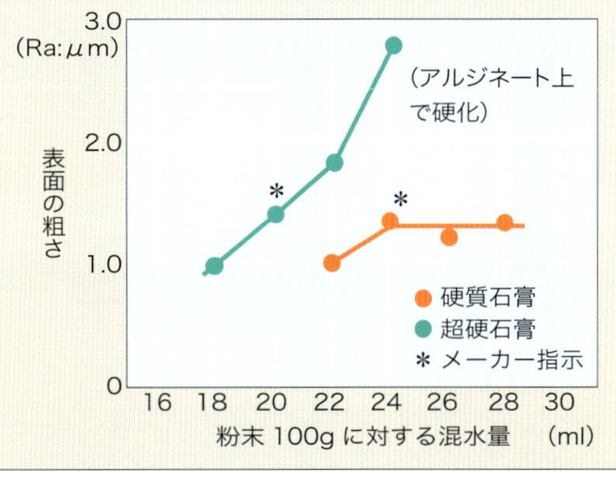

図 4
左：石膏の混水比が増すほど石膏は脆くなります．
右：石膏の混水比が増すほど，表面が粗くなる傾向にあります[4)]

臨床での実際

ケース1 支台歯への気泡混入

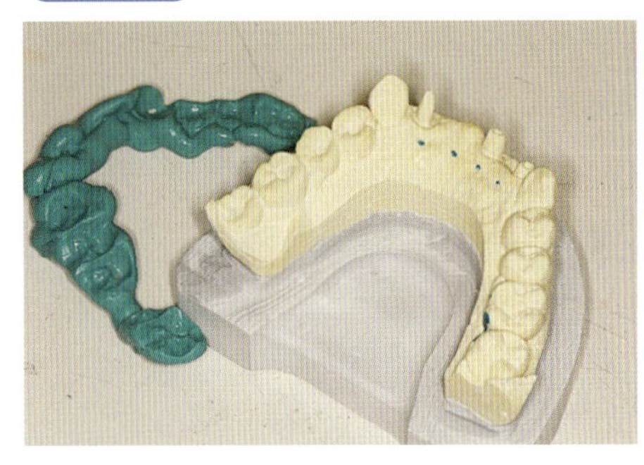

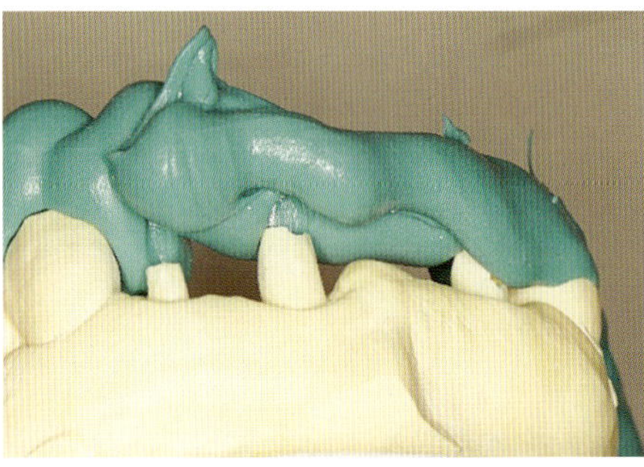

図5　前歯補綴における支台歯の気泡．|1 2 支台歯の先端に大きな気泡が入り，支台歯の形をなしていません

図6　バイトを当ててみると，本来の支台歯の形を確認できます．細い支台歯やインレーなどの隅角には気泡が入りやすいので注意が必要です

ケース2 支台歯先端の面荒れ

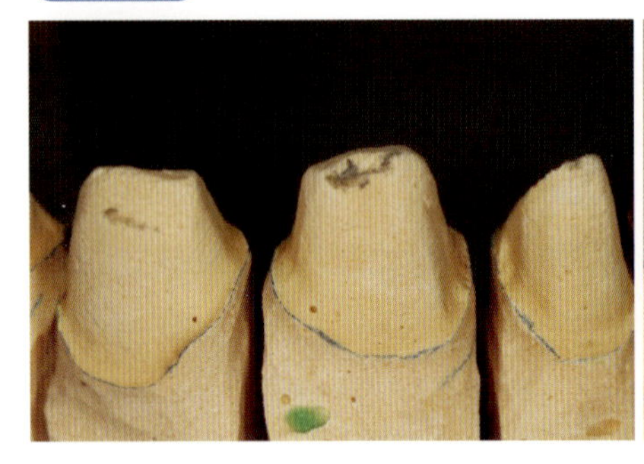

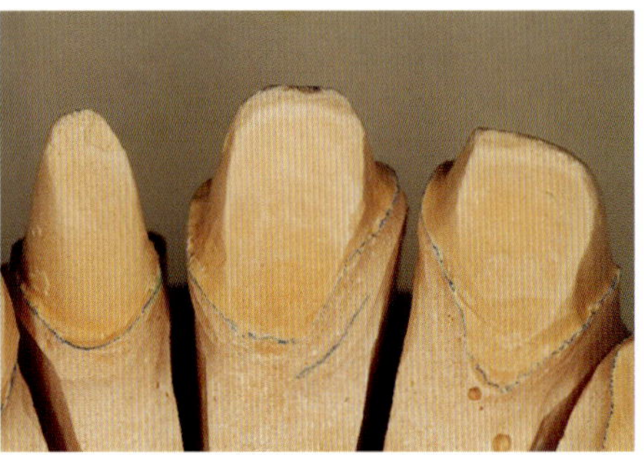

図7　印象面に残った水分の影響で，前歯部支台歯の先端を中心に石膏の面荒れが起きています．また，支台歯に付着している黒い寒天は，石膏からはがすときにさらに石膏表面を粗造にします

図8　口蓋側．2| の面荒れは特にひどく，このまま製作すると間違いなく口腔内で浮き上がりが発生します

ケース3 インレー隅角の面荒れ

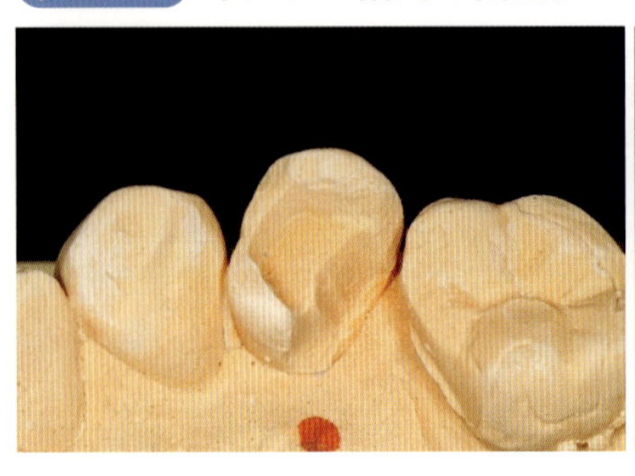

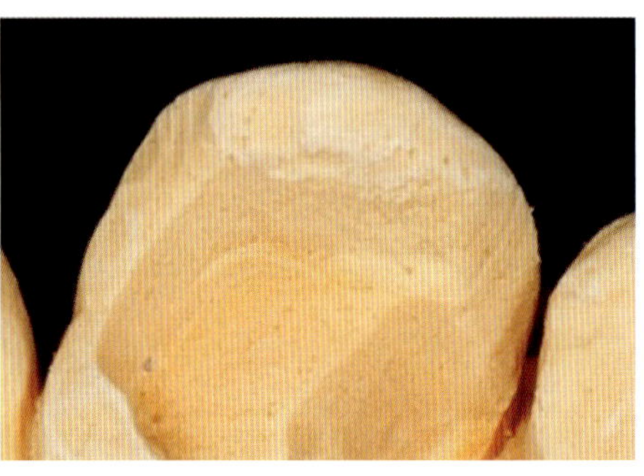

図9　石膏表面の色がまだらで色の薄いところが確認できます．これも水分の影響で，インレーの隅角などは特に印象体の水のたまりやすい場所です

図10　顕微鏡で拡大すると，表面がボソボソなのがわかります

ケース4 血液などの付着物による面荒れ

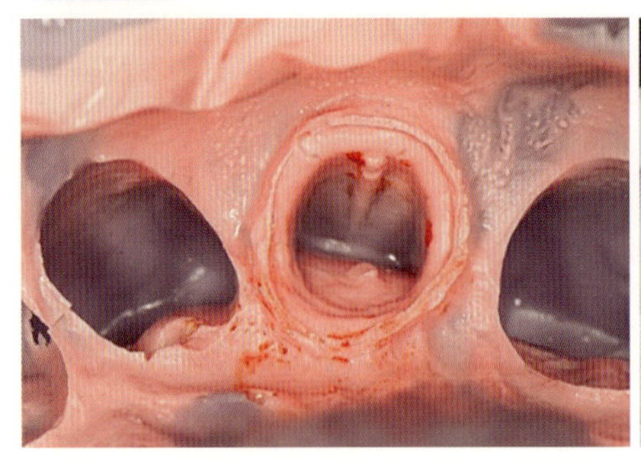

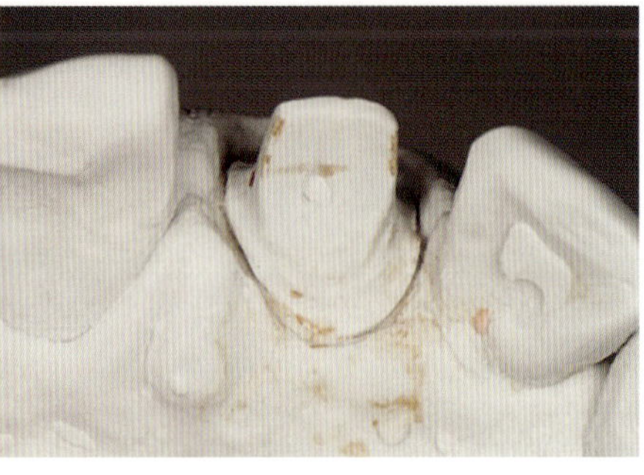

図11　血液が付着しているシリコーン印象．ここに石膏を注ぐと血液がそのまま石膏に付着します

図12　石膏模型の血液部分は多量の水分が付着しているのと同じようなもので，その表面はボソボソです．もちろん，感染リスクという点でも血液の付着は避けなくてはいけません

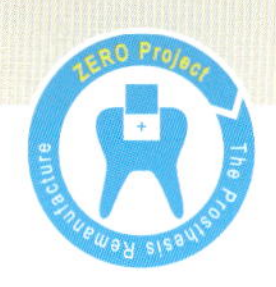

POINT 石膏の注ぎ方について

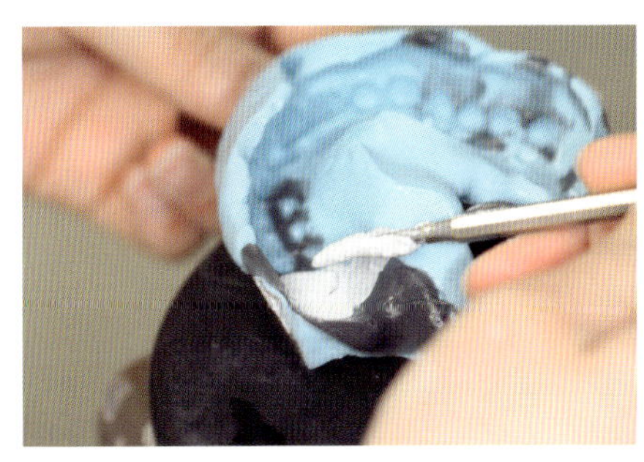

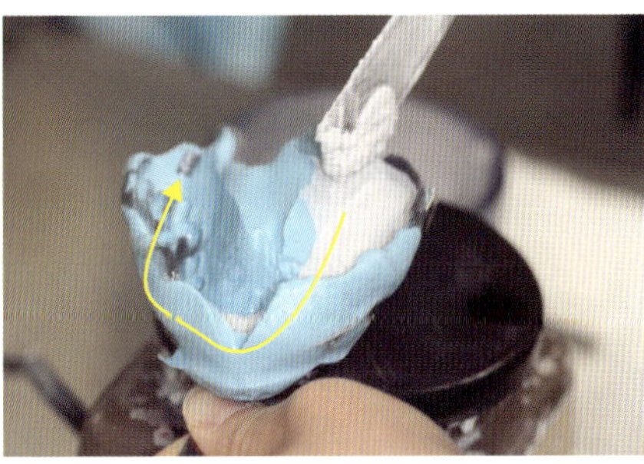

図 13 印象の支台歯部分は，余剰水分を除去したのちに，探針などで石膏を誘導してあげると気泡が入りにくくなります[5]．細い支台歯の先端は細めたティッシュで吸水するのも有効です

図 14 石膏は一方向から，印象面に水が残っているときは，反対側に水を押し流すよう（矢印の方向）に石膏を注いでいきます[2]

模型に気泡が混入すると，技工物の製作に支障をきたし，ケース 1 のように気泡が入ると致命的です（**図 5，6**）．印象面の水や石膏混水比を多くすると石膏の流動性が高まり気泡の混入は防ぎやすくなりますが，石膏表面は確実に面荒れし（**図 7，8**），石膏の水分の多いところは石膏の色が薄くなります（**図 9，10**）．**面荒れ模型は技工作業でも損傷しやすく，技工物が口腔内の支台歯隅角やマージンで干渉すると，カタツキや浮き上がりの原因になります．**

石膏の表面を荒らすのは水だけではありません．血液や唾液の残留も影響します．ケース 4 はシリコーン印象ですが，付着した多くの血液がそのまま石膏に付着し，その石膏表面はボソボソになります（**図 11，12**）．

参考までに石膏を注ぎ方を紹介します（**図 13，14**）が，これは実際に歯科技工士のデモを見るとイメージがつきやすく，エラーが少なくなってきます．

❗まとめ

1．石膏と水はきちんと計量

混水比が多くなるほど石膏は脆く粗くなりますが，逆に少ないと気泡が入りやすく，膨張も大きくなってしまいます．計量のひと手間を惜しまないでください．

2．余剰水分を飛ばしてから石膏を注ぐ

印象表面にある余剰水分は弱圧エアーで軽く飛ばします．細い支台歯の先端などは細めたティッシュなどで吸水します．そして，石膏は印象材の端から一方向に少しずつ注いでいきます．

3．石膏模型もチームアプローチ

チェアサイドのスタッフが適切な石膏操作をすることはもちろん，歯科衛生士が出血のしにくい健全な歯肉を作ることも精度の高い模型には必要です．チェアサイドとラボサイドのチームアプローチはこうしたところでも関わってきます．

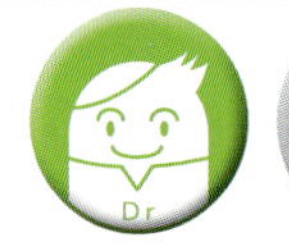

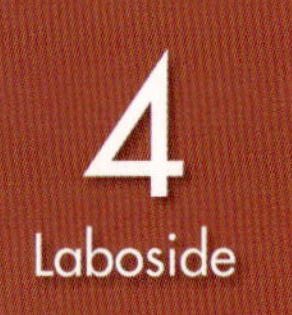

寒天アルジネートは精度が出ない？ —その特性を把握する

「なんだかマージンの適合が微妙なんだけど……」
歯科医師から歯科技工士への相談です．

寒天アルジネート印象の管理をきちんと行うようになってからは，徐々に再製作も少なくなってきました．
だからこそ，見えてくる精度というものがあるのでしょう．

「そうですか……．模型のマージンには合っているし，適合も出ているとは思うんです．あっ，そういえば先生のところは模型がちょっと脆い感じがします」
複数の歯科医院とお付き合いしているからこそわかる，歯科技工士の意見です．

そこで，シリコーン印象に注がれた石膏模型と寒天アルジネート印象に注がれた石膏模型を並べてみました．
「確かに，シリコーン印象の石膏模型の方がきれいですね……」

先生の意見にうなずきつつ，2つの模型を眺めていてふと思い出したことがあります．
「私の先輩で，保険も自費も，寒天アルジネート印象を使用している先生がいると聞いたことがあります．今度，臨床のポイントを聞いてみます！」

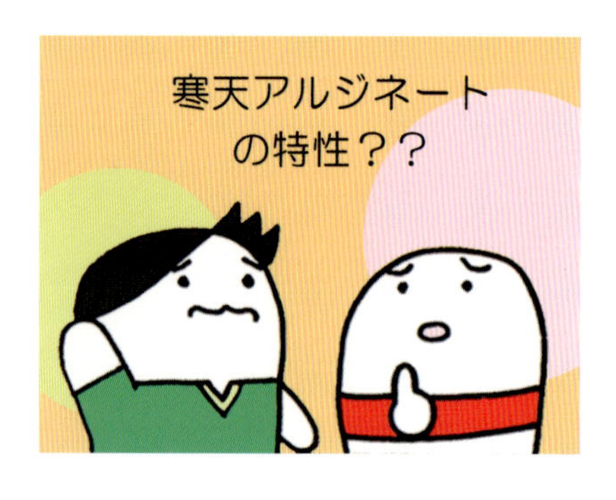

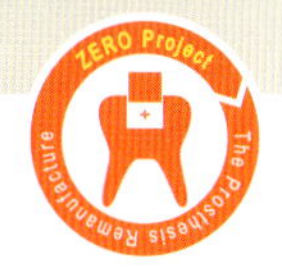

! 考えるポイント

印象材の特性を踏まえた技工作業とその実際

寒天アルジネート印象材は主成分が水のため，必然的に石膏表面が荒れやすくなります．**図 1** は寒天アルジネート印象材，**図 2** はシリコーン印象材で採得された支台歯です．模型のシャープさに違いがあるのを確認できるでしょうか．

理工学的にはシリコーン印象模型に比べ，アルジネート印象模型，寒天印象模型の順に，石膏が溶けて角が丸くなっているのがわかります（**図 3**）．ラボサイドでは，こうしたことを踏まえ模型調整をしていきます．

もっとも，石膏は模型になった後でも，水分の影響を受けて表面が荒れます．模型をトリミングするトリマーや，ラボワークで使用するワックス分離剤を塗布しても，水分の影響を受けて表面性状が荒れます（**図 4**）．これは，シリコーン印象模型でも雑に扱えば精度が落ち，寒天アルジネート印象模型でも特性を踏まえれば一定レベルで精度を保つことができるということです．

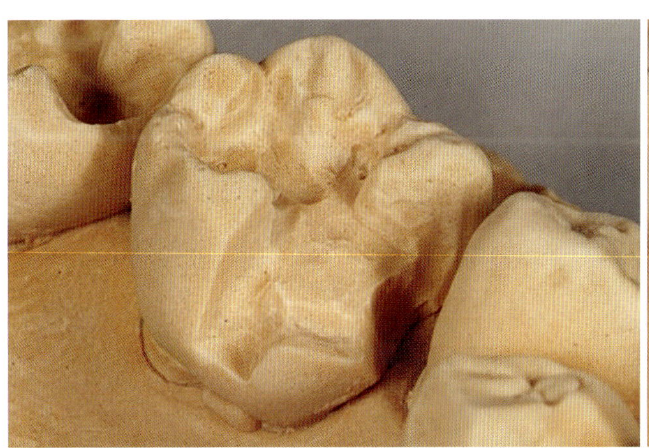

図 1　寒天アルジネート印象材で採得されたインレー支台歯模型

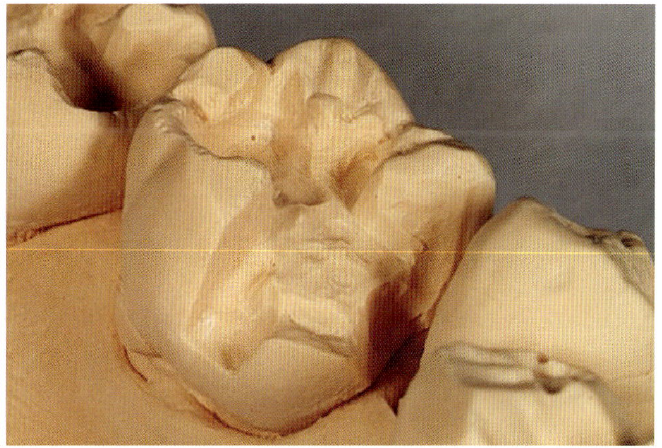

図 2　シリコーン印象材で採得されたインレー支台歯模型．図 1 に比べマージンや隅角がシャープなのがわかります

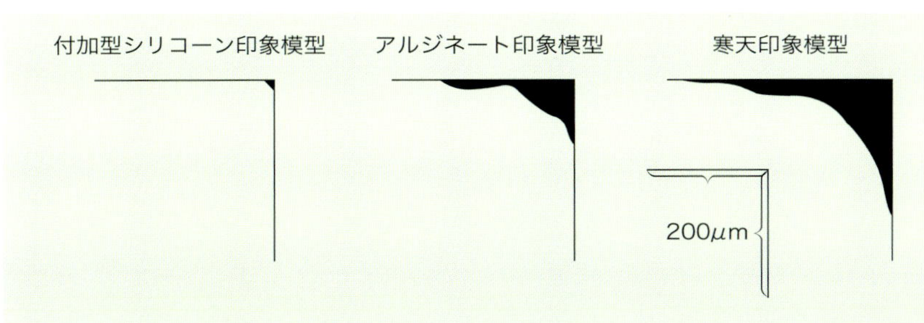

図 3　各種印象材と模型隅角の再現性．黒い部分が多いほど，もとの直角形態を再現しておらず，水分が多くなるほど角が丸くなることがわかります[4)]

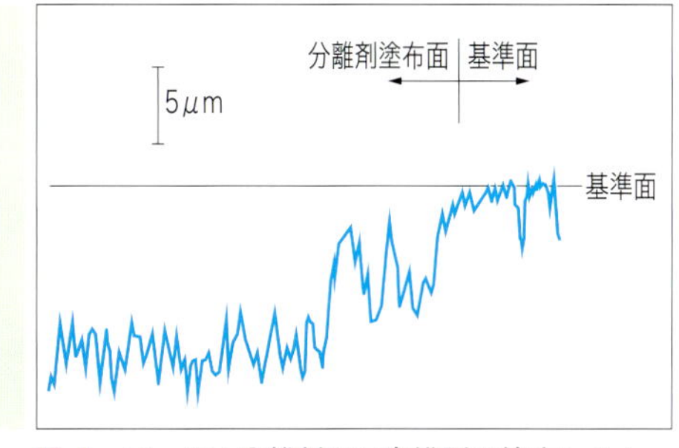

図 4　ワックス分離剤を石膏模型に塗布したときの表面性状の変化[6)]

臨床での実際

ケース1 メタルインレー　寒天アルジネート印象模型

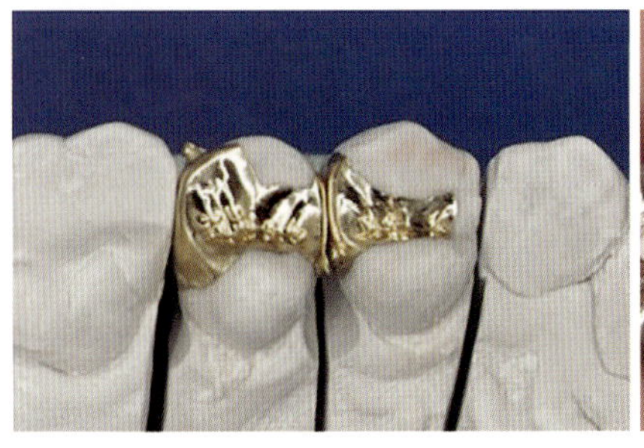

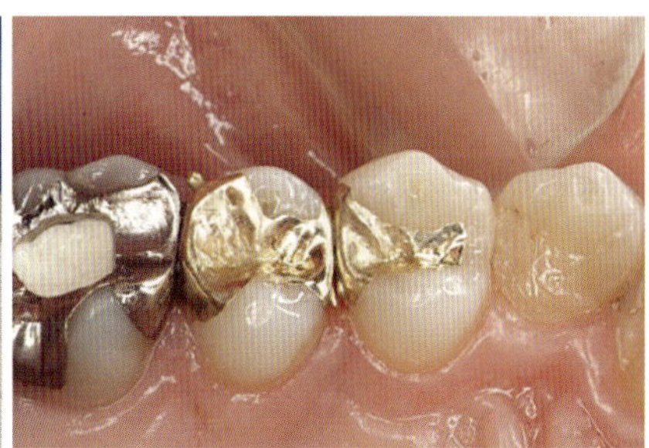

図5　適切に扱われた寒天アルジネート印象で製作されたメタルインレー

図6　口腔内試適の状態．特に調整もなくスムーズにセットできました[資料1)]

ケース2 インプラント支台ブリッジ　寒天アルジネート印象模型

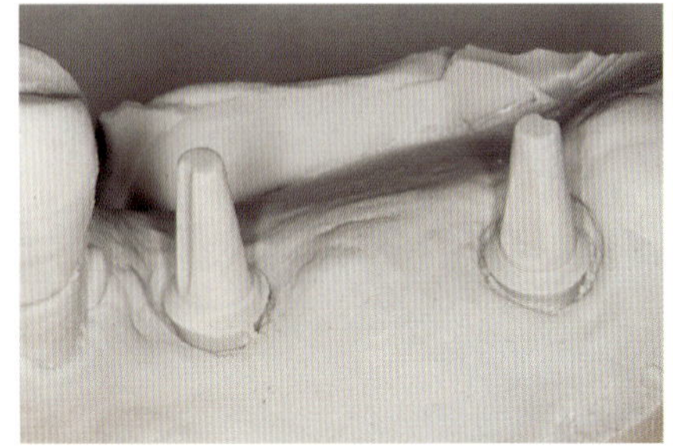

図7　寒天アルジネート印象模型で製作依頼がきたブリッジ．支台歯が細く，支台歯先端の水分除去は困難なことが想定されます

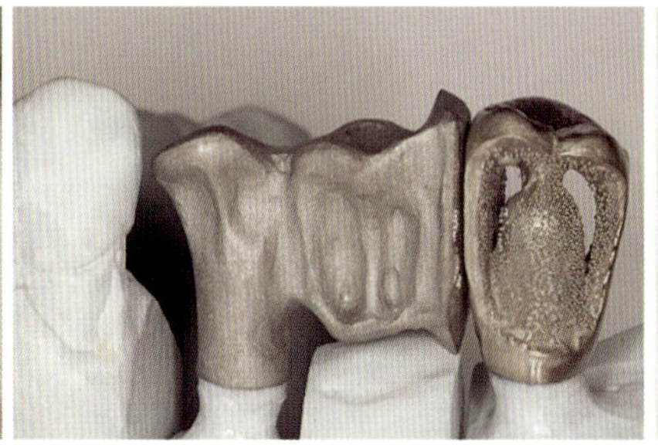

図8　|56 メタルセラミックス，|7 レジン前装冠として製作したメタルフレーム．模型上では適合しています

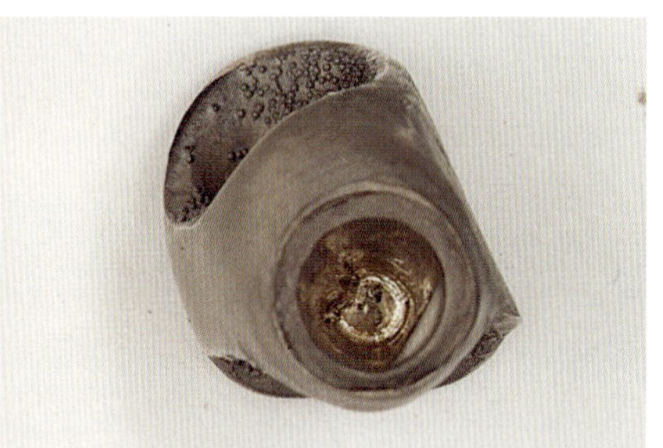

図9　口腔内メタル試適で若干の浮き上がりを確認したため，内面調整，特に隅角部の調整しました．水分の影響で模型の支台歯隅角が丸くなっていた可能性があります

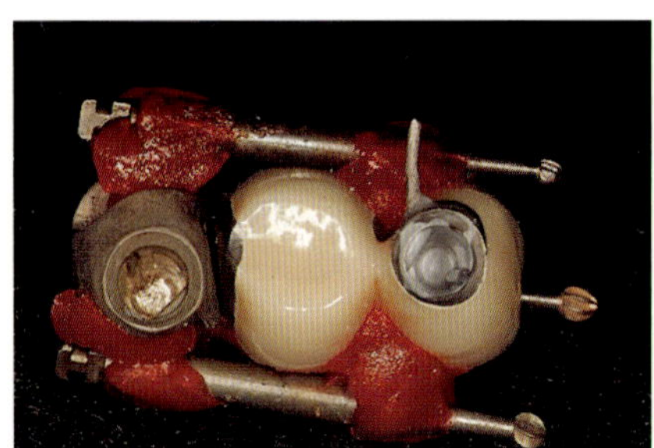

図10　内面の適合が得られたら，支台歯の位置関係を口腔内で記録します．シリコーン印象であってもインプラントの位置関係はずれる可能性があるため，この操作はどの印象でも有効です

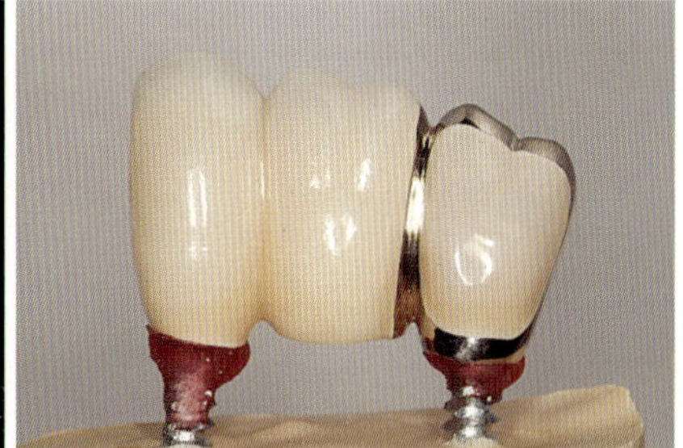

図11　支台歯の位置関係を記録するインデックス模型で鑞着をして，仕上げました．どの工程で印象や模型の誤差を吸収していくか，チェアサイドとラボサイドで共有することで，エラーが少なくなります

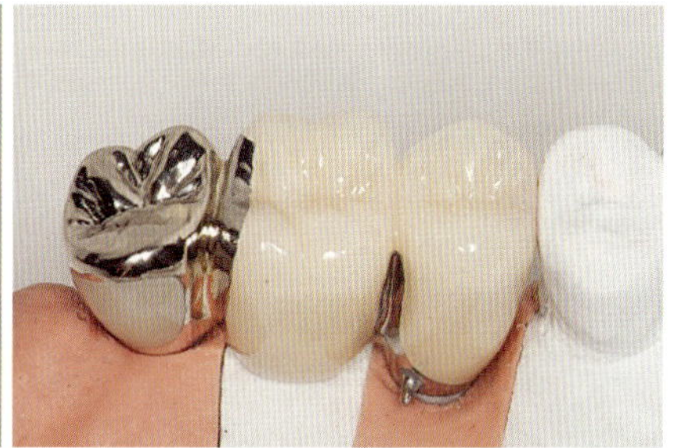

図12　本症例のように支台歯が細くて長い場合，シリコーン印象から模型を外す際に支台歯部分の破損リスクが高くなります．寒天アルジネート印象でも，その特性を把握することで精度の高い作業は可能となります

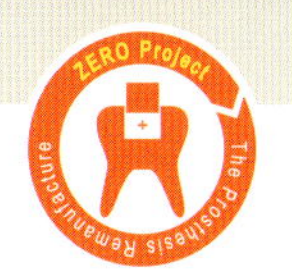

POINT アルジネート印象のブリッジ精度

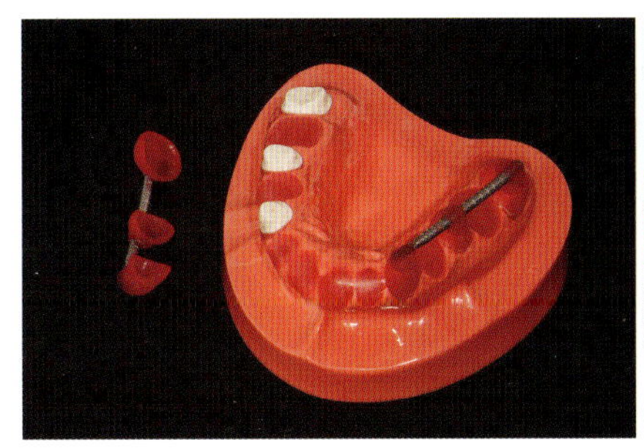

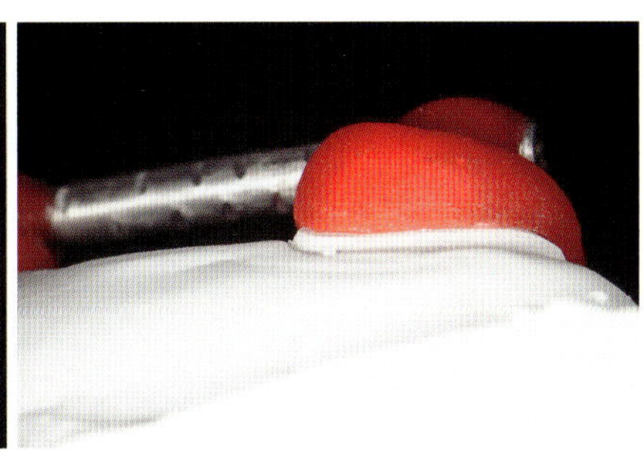

図 13　17 ページの図 12 で検証したアルジネート印象と模型に対して，レジンキャップをバーでつなげて，3 本支台ブリッジとして精度を検証してみました

図 14　印象 5 分後に石膏を注いでも，ブリッジにカタツキやマージンの隙間が見られます．ロングスパンになるほど，位置関係の誤差は出やすくなります

ケース 1 は寒天アルジネート印象で製作したメタルインレーです．Chairside 3 で紹介したように余剰水分をきちんと処理すると，きれいに製作・セットできます（**図 5，6**）．

ケース 2 は寒天アルジネート印象によるインプラント支台のブリッジの製作です．支台歯が細く，エアーでも余剰水分を除去しにくのが実情ですが，こうしたことを踏まえてチェアサイドとラボサイドで作業することでスムーズな製作が可能になります（**図 7～12**）．

ハイドロコロイド系はチェアサイドでは支台歯隅角が丸くなることを踏まえた形成を，ラボサイドでは支台歯隅角が丸くなっていることを前提に模型調整をすることが有効ですが，ロングスパンになるほど位置関係に誤差が出やすいことも考慮しておくことがポイントになります（**図 13，14**）．

印象材にはそれぞれ特徴があり，それを踏まえてチェアサイドとラボサイドで作業を進めることができれば，トラブルはある程度回避できるということです．

！まとめ

1. 寒天アルジネート印象の模型への影響を知る

石膏模型は印象材などの水分によって表面性状が荒れます．まずは，こうした事実をチェアサイドとラボサイドの共通認識として理解します．

2. それを踏まえた形成や模型調整

チェアサイドでは支台歯形成時に過度なエッジは作らない，ラボサイドでは隅角の模型調整を行うなど，印象材の特性を踏まえた工夫ができます．

3. 寒天アルジネート印象ほど繊細に作業

寒天アルジネート印象は一般に保険診療で使用されることが多く，チェアサイドでもラボサイドでも効率を求めた作業が優先されがちです．臨床では効率も大切なことですが，そのなかでも繊細さは大切です．

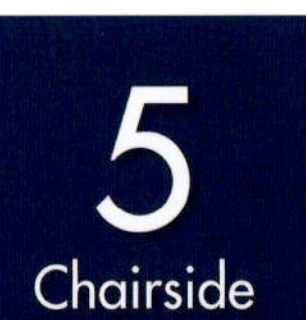

5 Chairside

自費だからシリコーン印象—そのエビデンスはどこまで信用できる？

「今回の治療のかぶせ物ですが，白い材料と金属の材料があります．白いかぶせ物は自費治療になりますが，いかがなさいますか？」

スタッフが患者さんに歯科技工物を案内しています．
鏡を見ながら患者さんが審美性を気にしているのがわかります．

「ちなみに自費治療になると，お口の型採りの材料も違うんですよ．より精密な型採りになって，お口にもぴったりなんですよ」
最近は自費治療も増え，シリコーン印象を使用する機会が増えてきました．

材料を変えるだけで良いものができるならいいよね．
ということで患者さんに自費治療の特徴を伝えると，前よりも自費を選んでくれる患者さんが増えたように感じます．

今回の患者さんも自費治療となりシリコーン印象になりました．
さて出来上がったクラウンを自信満々で試適してみると……

「あれ！？　全然適合していない？　なんで？」
先生は患者さんとスタッフを前に，動揺が隠せません……

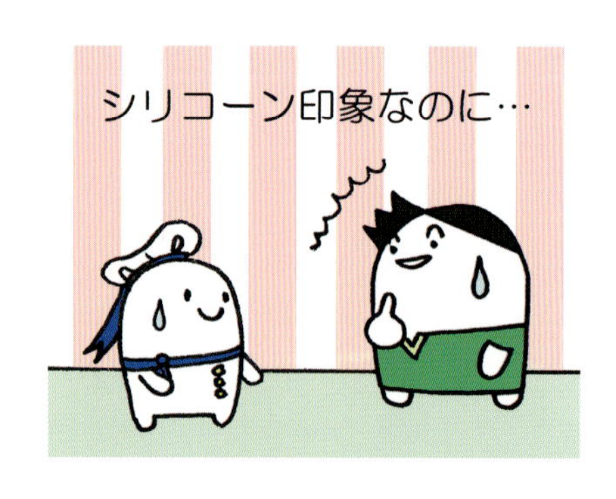

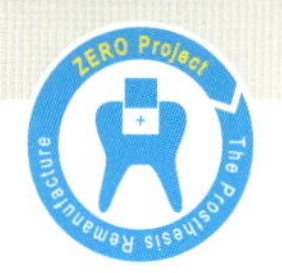

! 考えるポイント

臨床例でみるシリコーン印象材の寸法変化

一般的に，「自費治療＝シリコーン印象」という認識が多いように思います．実際に筆者が知り合う歯科医師の方々にヒアリングすると，多くの方が「自費治療にはシリコーン印象材を選択している」と言われます．

確かに，シリコーン印象材は寒天アルジネート印象材と比べると，理工学データからみて明らかに物性は優れています（**図 1**）．このデータがシリコーン印象材は変形しないというエビデンスになり，もしその歯科技工物が再製作となった場合は，ラボサイドのエラーに目を向けられます．もちろん，ラボサイドでの問題もありますが……．

しかし，簡易実験をするとシリコーン印象も普通に変形することがわかります（**図 2**）．この変形要因は「時間の経過」ですが，臨床はそれだけではありません．

臨床実感として，シリコーン印象がうまくいく歯科医院とうまくいかない（再製作が多い）歯科医院とに分かれる傾向があるように感じます．ここに，**理工学的エビデンスでは測れない臨床的エビデンスがあります．**

	ハイドロコロイド		シリコーン	
	寒 天	アルジネート	縮合型	付加型
流動性	よ い	やや少ない	よ い	よ い
操作時間	短 い	適 切	適 切	適 切
硬化時間	早 い	適 切	適 切	やや長い
弾 性	△	◎	○	△
永久変形	○	△	◎	◎
強 さ	×	×	○	○
硬 さ	×	×	○	◎
経時的寸法変化	×	×	△	△
細部再現性	○	○	◎	◎

図 1　寒天アルジネート印象材とシリコーン印象材の物性比較．明らかにシリコーン印象材は優れているのがわかります[7]

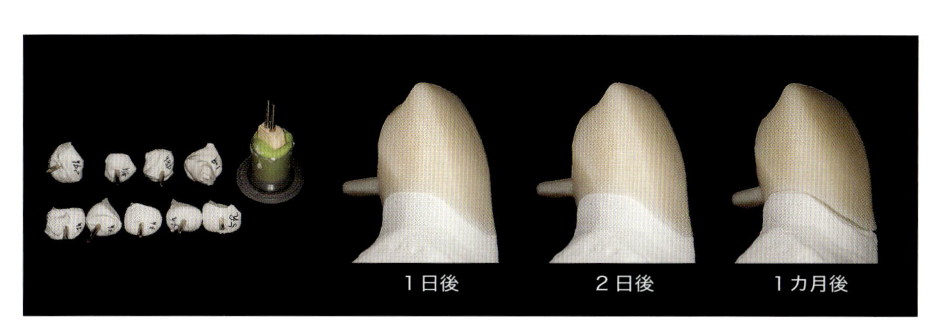

図 2　ジルコニアフレームを製作した支台歯をシリコーン印象して，そこに1時間後，1日後，2日後……1カ月後と石膏を注いでいきました．できた模型にフレームを戻して適合をチェックすると，時間の経過とともに変形が見られ1カ月後では全く適合しなくなりました[8]

臨床での実際

ケース1 再製作となったセラミックインレー

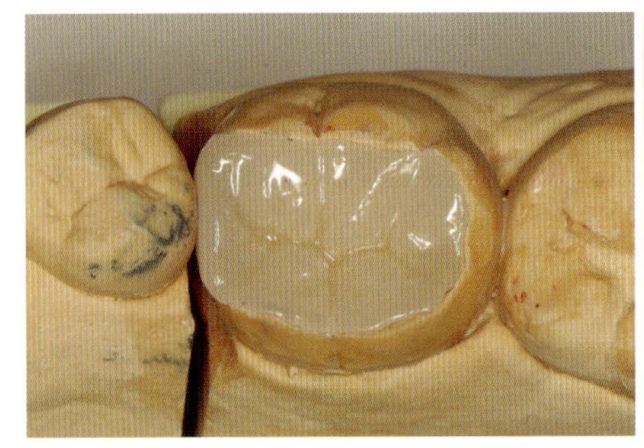

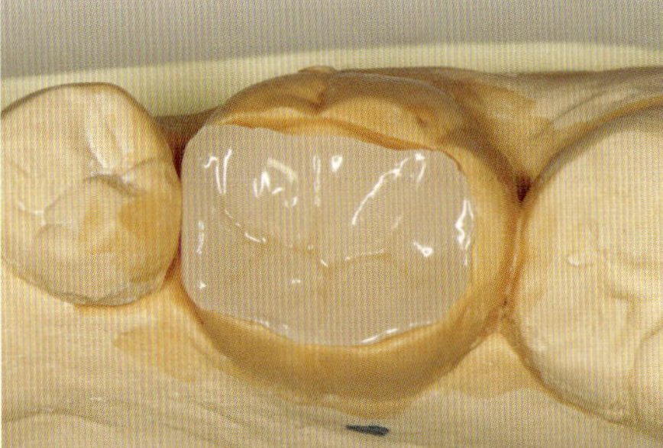

図3 シリコーン印象で不適合として再製作となったセラミックインレー

図4 同じくシリコーン印象で再印象された模型に不適合インレー体をはめてみると，全く適合していないのが確認できます．これは明らかに印象の変形です

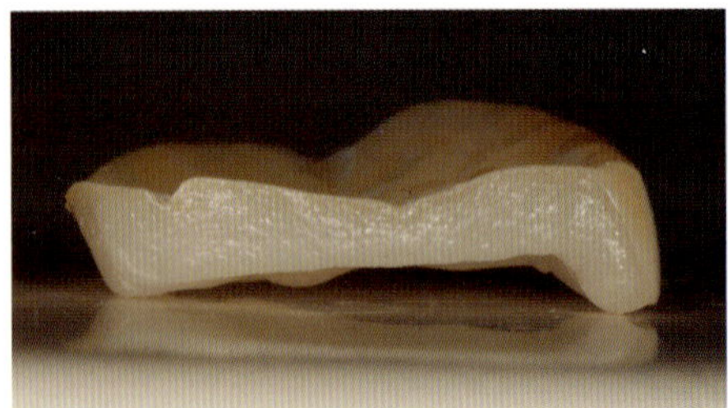

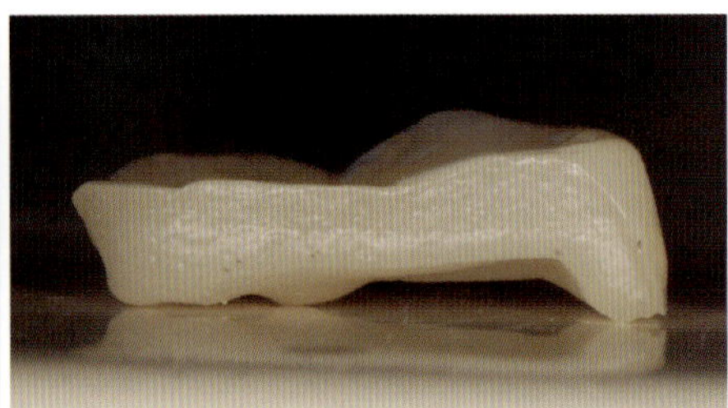

図5, 6 不適合インレー（図5）と再製作したインレー（図6）．厚みが異なるのが見た目でもわかります．なぜこのようなことが起きるのか？ ここを解決するために必要なのが臨床的エビデンスです

ケース2 寒天アルジネート印象とシリコーン印象とで製作したセラミックアンレー

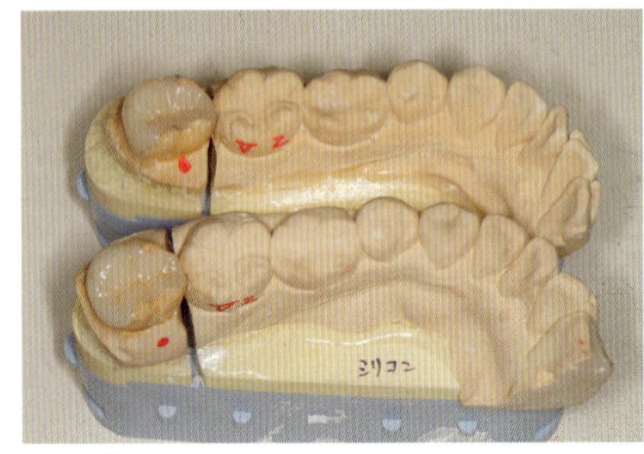

図7 ⌈7 をシリコーンと寒天アルジネートで印象採得して，セラミックアンレーを2つ製作しました．セットされたのは寒天アルジネート印象で製作した方でした

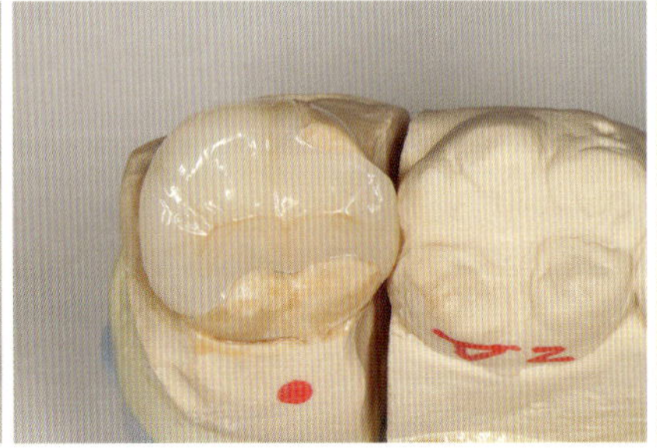

図8 シリコーン印象で製作されたアンレーも模型では適合しています．特に製作上のエラーはありませんでした

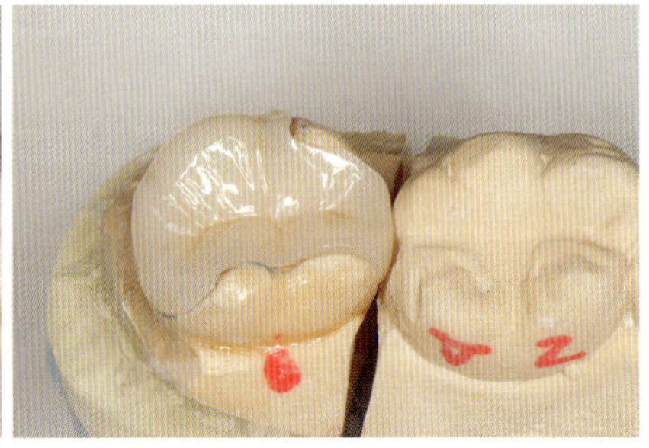

図9 シリコーン印象で製作されたアンレーを寒天アルジネート印象の模型に戻すと，適合していないのが確認できます

ケース3 同部位をシリコーン印象で複数採得

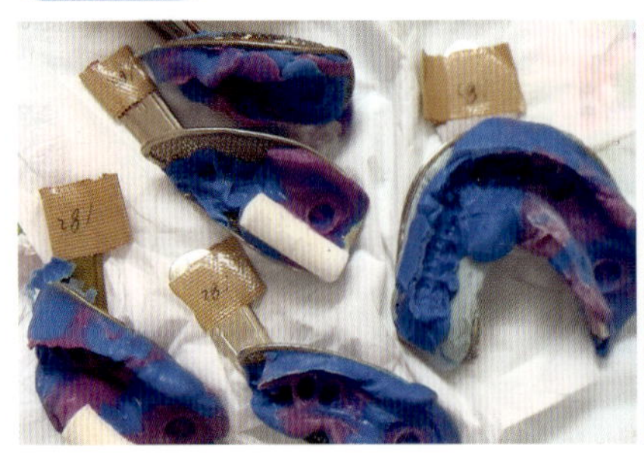

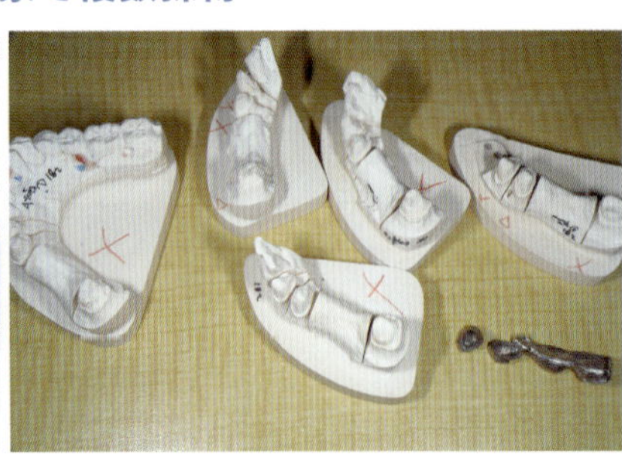

図10 技工物の不適合が続いたため，シリコーン印象を複数採得しています

図11 模型にした一つからメタルフレームを製作して他の模型に合わせると，どの模型とも適合しませんでした

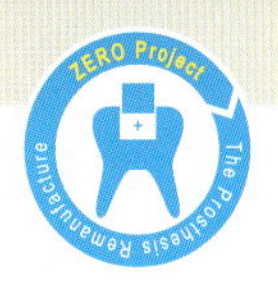

POINT 技工精度と印象精度の検証方法

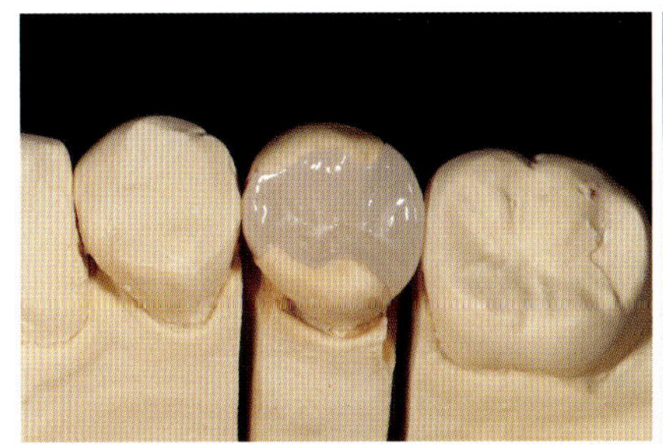

図 12　シリコーン印象で製作したセラミックインレー．模型製作や適合・研磨などのラボワークで誤差がでている可能性もあります

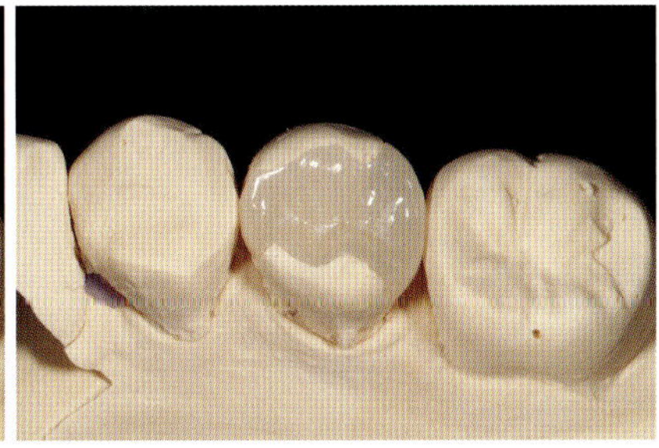

図 13　シリコーン印象にもう一つ石膏を注いで適合確認用模型を製作．ここに技工物を戻すと，ラボサイドの技工精度を確認できます

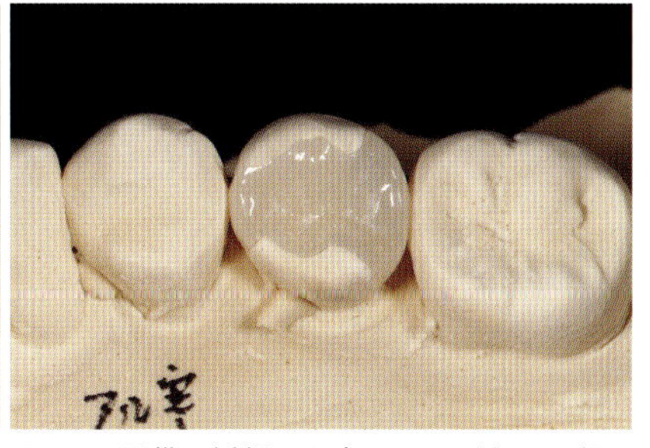

図 14　予備で採得した寒天アルジネート印象の模型．ここに技工物を戻すと，チェアサイドの印象精度を確認することができます

ケース 1 をみると，シリコーン印象の変形が確認できます（**図 3〜6**）．そこで同歯科医院で，シリコーン印象と合わせて寒天アルジネート印象も採得したのがケース 2．実際に口腔内にセットされた技工物は，寒天アルジネート印象で製作したものでした（**図 7〜9**）．ある歯科医院では技工物の不適合が続いたため，シリコーン印象を複数採得してみました（**図 10**）が，その中の一つでメタルフレームを製作して，他の模型に合わせてみると，どの模型とも適合しない（**図 11**）．つまり**印象精度が出ていないなかでのシリコーン印象というのは，理工学的エビデンスが当てはまらない，ということになります．**

まずは，シリコーン印象であっても変形するという事実をチェアサイドとラボサイドで共有することが大切です．そして，寒天アルジネート印象やシリコーン印象を活用しながら検証すると，お互いに見えてくるものがあるはずです（**図 12〜14**）．

❗まとめ

1. シリコーン印象も変形する

シリコーン印象材は寒天アルジネート印象材と比べて物性が安定していますが，変形しないわけではありません．臨床ではさまざまな変形要因があります．

2. 寒天アルジネート印象の方が優れることもある

何個もシリコーン印象を採るよりも，寒天アルジネート印象を一つ採った方がよい場合もあります．日頃から慣れた印象材の方が安定した精度を得やすいのかもしれません．

3. トラブルこそ品質を高めるチャンス

シリコーン印象の変形はわかりにくい，だからこそチェアサイドとラボサイドでトラブルを検証することが，品質を高めることにつながります．

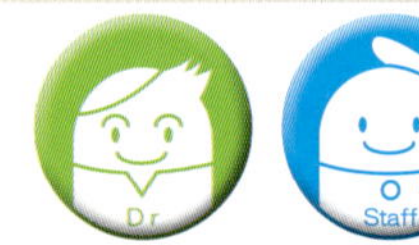
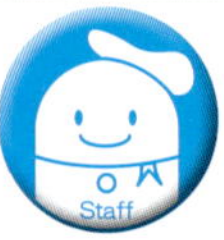

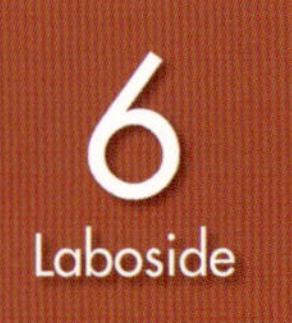

とりあえず２つ作って良い方をセットする—本当にこれでいいの？

歯科医院からラボへの相談です．
「今日セット予定だったクラウンが口腔内でカタついていて……」

ラボサイドとしては，いつもと同じ歯科技工でいつもと同じ作業工程．
もし作業工程にエラーがあれば，他の歯科医院からも同じようなトラブルの連絡がくると思うのですが，どう対処してよいかわからなく，とりあえず「すみません」と言う．

話し合いの結果，とりあえず印象を２つ採ることになりました．
２つあればうまくいく可能性も高くなるのではないか……

ラボではどちらか良い方で作業をするという流れですが，正直どちらが良いかわからないことも多い．
そうした場合は２つの模型にそれぞれ技工物を製作して納品するようにしました．

お互いの努力の結果，だんだんと再製作や調整量は減りましたが……

担当歯科技工士は思います．
「いつまでこれが続くのだろう？　このままだと
時間もコストも倍かかるし，続けられないかも……」

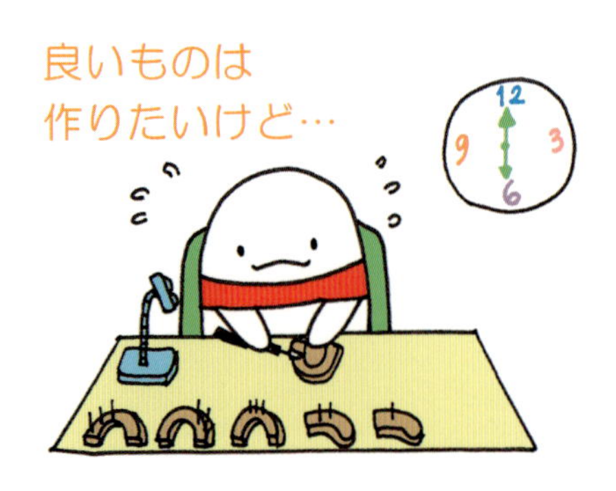

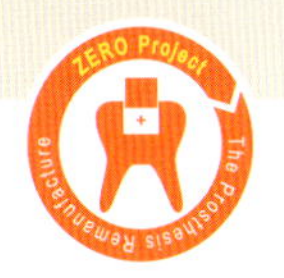

! 考えるポイント

バイトを活用した印象・模型の変形チェック

ラボサイドでは印象や模型だけを見て，寸法変化が起きているかどうかはなかなかわかりませんが，その模型の精度を確認することで，おおよその寸法変化を確認することができます．そこで登場するのがバイトです．

咬合採得として咬み合わせの記録に使われる主なバイト材には，ワックスとシリコーンがあります．ワックスバイトは簡便で経済的というメリットがありますが，バイト材自体が変形しやすい．一方，シリコーンバイトは，ワックスバイトよりもコストがかかりますが，物性も安定して変形しにくい．その精密さはシリコーン印象に匹敵します．むしろ，**複雑な口腔内印象を行うシリコーン印象よりも，アンダーカットなどによる変形要因が少なく，シリコーンバイト＝超精密咬合面印象と捉えることができます（図1）**．

一般的に保険はワックス，自費にはシリコーンという使い分けがありますが，こうした特徴を踏まえると，例えば**図2，3**のように，模型に当てがうことで模型精度を確認することができ，保険だからワックス，自費だからシリコーンという選択だけではない活用方法があることがわかります．

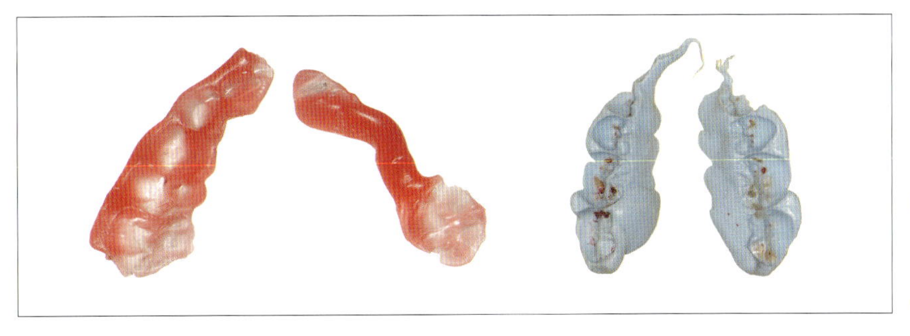

図1　ワックスバイト（左）とシリコーンバイト（右）．それぞれに特徴はありますが，精密に採得されたシリコーンバイトは超精密咬合面印象と捉えることができます

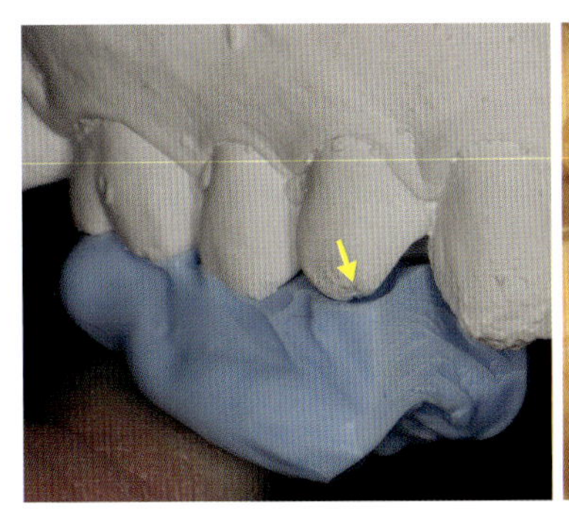

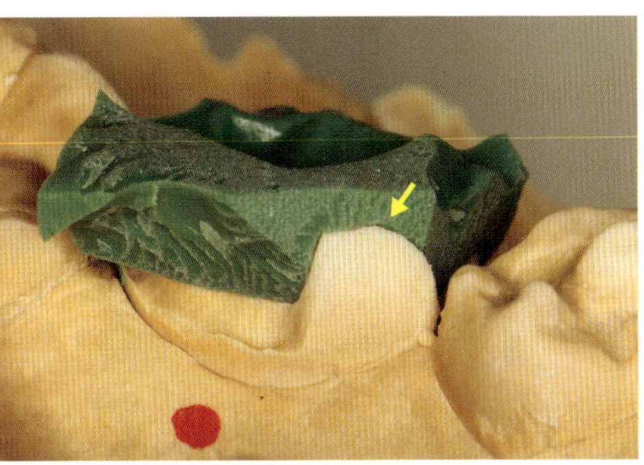

図2　シリコーンバイトを石膏模型にあてがうことで，明らかな変形が確認できます（矢印）

図3　シリコーンバイトとアンレー窩洞形成の咬頭頂付近に隙間が確認できます（矢印）．これは Chairside 3 で紹介した水分による石膏模型の面荒れです

臨床での実際

ケース1 寸法変化の確認はできない─ワックスバイトは変形する

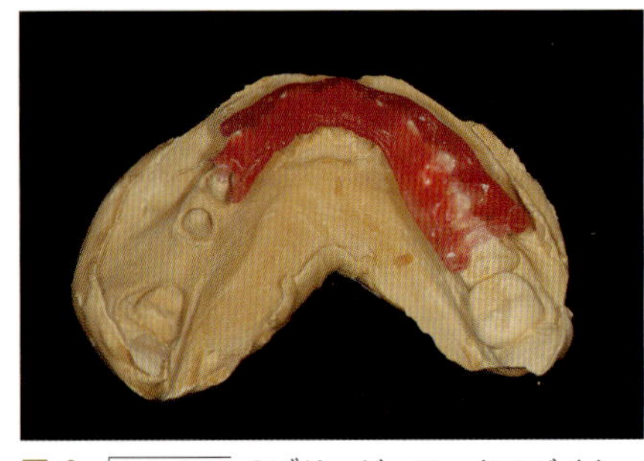

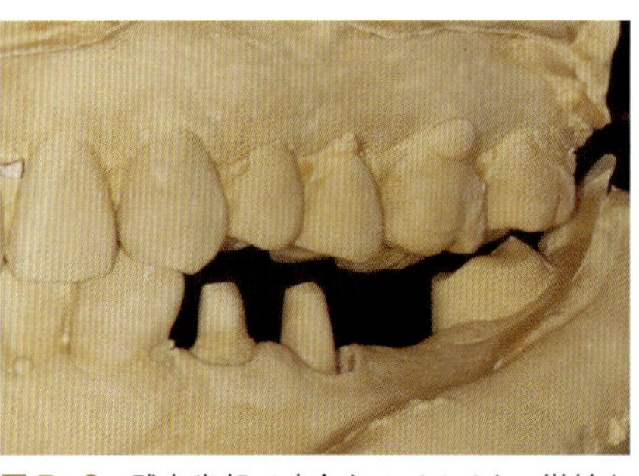

図4 |4567 のブリッジ，ワックスバイトで残存歯部のみの咬合採得でした．ワックスバイトは咬み切るのが難しく，片咬みによる顎の変位の可能性もあります

図5, 6 残存歯部で咬合させてみると，微妙ながたつきがありました．図5と図6で比較すると，|7 部の咬合面クリアランスが違うことがわかります．しかし，変形するワックスバイトではどちらが正しいか判断が難しく，印象・模型の寸法変化も確認できません

ケース2 寸法変化なし─ラボサイドのシリコーンバイト使用方法

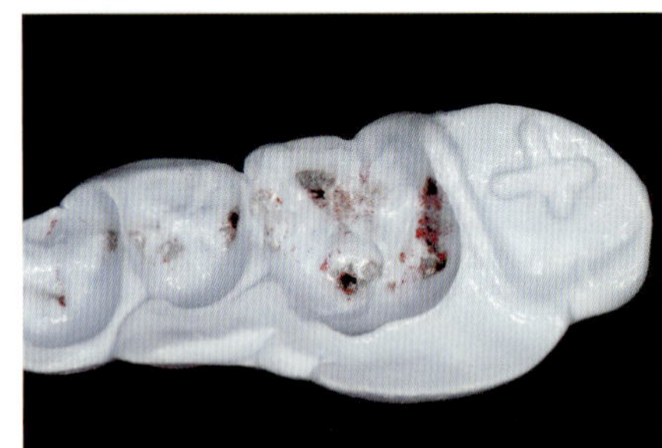

図7 精密に採得されたシリコーンバイト．咬合接触点が咬み切られ，支台歯がカバーされています

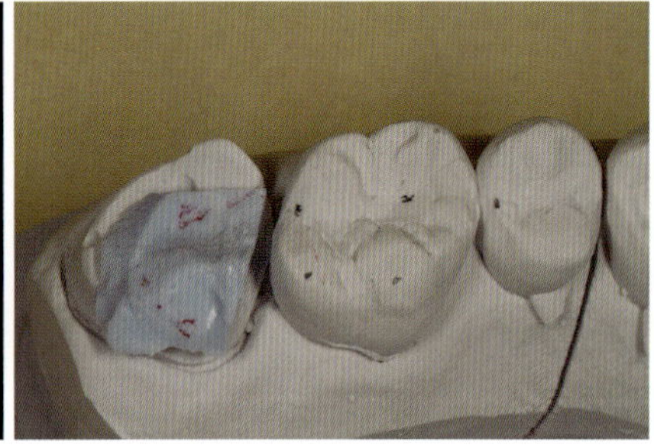

図8 シリコーンバイトの咬み切った部位を模型にマーキングし，支台歯部分以外をカットします

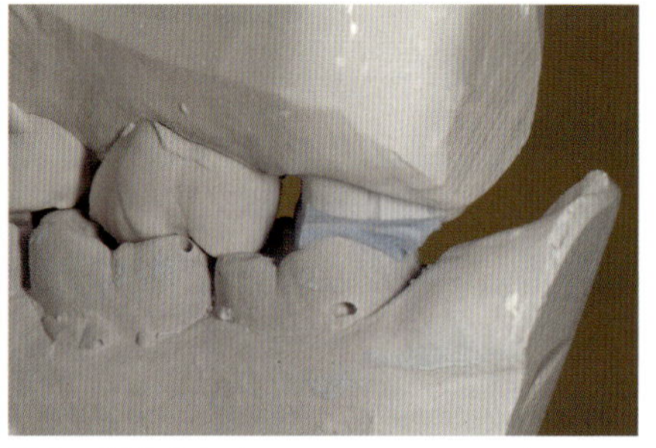

図9 対合歯と咬ませてシリコーンバイトに隙間がないことを確認．印象・模型に寸法変化がないことがわかります

ケース3 寸法変化あり─シリコーンバイトを使った模型変形対応

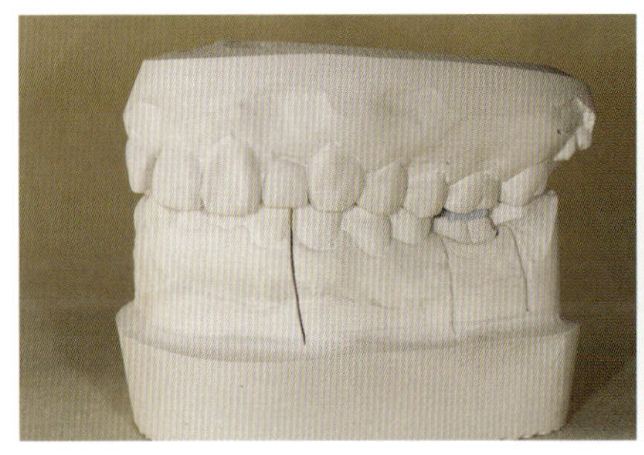

図10 |6 のクラウン製作．ケース2と同様に支台歯以外はカットしたバイトを模型に当てがった状態です

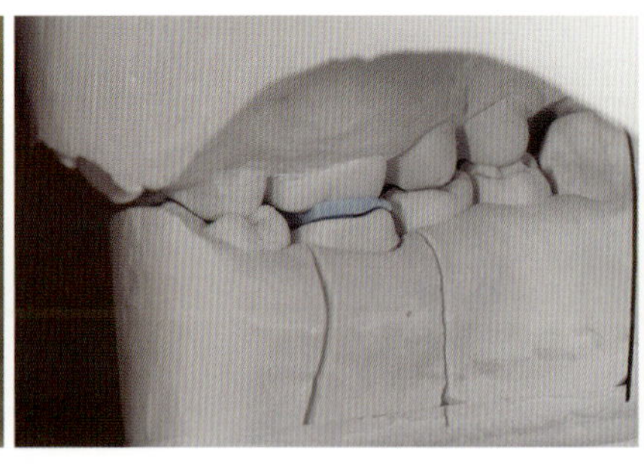

図11 模型とシリコーンバイトに隙間があることが確認できます．このまま製作すると，確実に咬合の高いクラウンができます

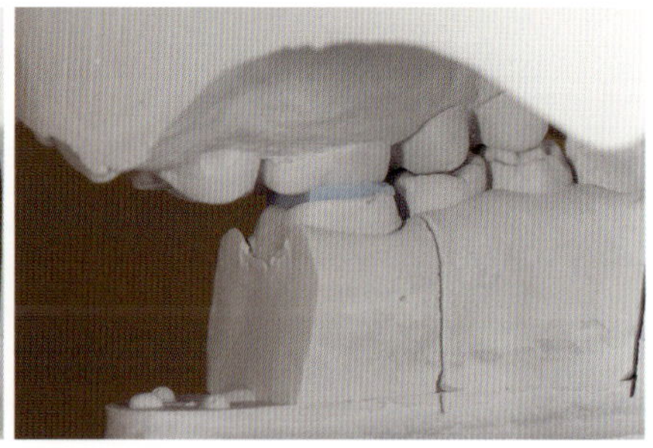

図12 分割した最後臼歯を外してマウントチェックすると，バイトと模型が適合しました．上顎か下顎か，最後臼歯のどこかに寸法変化があると思われます

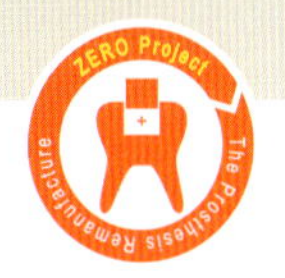

POINT ラボワークを踏まえたシリコーンバイト

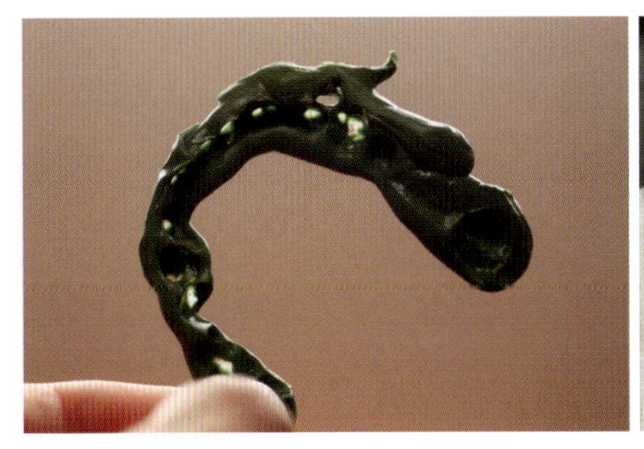

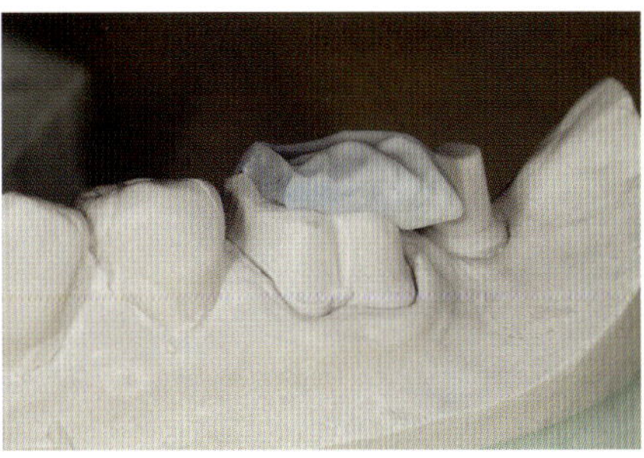

図 13 シリコーンバイトは咬合接触点が抜けるように咬み切り，補綴する支台歯を覆うように採得してあると，ラボワークで活用しやすいです

図 14 練和不足か，シリコーンバイトの色がまだらで，完全硬化していない状態．模型との適合にも，マウントにも活用できません

シリコーンバイトを活用することで印象・模型の精度が高いのか（ケース 2），それとも修整が必要なのか（ケース 3）が判断できます．この検証は，寒天アルジネート印象でもシリコーン印象でも使えますし，この方法を応用すると，歯牙の歯根膜変位量や動揺を推測することもある程度は可能です．そのため，製作する技工物も咬合調整が少ないものになっていきます．

精度の高いラボワークのためには，当然ながら精度の高いシリコーンバイトが必要になります．**バイトは両側で，咬合接触点が抜けるように咬み切り，補綴する支台歯を覆うように採得します**（**図 13**）．ただ，この手法はあくまでも咬合面の精度チェックだけですし，まれに完全硬化していないシリコーンバイトもあるので注意は必要です（**図 14**）．

最後に，バイトに関しては姿勢なども影響するので[9]，どのような姿勢で咬合採得するかも，チェアサイド・ラボサイドで確認しておくとよいのではないでしょうか．

！まとめ

1. 印象・模型の精度検証に有効なシリコーンバイト

シリコーンバイト＝超精密咬合面印象と捉え，模型とシリコーンバイトの適合をチェックすることで，印象・模型の変形を確認することができます．

2. バイトは両側で咬んでもらう

製作部位が 6| の 1 本だとしても，両側で咬んでもらいます．材料の節約として片咬みすると，顎がずれて正確な位置で記録を採れないことがあります．

3. バイトは咬み切る，支台歯を覆う

バイト材は咬み切る，支台歯を覆うことで，印象・模型の変形をチェックするだけでなく，対合歯との咬合状態も精密にチェックすることができます．これによりチェアサイドでの咬合調整量も少なくなります．

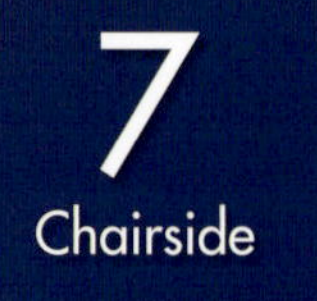

印象材が固まらない？—シリコーン印象材にあるエラーの盲点とは？

「どうしてシリコーン印象材を使っているのに不適合になるのだろう？　印象方法変えてみようかな……」

そういえばと，以前に購入した印象材を棚の奥から出してきました．
これはパテタイプのシリコーン印象材．

何度も印象採ることを考えたら，毎回個人トレーを作るよりは良いかもしれない．
そんな思いもありました．

「今日はこれでいく」
そう決めてユニットに向かい，手を洗い，新しいグローブをはめ，患者さんの印象採得に向かいます．

パテを練和して概形印象を，次にインジェクションを流して最終印象をする．
作業は順調に進みましたが，どうも印象材の硬化が甘いような気もします．

印象材の箱に，こんなことが書いてありました．
『手袋を用いる場合は，添付のプラスチック手袋を使用してください』
『EXP.2015-01』

はたしてこの印象材は本当に硬化するのでしょうか？？

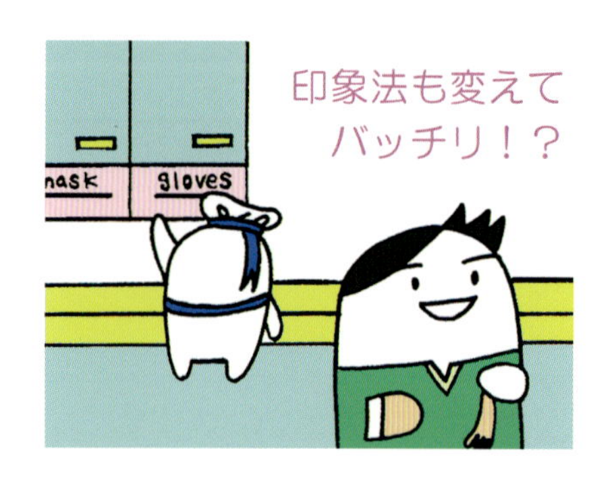

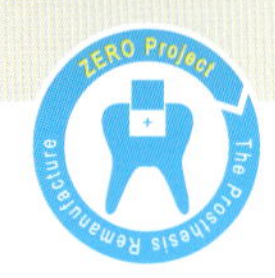

❗考えるポイント

模型からみるシリコーン印象の変形要因

精密なシリコーン印象材だからこそ，精密な扱いが必要です．シリコーンはベースとキャタリストを混ぜ合わせることで固まりますが，**ちょっとしたエラーで硬化不良となり，模型材に影響を及ぼすことがある**からです（**図 1**）．

例えば，カートリッジの中で液が分離していたり（**図 2**），カートリッジから出てくる段階で分量の違いがあったりする場合です（**図 3**）．そして，不均一な練和部分をキャンセルする意味合いでノズルから出たシリコーンを手の甲で擦り切るとき，ラテックスグローブをはめていると，そこが硬化阻害されることがあります（**図 4**）．使っているグローブがシリコーン印象に影響を与えるかどうかは簡単に検証できるので試してみて下さい（**図 5**）．

これらの要因は製品の取扱説明書にも記載されています（**図 6**）．しかし，シリコーン印象には縮合型や付加型といった分類，パテやレギュラー，インジェクションといった種類，1 回法や 2 回法などの手法により変形要因は変わり，説明書だけでは説明しきれません．いくつか臨床上のトラブルをみていきましょう．

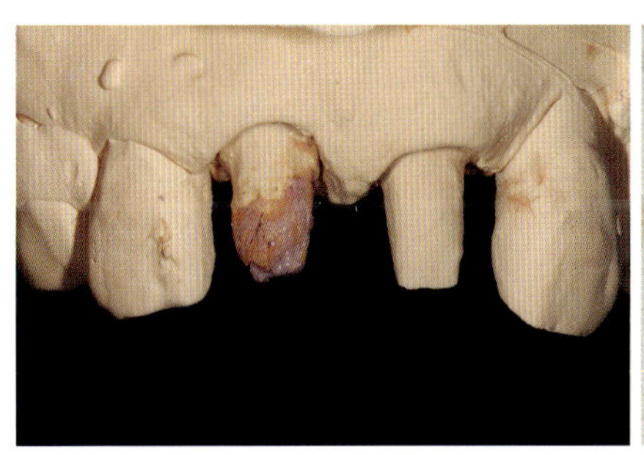

図 1　シリコーン印象材が部分的に硬化していなく，注いだ石膏に付着してしまった状態．ここまでひどいとエラーに気がつきますが，わずかな硬化不良は気がつきにくいです

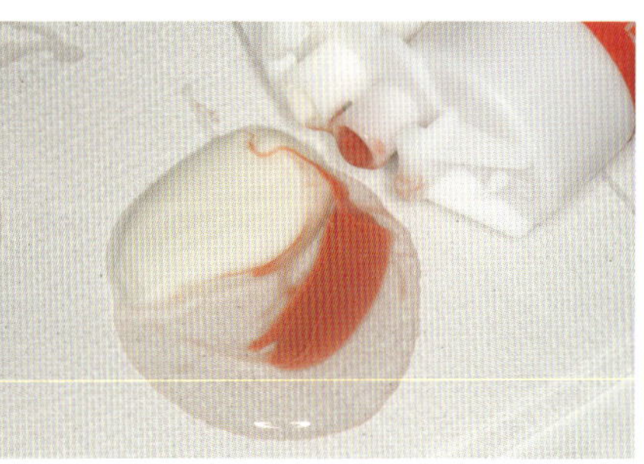

図 2　しばらく使用していないと，シリコーン印象材のカートリッジの中で液が分離していることがあります

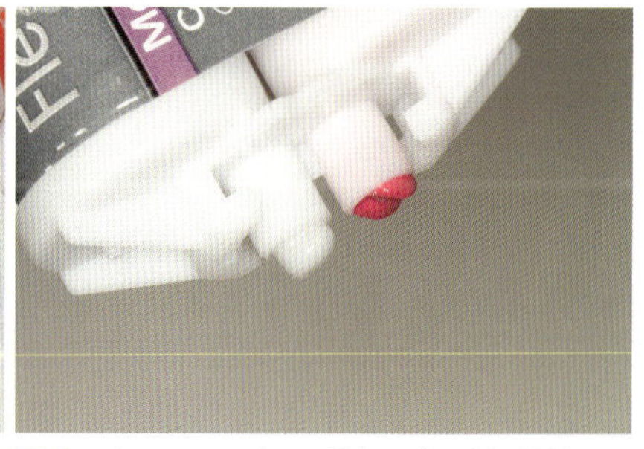

図 3　カートリッジは，最初に出る量が異なることがあります．このまま使用すると部分的に硬化が不十分になる可能性があります

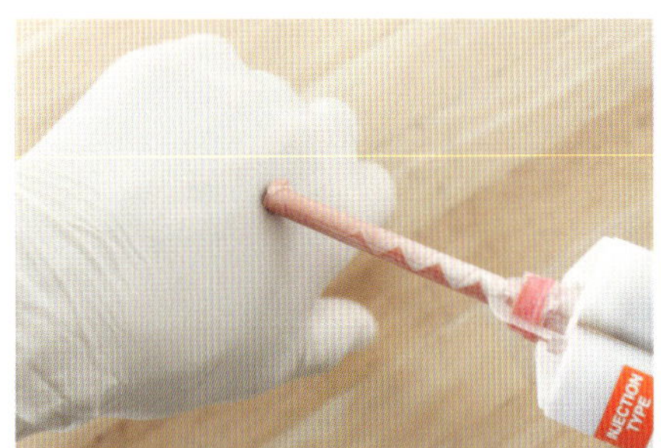

図 4　ノズルから出た最初のシリコーンを手の甲で擦り切るときにラテックスグローブをはめていると，硬化が阻害されることがあります

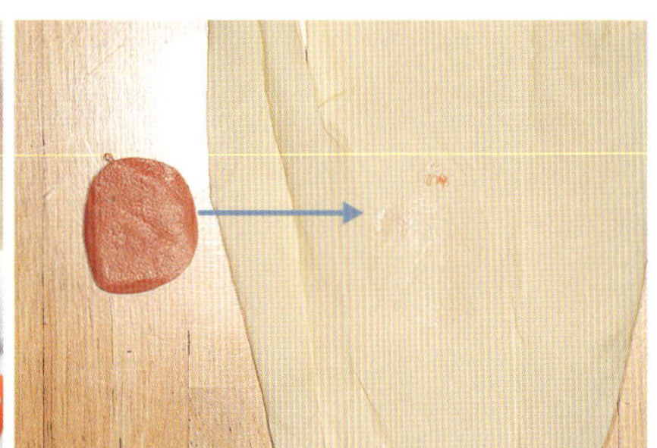

図 5　検証のため，ラテックスグローブ上でシリコーン印象材を硬化させました．印象材の接触部はヌルっとしていて，グローブの接触部はテカテカと光っています．接触部は硬化していません

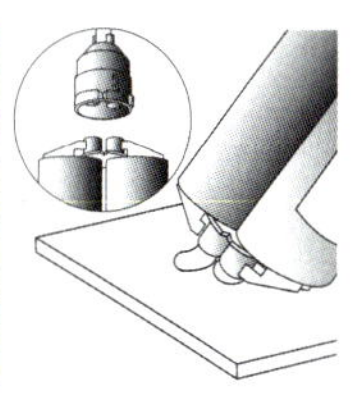

ご注意
ミキシングチップ装着前に必ず“すり切り”を行ってください。すり切りを行いませんとベースとキャタリストが均等に練和されず硬化不良につながることがありますのでご注意ください。

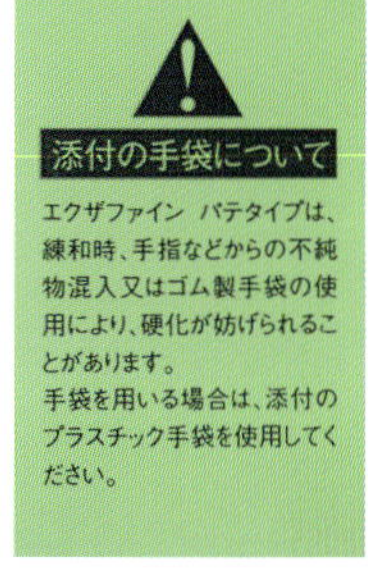

図 6　シリコーン印象材の取扱説明書より（左：ジーシー エグザミックスファイン インジェクションタイプ/GC　右：ジーシー エグザファイン パテタイプ/GC）

臨床での実際

ケース1 シリコーン印象材のパテが露出したケース（2回法）

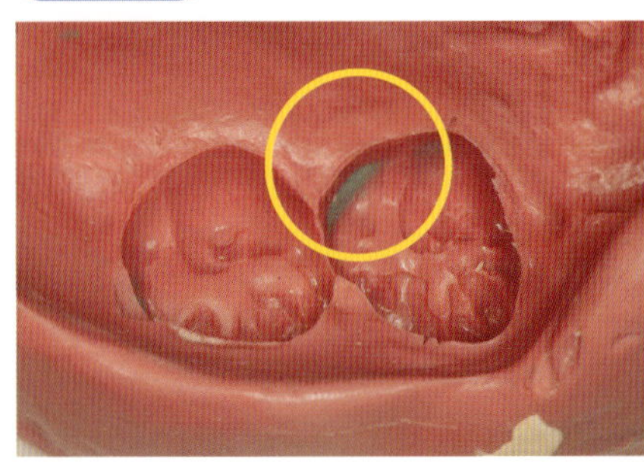
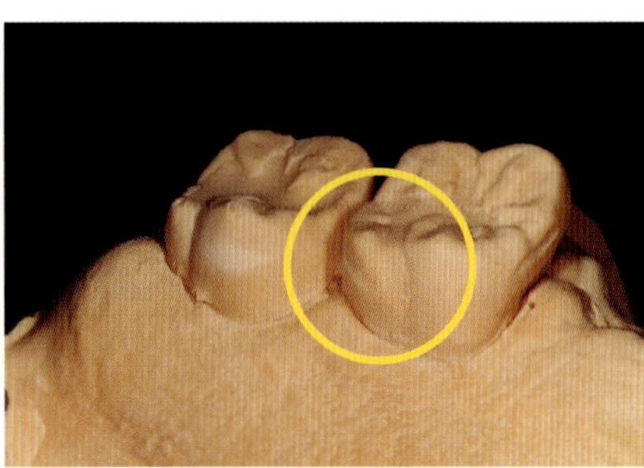
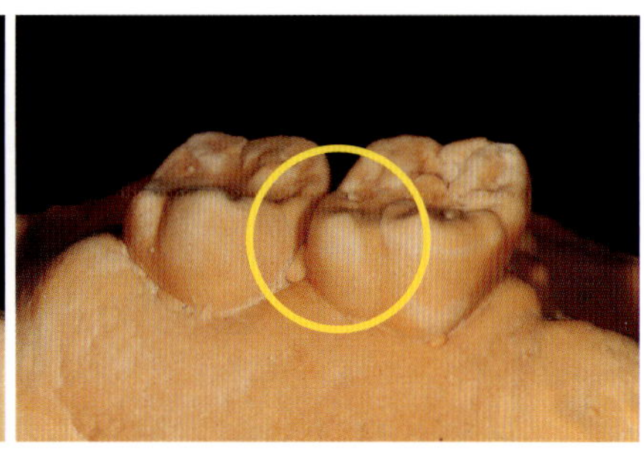

図7〜9　図7のパテが露出している部分（○）は，石膏模型になるとその部分だけ凹んでいるのが確認できます（図8の○）．図9はアルジネート印象した参考模型の同じ部位です．図8と比較して凹みがないのがわかります．本ケースはこの部位に義歯のクラスプがくる設計です．インジェクションのスペースが足りないのか，印象時にずれてしまったのか，いずれにしても図7の印象ではクラスプが適合しません

ケース2 シリコーン印象が流れてしまったケース（1回法）

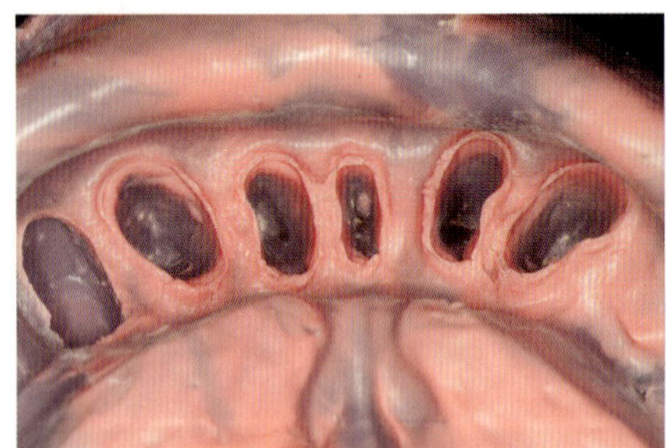
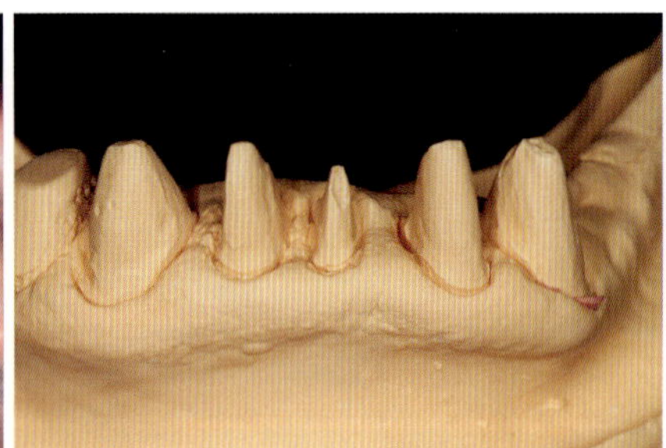
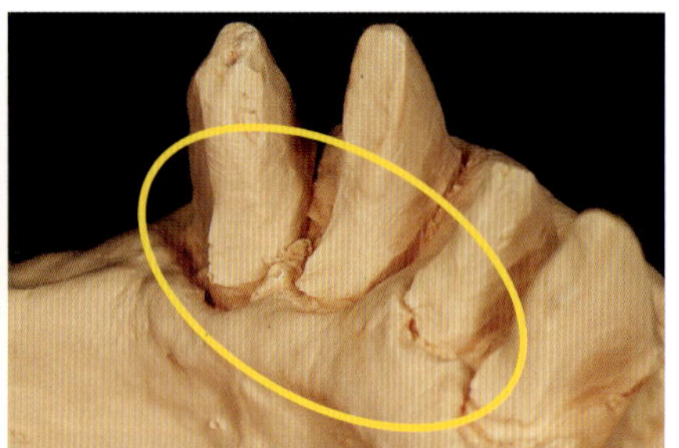

図10〜12　きれいに採れているように見える下顎前歯のシリコーン印象（図10）．たしかに，唇側はきれいに採れていますが（図11），舌側を見ると印象材が流れてしまっています（図12）．インジェクションのタイミング，トレーの挿入方向なども影響しているかもしれません

ケース3 シリコーン印象だからこその変形要因

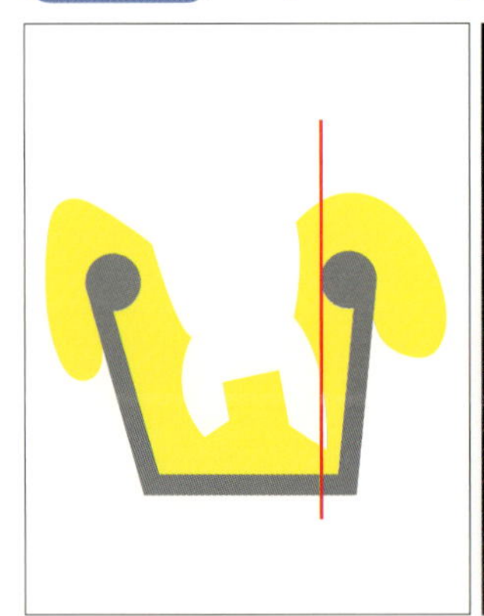
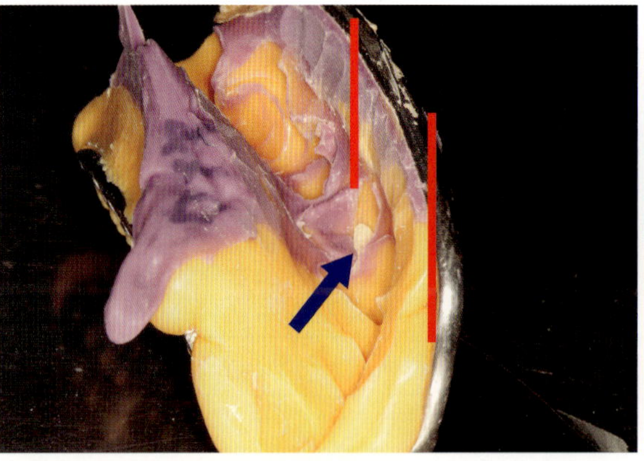
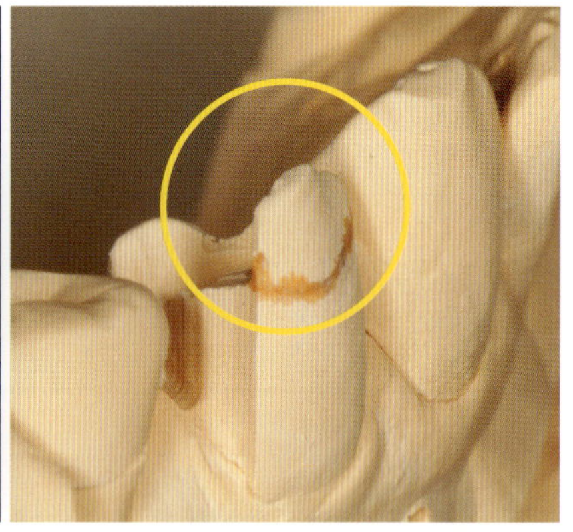

図13〜15　歯牙がトレー辺縁のアンダーカット内に位置して印象採得されているため（図13），印象から模型を外すと咬頭があたって破折してしまいます（図14の矢印部）．口腔内から撤去するときも天然歯はトレーに干渉していたはずですが，歯牙は破折していません．もしこれが寒天アルジネートなら印象材がちぎれて壊れますが，シリコーン印象では壊れない代わりに印象が変形しました．破折した石膏を模型に戻してみると，頬側咬頭頂が微妙にゆがんでいるのがわかりますか？（図15の○）

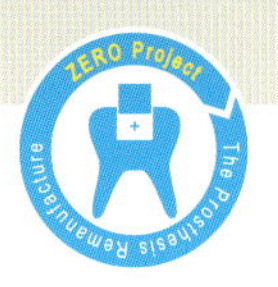

POINT 個人トレーの精度

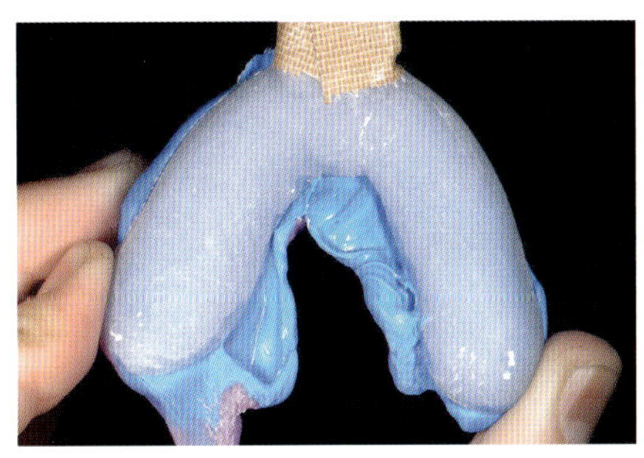

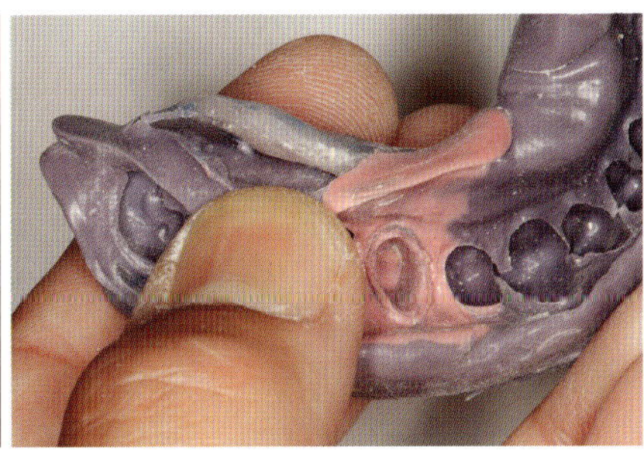

図15 指でたわむ個人トレー．これでは容易に変形が起きてしまうため，精密印象に求められる要件を満たしていません

図16 トレー用の接着剤が効いていない状態．ここから印象材がはがれ，変形が起きる可能性もあります

ケース 1～3 は一例ではありますが，シリコーン印象でもエラーの要因がたくさんあるのがわかります．また前提として，個人トレーの精度，求められる要件もしっかり満たしている必要があります（**図 15，16**）．

見た目ではわかりにくく，盲点としてエラーにすら気がつかないこともあるのがシリコーン印象．**物性自体が優れているので，ラフな操作をしてもなんとなく印象が採れているように感じるのですが，実はその一つひとつの作業が精度に影響してきます．**

手技そのものを筆者の立場から伝えることはできませんが，精度の高いシリコーン印象でも，実際の現場ではトラブルがあることはお伝えできたのではないでしょうか．

！まとめ

1．材料の管理，使用方法の再確認

シリコーン印象材は思ってもいないところで分量が変わったり，ラテックスグローブに触れたりすることでエラーが起きていることがあります．スタッフが扱う場合もあるので，一度みんなで管理や使用方法を確認しましょう．

2．手技手法の再確認

1 回法や 2 回法で変形要因が変わることも踏まえ，トラブルがある場合はステップを一つひとつ再確認することも必要です．

3．取扱説明書，添付文書に目を通す

いつも使っている材料でも，取扱説明書や添付文書を見ると気がつくことがあります．例えばトレー用の接着剤は「5 分以上乾燥させる」のが基本ですが，「15 分乾燥させるのが理想的」とも書いてあります．これがわかっていると，接着剤を塗布するタイミングも変わってきます．

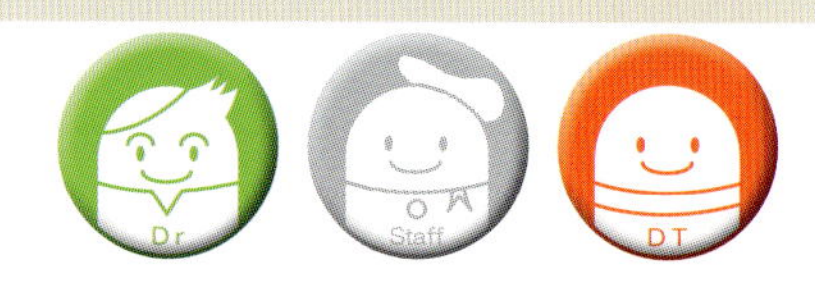
Dr
Staff
DT

8
Laboside

採れているようでも歯科技工士が迷う一本当のマージンはどこだ？

午前中は歯科医院への営業業務，午後からラボワークを始めて，夕方の宅配便集荷に間に合わせるように技工物を仕上げ，夜は作業模型の製作を行いつつ，明日の準備をする……

これがこのラボのルーティンワークとなっていますが実際には再製作や急ぎの仕事があるので，なんとかその場しのぎで乗り切っている，というのが実情です．

さて，作業模型を製作する際には支台歯のトリミング，マージンラインを明瞭にする，という作業があります．

「あれ，このマージンラインはどこだろう？」
印象は採れているように見えますが，マージンラインが２本あるようにも見えます．

日々の業務に追われるなかで，一つひとつの模型を検証できないこともしばしば．
診療中は先生もなかなかつかまらないし，いちいち確認していると作業が進まない．

「どっちのマージンラインかわからないけど，うーん，こっちかな」
もしかしたら，これも歯科技工士の技術なのかもしれない……

数日後，歯科医院から連絡がありました．
「マージンラインが違うので再製作してもらっていいですか？」

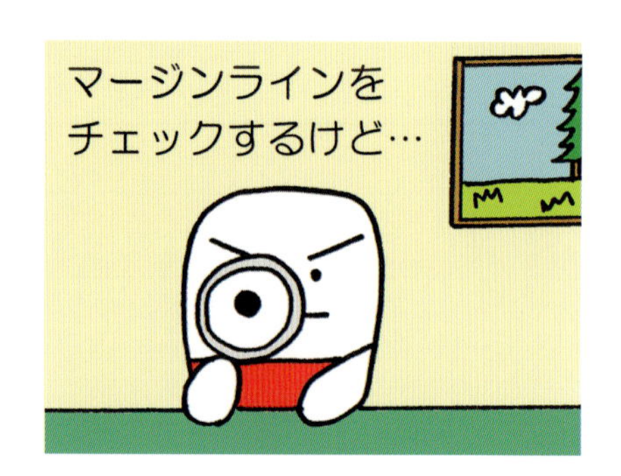
マージンラインを
チェックするけど…

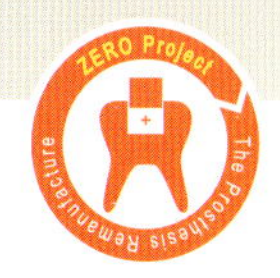

❗考えるポイント

模型に表れるマージンラインの観察

クラウンやインレーを製作するためには，支台歯模型をトリミングして，マージンを明瞭にする必要があります（**図1**）．歯肉縁下からマージンラインが明瞭であると，歯根形態もある程度イメージができるため，マージンラインに応じた歯冠形態も作りやすくなります（**図2**）．**歯科技工士はこのマージンラインに合わせて作業をしますが，時にマージン設定を間違えることもあります．**

印象不良でそもそも合わせられないケース（**図3，4**）もありますが，印象が採れていても合わせられないケースもあります．よくあるのは形成バーの削ったラインが2つあるダブルマージン（**図5，6**）．これは，歯科技工士にとってどちらが正しいマージンか判断に迷うところですが，臨床では，それ以外にも判断を迷う要因があります．実際のケースでみていきましょう．

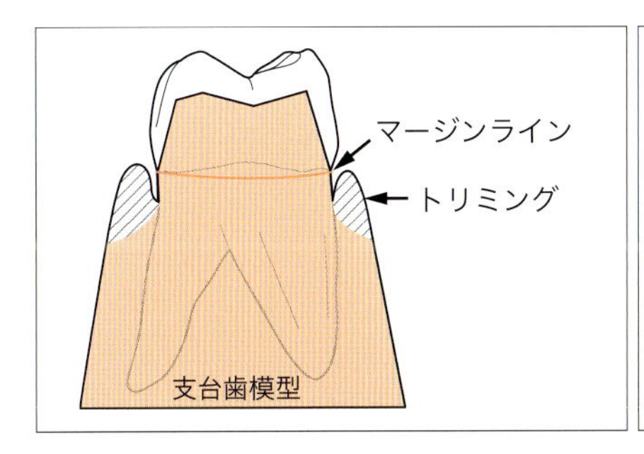

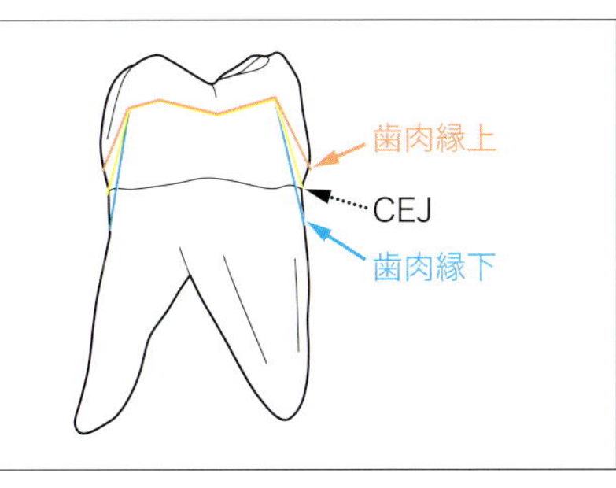

図1　クラウンやインレーの適合には，支台歯模型はトリミングをして，マージンラインを明瞭にする必要があります

図2　マージンラインによって再現する歯冠形態も変わります．そのためには，歯肉縁下からマージンラインが明瞭である必要があります

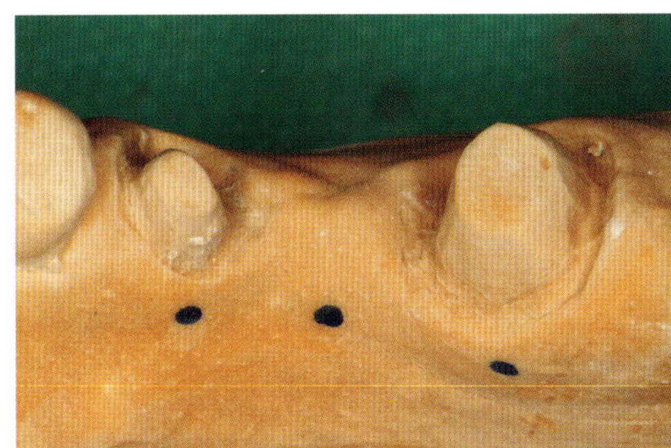

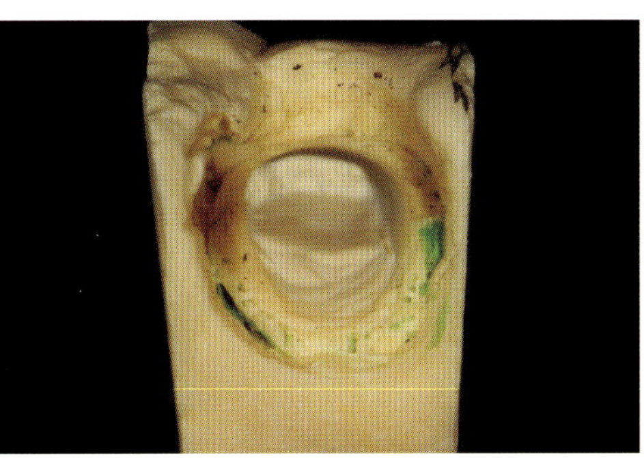

図3　歯肉とマージンが接していて，正確なマージンラインがわかりません

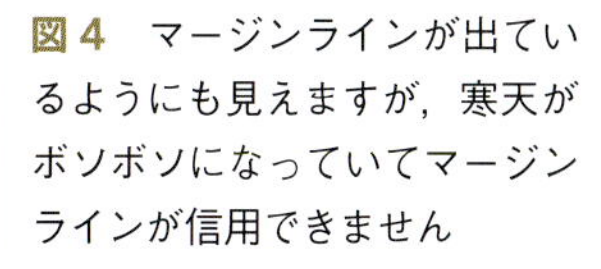

図4　マージンラインが出ているようにも見えますが，寒天がボソボソになっていてマージンラインが信用できません

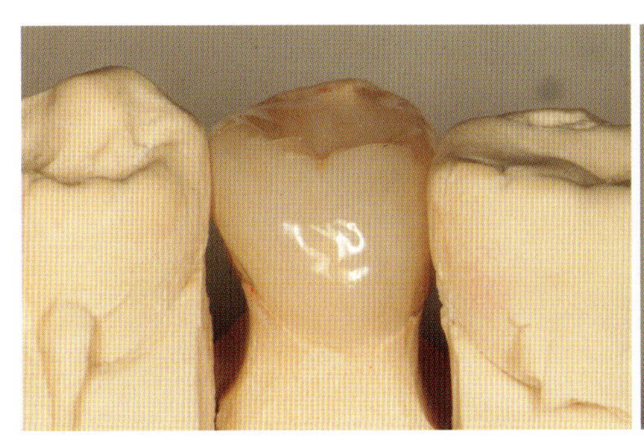

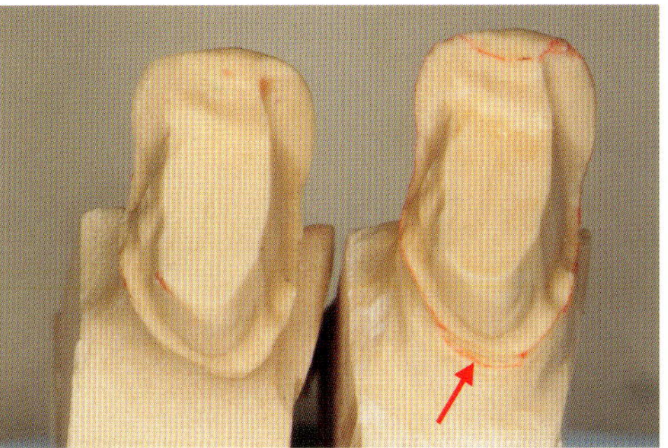

図5　マージン不適合で再製作となったクラウン．模型上では特に問題がないように見えます

図6　再印象された模型と見比べてみると，明確な形成ラインの下に，もう一つ形成されたマージンがあるのがわかりました（矢印）

臨床での実際

ケース1 根分岐部形態でマージンラインを迷うケース

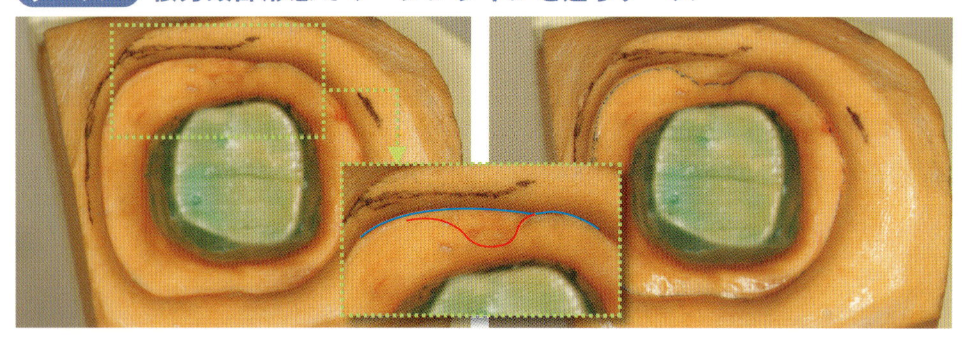

図7 最初にトリミングした歯型のマージンライン（青）．内側にもう一つのライン（赤）が見えます．下顎大臼歯という部位を考えると……

図8 根分岐部形態を再現した赤ラインが正解．分岐部形態を見慣れていない歯科技工士もいるので，縁下まで印象が採れている方がエラーは少なくなります

ケース2 くさび状欠損でマージンラインを迷うケース

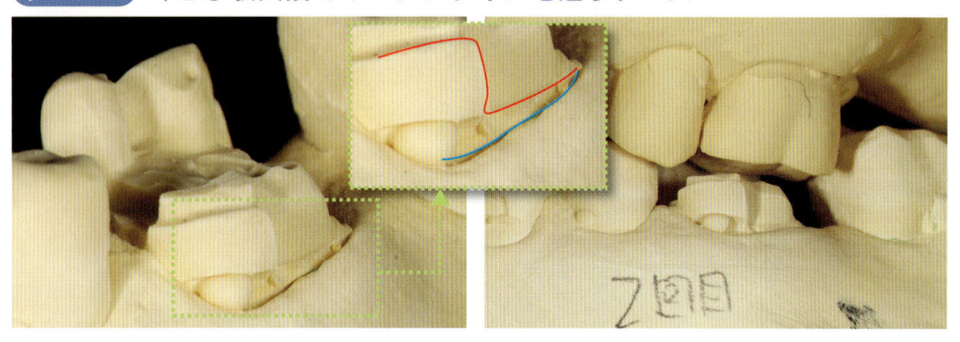

図9 近心頬側歯質を残したアンレーのマージンライン（赤）ですが，その下にあるクラウンマージンのようなライン（青）が気になります

図10 咬合状態の観察から，青ラインはくさび状欠損と判断できます．赤ラインで正解ですが，追加形成でクラウンにすることも検討できるケースです

ケース3 ダブルマージンか歯石かで迷うケース

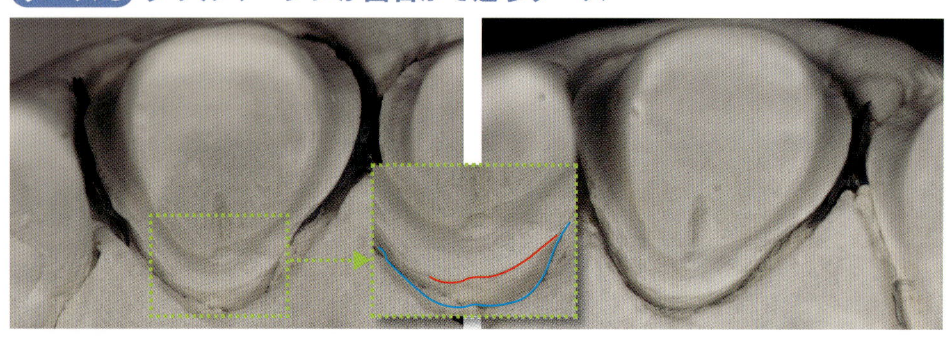

図11 口蓋側外側のライン（青）と内側のライン（赤）が見え，ダブルマージンの可能性もあります

図12 チェアサイドに確認をとると，歯石と判明，スケーリング後に再印象しました．正解は内側の赤ライン．補綴における歯科衛生士の重要性がわかります

ケース4 歯石か歯牙の表面性状かで迷うケース

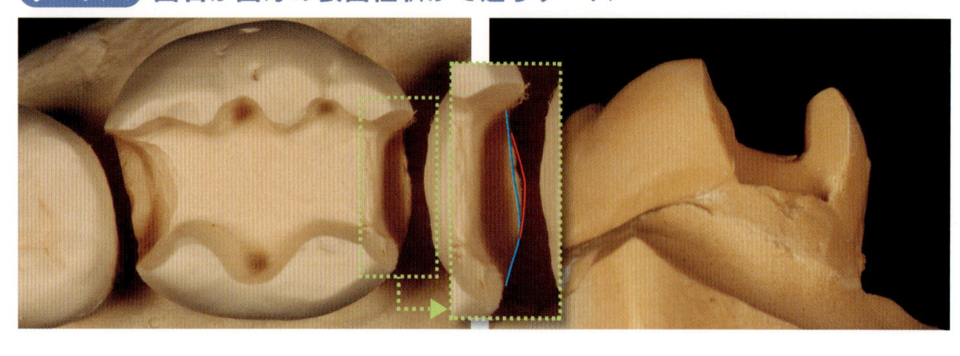

図13 インレーの遠心マージンには，直線的で明瞭な内側のライン（青）と外側のライン（赤）が見えます．ケース3を踏まえると歯石の可能性もあります

図14 チェアサイドに確認をとると，これは歯牙の表面性状であることがわかりました．正解は外側の赤ラインですが，この後，追加形成して平滑なマージンにしました

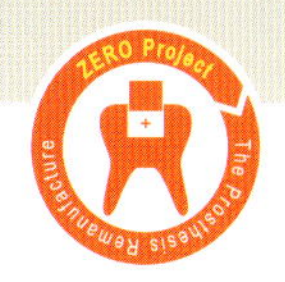

POINT 模型だからこそ見えるものを見る

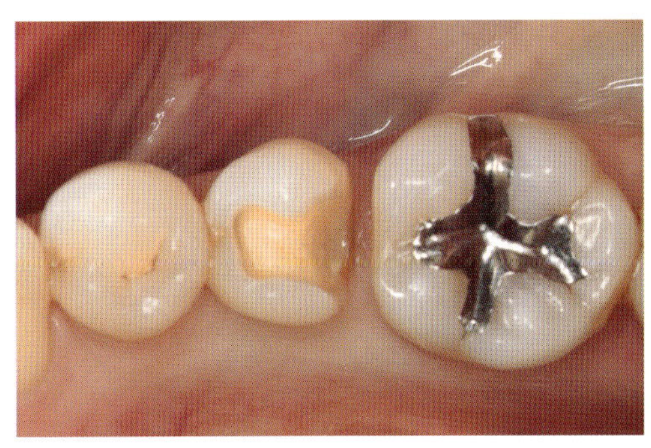

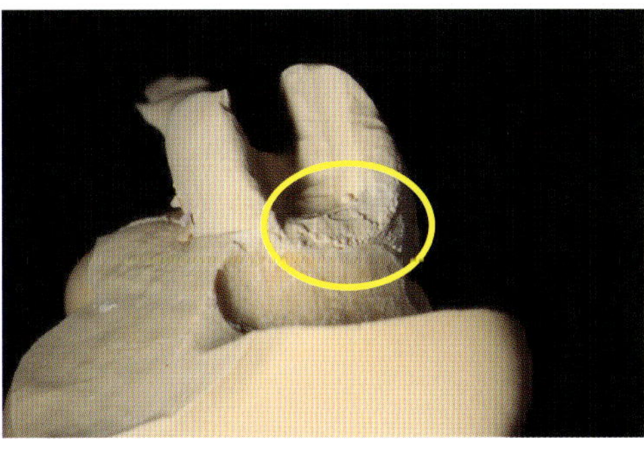

図15　5| インレー形成．口腔内ではきれいに見えます

図16　模型で拡大すると，歯頸部マージン付近にセメント？のような付着物が見えます（○）．口腔内では見えない，模型だからこそ見えるものがあります

ケース1やケース2など，普段から口腔内を見ている，実際に歯牙を形成している歯科医師から見ると，なぜ歯科技工士がマージンを間違えるかわからないかもしれません．しかし模型は1色で歯牙と歯肉の違いはわからず，明瞭な1本のラインでマージンがないとわかりにくいのも事実です．逆に口腔内でわかりにくいのは，ケース3のような歯石やセメントの取り残しであったり，ケース4のような歯質の凹凸かもしれません．

エラーの起きそうなケースは，チェアサイドから指示があるとスムーズです．そのためにも，**ラボサイドに技工物を依頼する前に，チェアサイドでも印象・模型をチェックすることをお勧めします（図15，16）**．このひと手間が，技工物のエラーを減らすだけでなく，補綴治療全体の質を高めることにつながるからです．

！まとめ

1. 不明瞭なマージンはエラーのもと

不明瞭なマージンでクラウンを製作する場合，トリミングされるマージンは，ほぼ歯科技工士の経験に委ねられ，かつ精度は期待できません．

2. 明瞭なマージンでもエラーが起きることがある

ダブルマージンだけでなく，歯牙形態や欠損形態，歯石や歯牙の表面性状でもマージン設定を間違えることがあります．これも歯科技工士の経験がモノをいいますが，チェアサイドからの指示で解決できることもあります．

3. チェアサイドでも印象・模型チェック

担当歯科医師からきちんとチェックした印象・模型が送られてくると，歯科技工士はより頑張ります．ラボサイドからも疑問点を確認できる関係があると，歯科技工士はより責任感が増します．技工物の精度はこうしたところから生まれます．

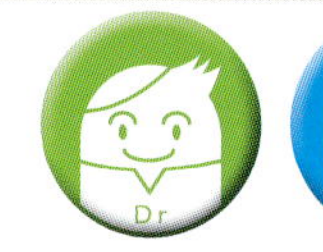

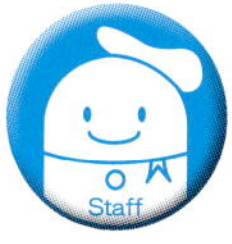

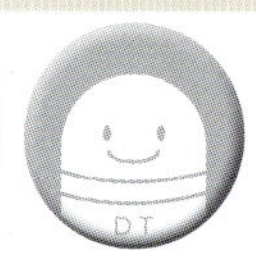

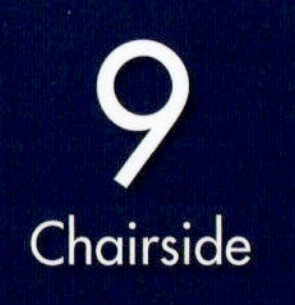

ちょっと待って!? —印象材が硬化したらすぐに外すことの功罪

「うっ，うっ…….ちょっ，ちょっと苦しいです……」
印象採得時に患者さんが苦しがっています.

「大丈夫ですか！」
担当スタッフがすぐに声掛けをします.
どうやら嘔吐反射の強い患者さんのようです.

「ちょっとお待ちくださいね.もう少しで型採りの材料が固まりますから！」
「うぇ，うぇ……」
患者さんの苦しそうな表情を見ていたら，すぐにでも印象体を外してあげたい気持ちになります.

印象材の表面を触ってみると，硬化しているような気もします.
「もう大丈夫かな？　今，外しますね！」

印象体の撤去時間はいつもより早いですが，患者さんは一呼吸ついて落ち着くことができました.

ほっとひと安心のスタッフ.
でもこれが，見えないエラーの始まりでした……

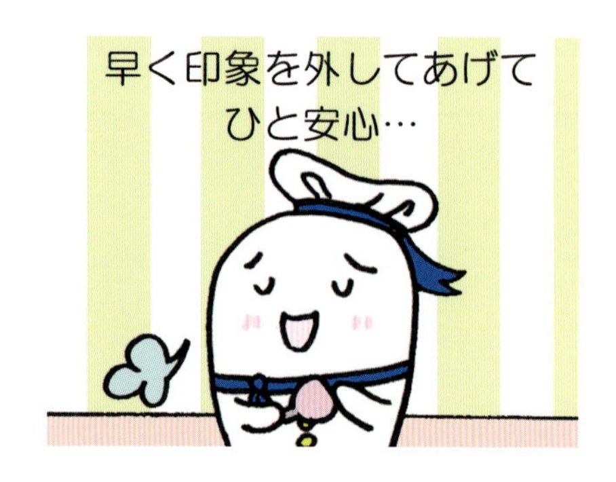

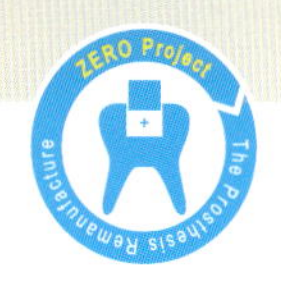

❗考えるポイント

印象材のひずみと硬化時間の関係

患者さんに嘔吐反射が出た場合，印象材をすぐに外すことは当たり前かもしれません．ですが，これにより印象の精度が落ちる場合があります．それはなぜか？

印象材は口腔内から外すとき，歯牙のアンダーカットの影響で一度変形し，印象材の持つ弾力性によって元の形に戻ります（**図1**）．ところが，**手で触って表面が硬化していても内部の硬化が不十分な場合，印象材の弾力性が十分に発揮できず「永久ひずみ」として変形が残ってしまいます．**

永久ひずみと硬化時間との関係を示したのが**図2**で，印象材が十分に硬化して変形を抑制するためには，口腔内で保持する時間を長くすることが有効であることがわかります．一方，口腔内保持時間を長くすることで印象材が硬くなると同時に，口腔内から外すときには大きな力が必要となります．特にシリコーン印象材はアルジネート印象材よりも力が必要で，その力によって印象材が伸びてしまう（変形する）ことがあるので注意が必要です（**図3**）．

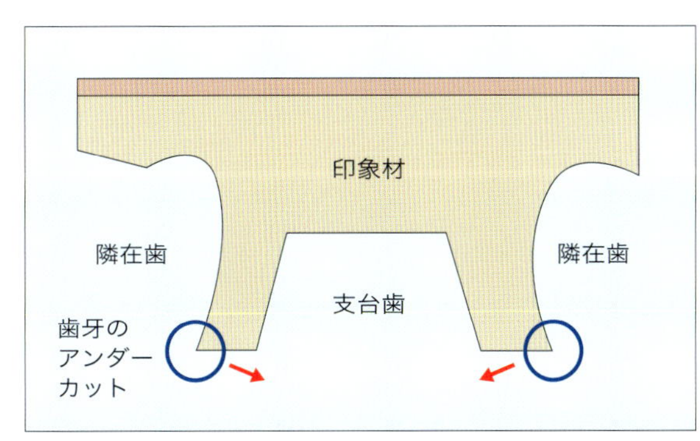

図1　印象材は口腔内から外すとき，歯牙にはアンダーカット（○の部分）の影響では一度矢印方向に変形し，印象材の持つ弾性によって元の形に戻ります[7)]

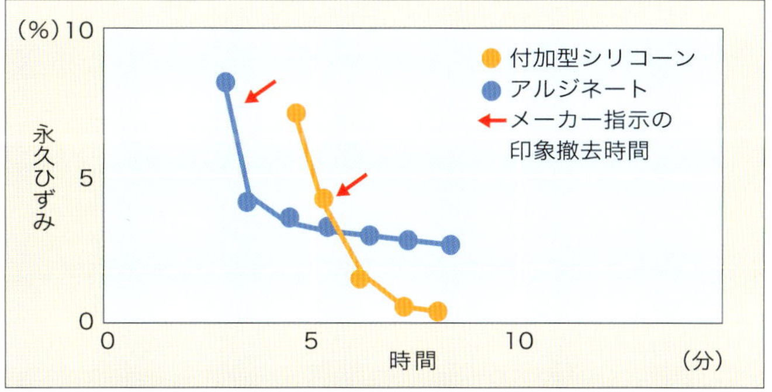

図2　硬化時間と永久ひずみの相関関係．シリコーン印象材もアルジネート印象材も硬化が進むほど印象材に残るひずみが少なくなるのがわかります．変形を抑制するにはメーカー指示の印象撤去時間（矢印）よりも口腔内保持時間を長くすることが有効です[7)]

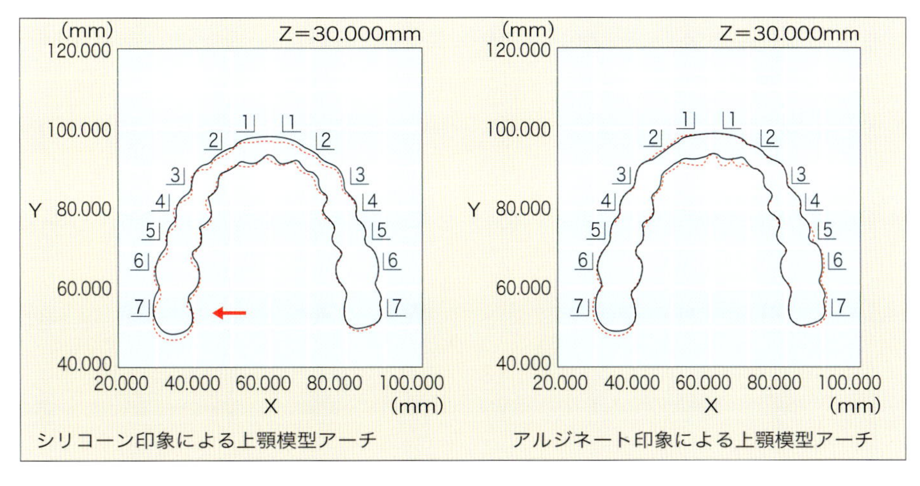

図3　シリコーン印象とアルジネート印象の三次元精度を示したもの．実線が元の寸法，点線が印象採得した模型の寸法です．どちらも多少の変形が見られますが，ここでの注目はシリコーン印象（矢印部）．部分的に大きな変形が見られるのは印象材が伸びている箇所です[10)]

臨床での実際

ケース1 シリコーン印象によるインレー窩洞の部分的なひずみ

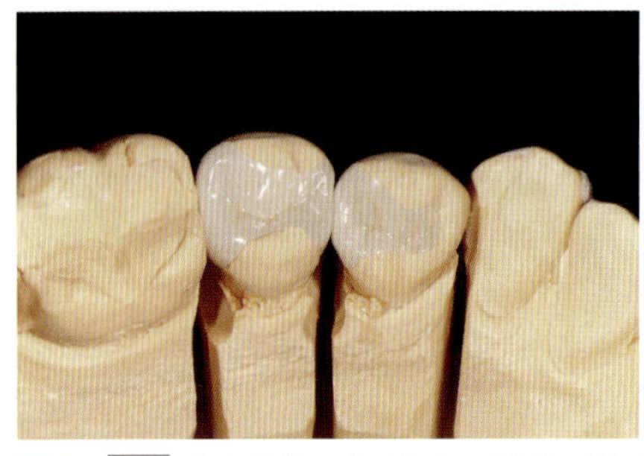
図4　|45 のセラミックインレーです．印象・マージンは問題なく採れているように見え，技工物の製作を進めました

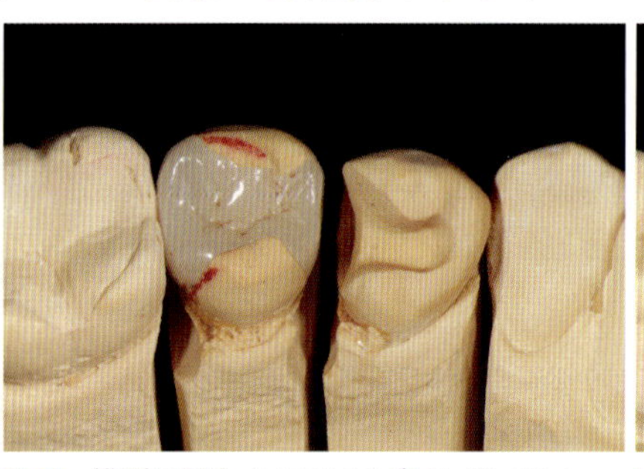
図5　模型に記入されている赤ラインのマージンがオーバーだったという理由で，|5 のみ不適合でラボに戻ってきました

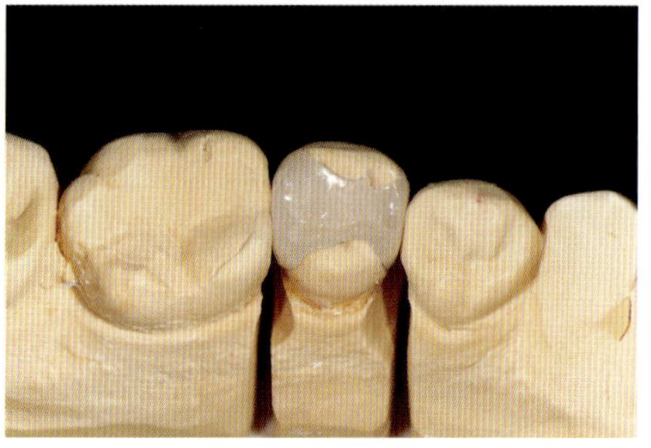
図6　再印象された模型で |5 を再製作しました．|4 を観察すると，マージンのギャップもなく，きれいにセットされていることから，今回のエラーにおけるラボの技術的要因は小さいと考えられます

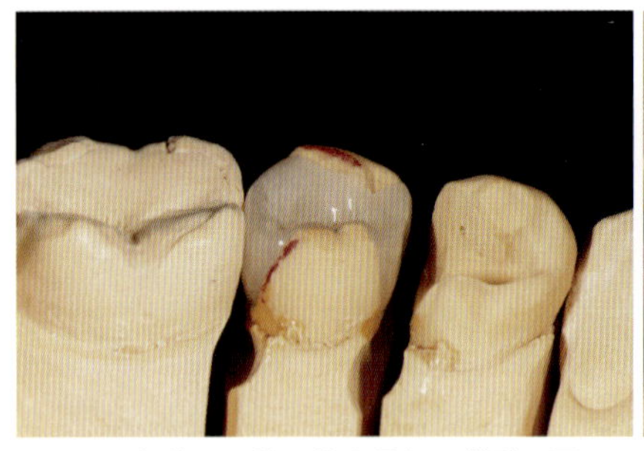
図7　再製作した技工物を最初の模型に戻してみると，赤ラインがアンダーになっています．ということは，赤ラインに合わせて作った技工物は，口腔内ではオーバーマージンになります

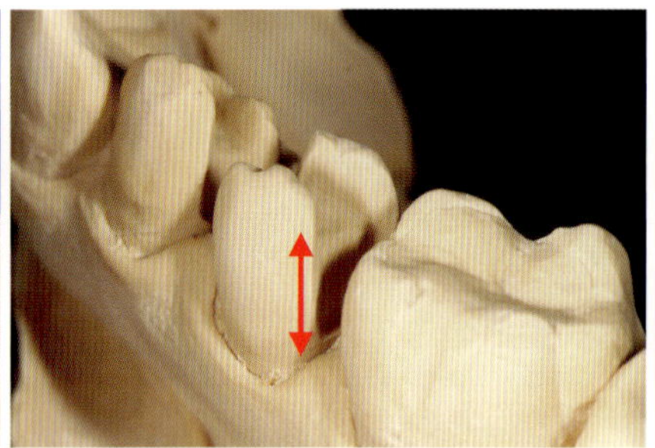
図8　本症例では隣接面の垂直的距離が長く，|6 のアンダーカットが引っかかって，印象が部分的に伸びてしまった可能性があります

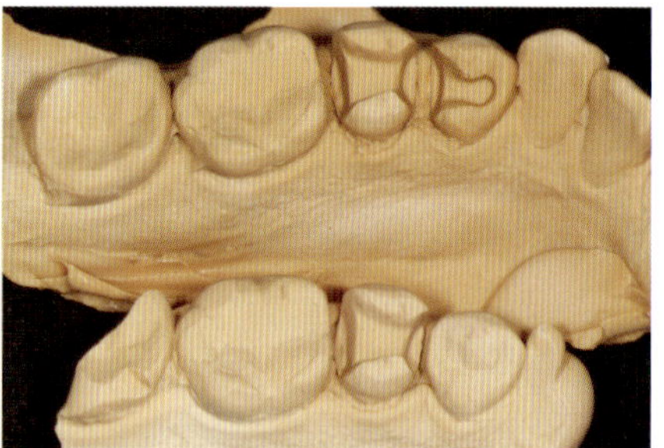
図9　最初の模型（上）と再印象された模型（下）を比較してみましたが，パッと見ただけでは違いがわかりません．もちろん，最初の模型だけを見ていても変形には気がつきません

ケース2 アルジネート印象による頬側咬頭頂の部分的なひずみ[2)]

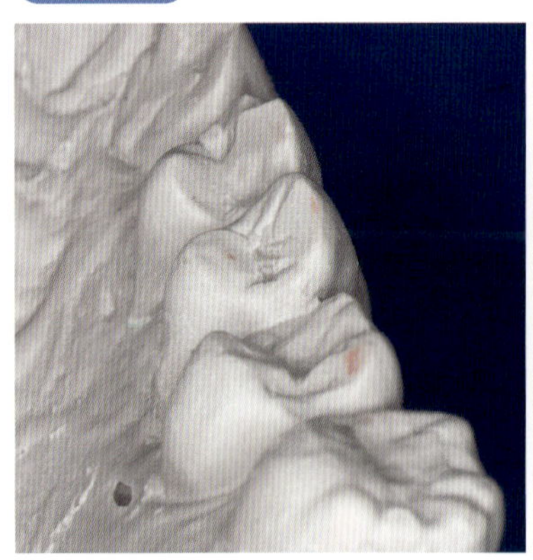

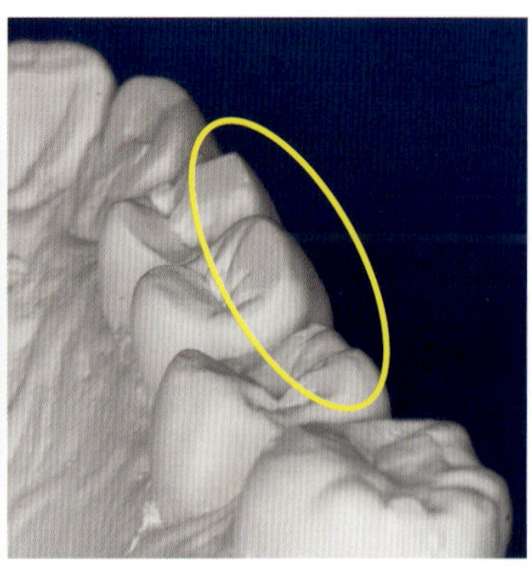

図10　|456 頬側咬頭の形態が鋭利な感じがしたので，再印象をお願いしました

図11　図10と明らかに形態が違うのが確認できます（○）．印象の挿入・撤去のタイミングにより変形したと考えられます

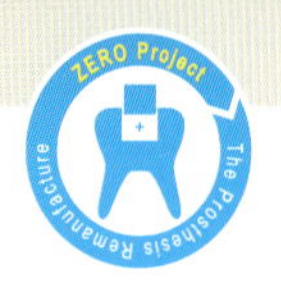

POINT 印象がひずむ原因を少なくする[2)]

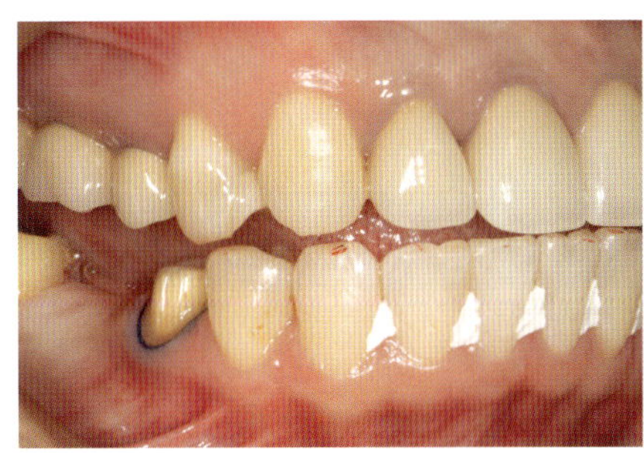

図 12 右下臼歯部の印象．歯間部アンダーカットを仮封材で埋めています．技工物の形態参考として，補綴する隣在歯のアンダーカットは埋めないのがポイントです

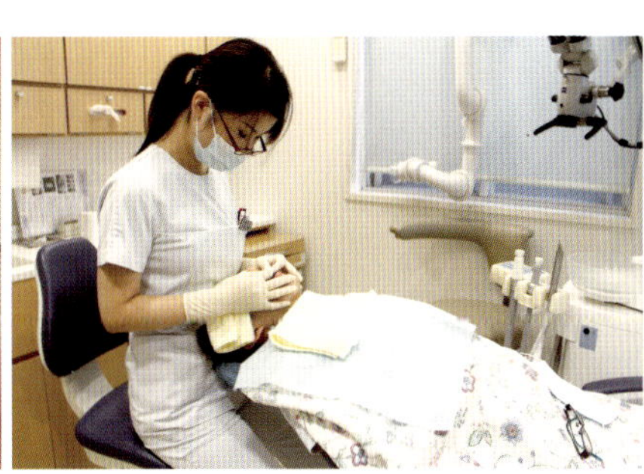

図 13 印象時，トレーは術者が保持します．患者さんに咬ませて印象材の硬化を待つのは変形の元です

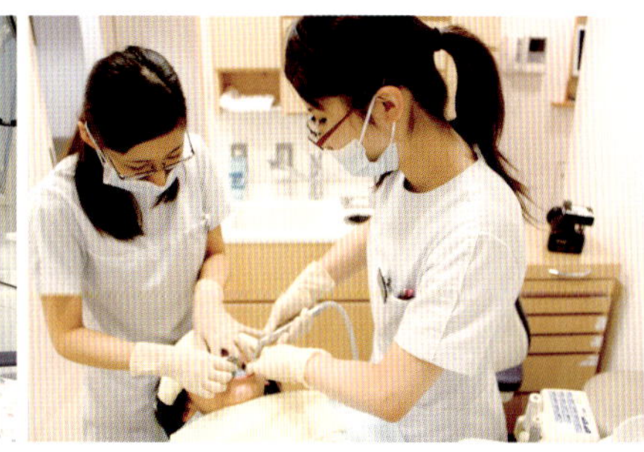

図 14 印象を撤去する時はエアーや水分を入れながら，印象体をこじらないようにします．作業を２人で分担するとスムーズです

実際にケースを見ると，印象材のひずみがわかるのではないでしょうか．こうした要因をできるだけ少なくするためには，歯牙のアンダーカットを埋めたり，口腔内での印象体の保持方法や撤去方法を丁寧に行うなど，ちょっとしたひと手間をかけることです（**図 12〜14**）．もちろん，できるだけ嘔吐反射が起きないように，トレーのサイズや印象材の量をコントロールすることも大切です．

印象材のひずみは目に見えないため，**硬化時間やブロックアウトなど，目に見えるところを確実に管理していくこと**が，エラーを少なくすることにつながっていきます．

❗まとめ

1. 硬化時間を管理する

表面がなんとなく固まったから印象体を口腔内から外す，という方法では印象精度にばらつきが出やすいため，タイマーを使って硬化時間を管理します．

2. 印象材の硬化時間を少し長くする

印象表面を触って硬化しているようでも，内部はまだ硬化していない場合もあります．印象体の口腔内保持時間を長めにすることで永久ひずみを抑制します．

3. ひずみの原因を減らす

歯牙のアンダーカットを埋めるなど，ちょっとしたひと手間がひずみの原因を減らすことにつながります．陰圧がかかりやすい上顎やアンダーカットが多いケースなど，状況に応じて対応してみてください．

Dr
Staff
DT

Labo side 10

同じラボワークでも症例によって調整量が異なるのはなぜ？

「先日納品させていただいたクラウンはどうでしたか？」

チェアサイドとラボサイドでディスカッションを重ねていくうちに，印象材に関連した再製作というのはほとんどなくなってきました．
そうなると，今度は気になるのが調整量です．

「良い感じでしたよ，ほとんど調整がなくセットできました．あっ，でも前回のはきつかったですよ．隣接コンタクトの調整に時間がかかってしまいました」
なるほど……，でも何で同じ材料，同じ作業方法で，調整量が違うのだろう？

そういえば先輩が「若いうちはできるだけチェアサイドに行ったほうが良いよ」って言っていたのを思い出しました．
そこで，営業業務を調整して，気になるケースは立ち会うことにしました．

自分の製作したインレーやクラウンの口腔内での調整量を見ていると，自分が模型上で意図していたものとは違うことがわかりました．
単冠かブリッジか，天然歯かインプラントか，全顎模型か部分模型か……

どうも症例によって違いがありそうなのもわかりました．
でも，何が違うのだろう？？

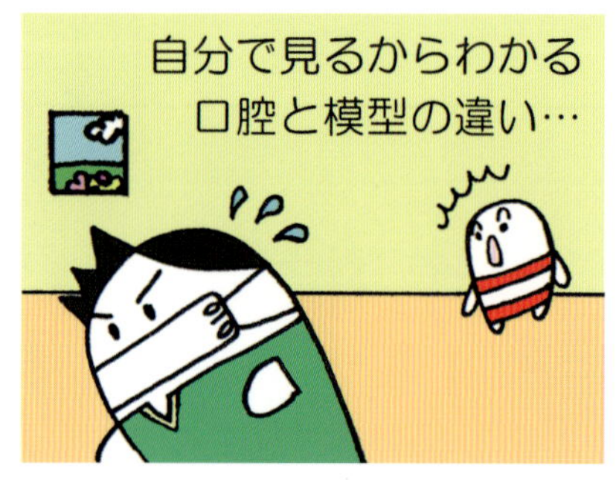
自分で見るからわかる
口腔と模型の違い…

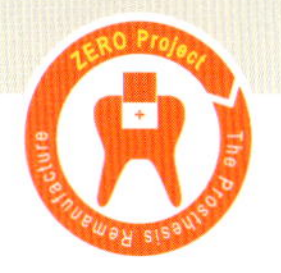

！考えるポイント

石膏模型の寸法変化に対する臨床対応

これまでに，印象材が変形する様々な要因を見てきましたが，そもそも歯科材料の多くは，膨張収縮といった寸法変化（変形）を起こします．技工物を作るために必要な作業用模型の石膏もその一つです．一般的な作業用模型では，歯列模型部分を１次石膏，その下の台となる部分を２次石膏といい（**図１**），そこで使用する石膏や部位によって寸法変化が変わってきます．

代表的な石膏のデータを見ると，１次石膏に使用されることの多い超硬石膏は硬化膨張率が少ないのがわかりますが（**図２**），歯列模型の寸法変化を検証したデータを見ると，部位によって膨張収縮が異なるのがわかります（**図３**）．また，全顎歯列模型か部分歯列模型かでも歯冠軸の傾斜方向が異なり（**図４**），模型製作時に使用する２次石膏でも歯冠軸は傾斜します．こうした，**石膏を使用する上で避けることのできない寸法変化を，どこで補正するのかが臨床でのポイントになります．**

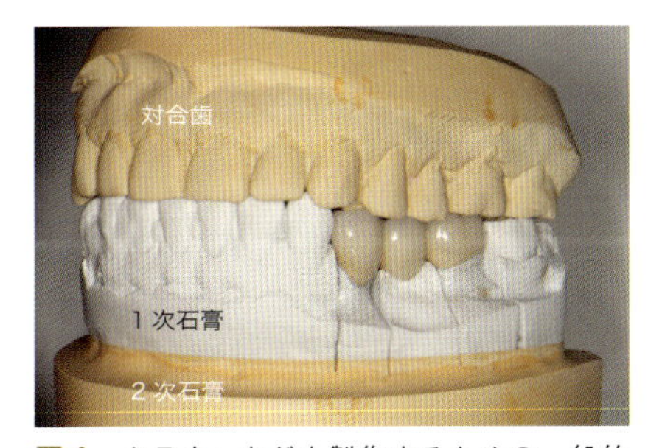

図１　クラウンなどを製作するための一般的な作業用模型．歯列模型部分を１次石膏，その下の台となる部分を２次石膏といいます

石膏の種類	普通石膏	硬石膏	超硬石膏
混水比	水 37 ml/粉 100 g	水 23 ml/粉 100 g	水 20 ml/粉 100 g
硬化膨張率	0.29%	0.25%	0.08%
圧縮強度（１時間後）	20 Mpa	49 Mpa	63.7 Mpa

図２　代表的な石膏の種類と各データ．１次石膏に超硬石膏が選択されることが多いのは，精度と強度が求められるからです．ただ，混水比や練和方法，練和時間によっても膨張率や強度は変わるため，標準作業が大切になります

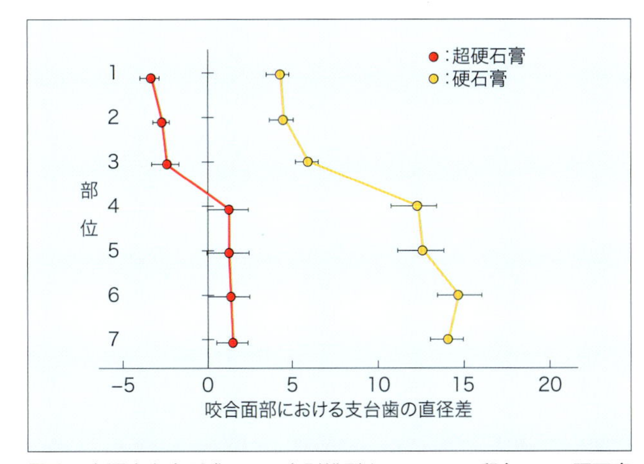

図３　全顎支台歯形成された金型模型をシリコーン印象して，硬石膏と超硬石膏の模型寸法変化を測定．咬合面部における支台歯の直系差を見ると，全体的に膨張傾向ですが，超硬石膏の前歯部だけは原寸よりも小さくなっています．これはシリコーン印象の収縮と石膏の膨張がもたらす結果です[6,11]

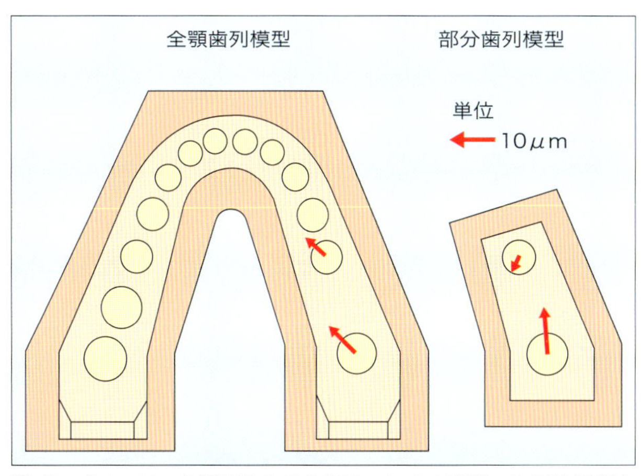

図４　ブリッジの全顎印象と部分印象における模型の歯冠軸傾斜方向．全額歯列模型と部分歯列模型では歯冠軸の傾斜方向が異なります．また，模型製作時に使用する２次石膏でも歯冠軸は傾斜します[6]

臨床での実際

ケース1 全顎歯列模型と部分歯列模型の隣接コンタクトの違い

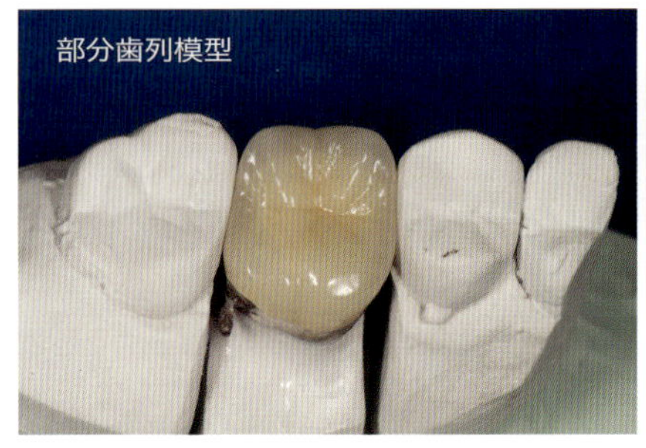

図5　全顎歯列模型の印象でマージンの採れていないところがあったため，部分歯列で印象を採り直して，技工物を製作したケースです

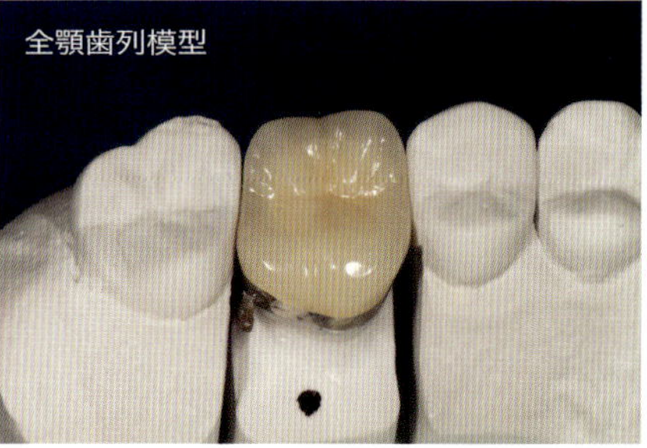

図6　マージンと隣接コンタクトを部分歯列模型で調整したクラウンを，全顎歯列模型に戻して咬合面を仕上げました

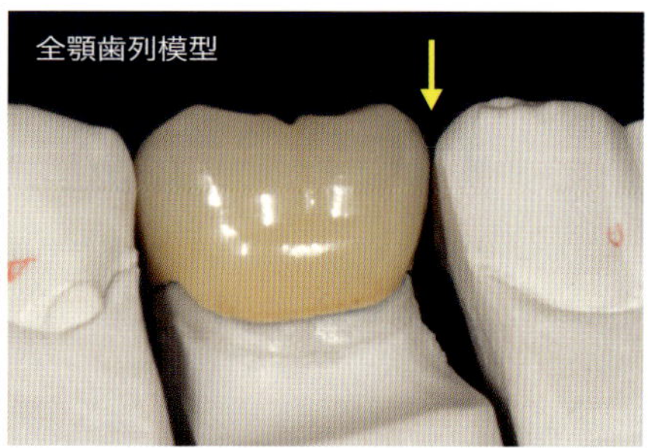

図7　全顎歯列模型の遠心コンタクトにわずかに隙間（矢印）があるのが確認できます．このケースでは全顎歯列模型と部分歯列模型で寸法変化が異っていました

ケース2 印象材や模型材の寸法変化を補正する　メタルブリッジ編

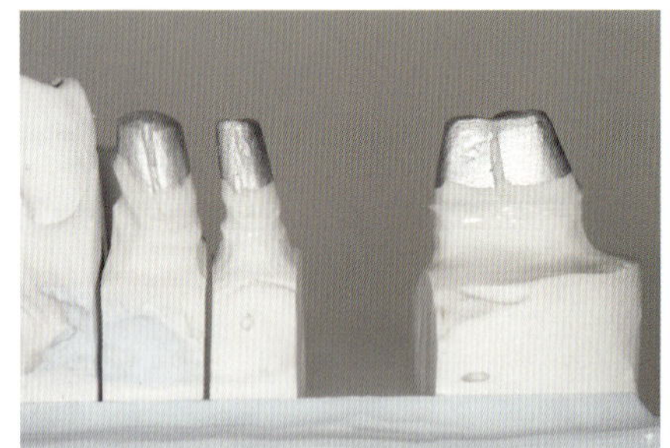

図8　メタルセラミックスとレジン前装冠を鑞着するブリッジのケース．この作業模型でメタルフレームを製作していきます

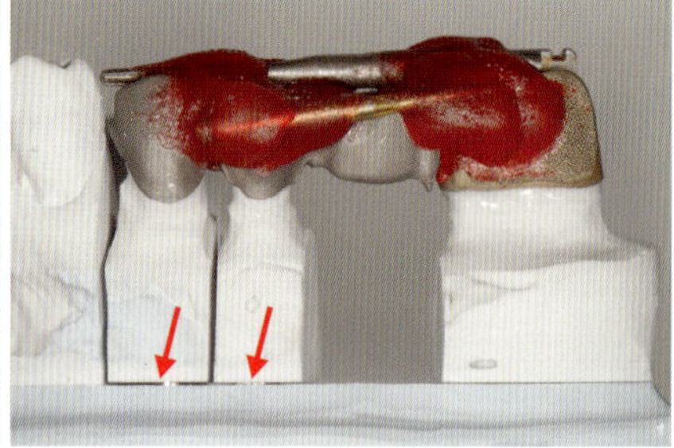

図9　口腔内試適で固定したメタルフレームを模型に戻すと，支台歯の位置関係のズレが確認できます（矢印）

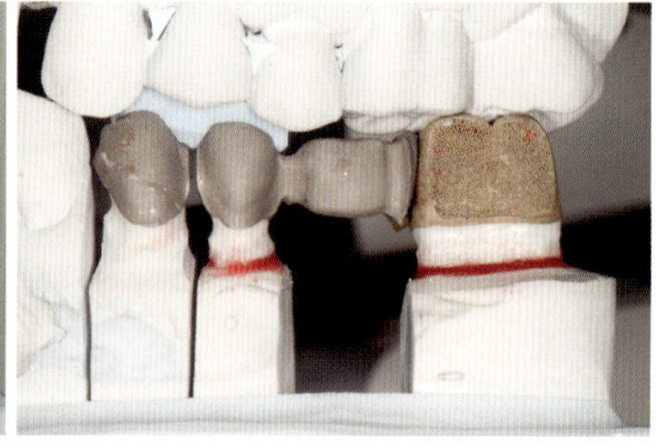

図10　メタルフレームに合わせて模型を修整．フレーム試適時に咬合採得をしておくと，模型修整の基準ができ，マウントの修整もできます

ケース3 印象材や模型材の寸法変化を補正する　ジルコニアブリッジ編[資料10-2)]

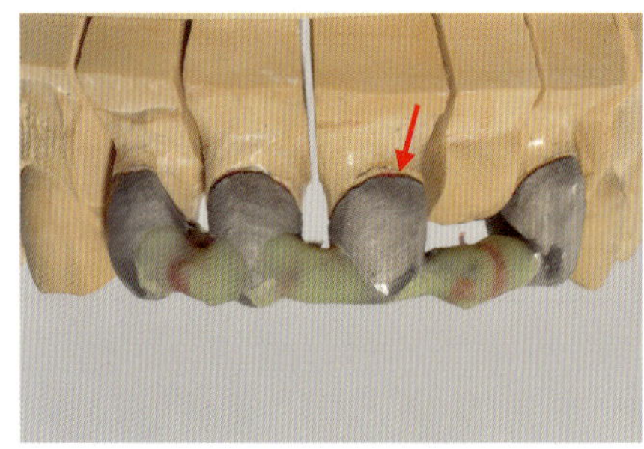

図11　事前に支台歯ごとに製作した確認用メタルキャップを口腔内で連結固定．それを模型に戻すと，支台歯の位置関係のズレが確認できます（矢印）

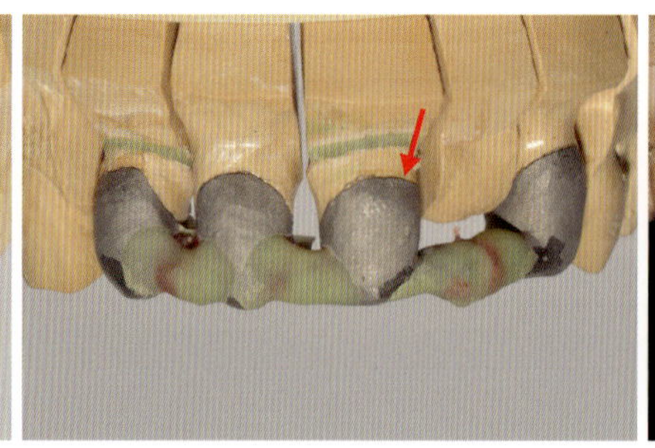

図12　確認用メタルキャップを基準に模型を修整した上で，ジルコニアフレームを製作します．二次石膏，分割模型の誤差もここで補正していきます

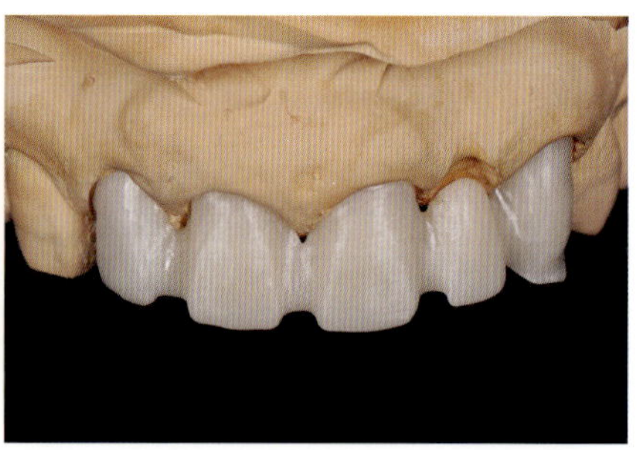

図13　口腔内でジルコニアフレームを試適してピックアップ印象した模型．鑞着で修整できないジルコニアフレームに有効な手法です

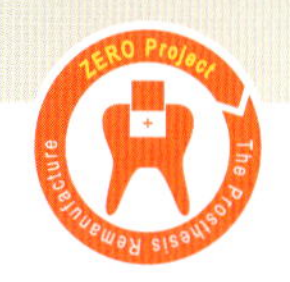

POINT 誤差を抑制・補正するチェアサイドの作業

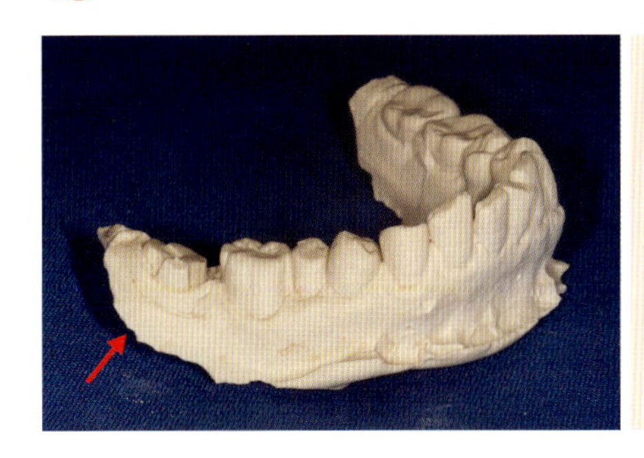

口腔内でのフレーム連結固定の流れ

①1 歯（1 本）単位での適合確認
②ポリマーを密にした固定用レジンで連結
③レジンの硬化時間まで絶対に動かさない
④口腔内撤去して再試適，再適合確認
⑤変形に留意してラボサイドに送る

図 14 一次石膏の厚みが少ないと寸法変化を起こしやすくなるため，少なくとも1 cm 以上の厚みを確保するように石膏を注ぎます．特に最後臼歯（矢印）は薄くなりやすいので注意してください

図 15 矢口腔内でのフレーム連結固定の流れ．特に④のステップは重要です

実際には，適切な作業下での石膏の寸法変化は大きな問題にはならないかもしれませんが，こうした特性を知ると，私たちに必要なことが見えてきます．できるだけ低膨張の石膏を使用して，一定品質の作業を行う，1 次石膏は 2 次石膏の影響を受けにくいように厚みをつける（**図 14**），ブリッジやジルコニアフレームの連結はメタル試適をする，などです．試適時の口腔内固定は有効な手法ですが，作業方法によってはあらたな誤差をつくるので，作業ステップには注意が必要です（**図 15**）．

石膏に限らず，材料の多くは寸法変化をしますが，チェアサイドとラボサイドで使用している一つひとつの材料，一つひとつの作業を的確に行うことで，調整量は確実に減らすことができます．

！まとめ

1. 石膏は扱い方で精度が変わる

石膏の種類や部位など，石膏模型は必ず寸法変化をしています．臨床で大切なのは，それにより口腔と模型にどう違いがあるのかを知ることです．

2. 石膏は種類と扱い方で膨張が変わる

寸法変化を少なくするには硬石膏より超硬石膏を，安定した精度のためには，一定品質の作業が必要です．混水比はメーカー指定，練和時間は手練り 30 秒，1 次石膏の厚みは 1 センチが目安です[3,6]．

3. どこで誤差を補正するか共有する

寸法変化から生じる誤差が避けられないものなのか，エラーによるものかを判断し，その誤差をどう補正していくか，チェアサイドとラボサイドで共有すると，調整量は確実に減らすことができます．

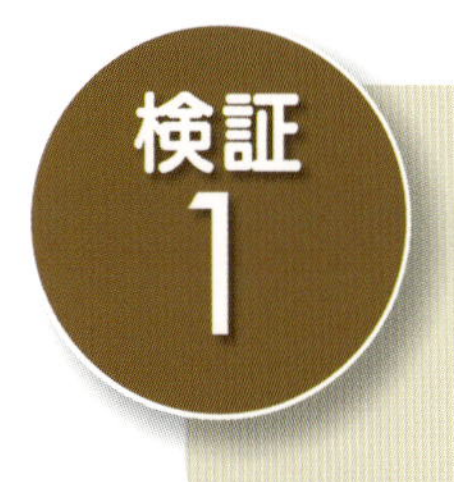

良い？　悪い？ シリコーン印象の比較

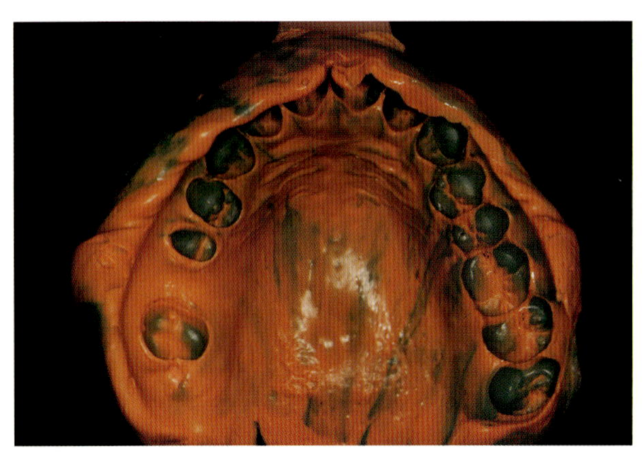

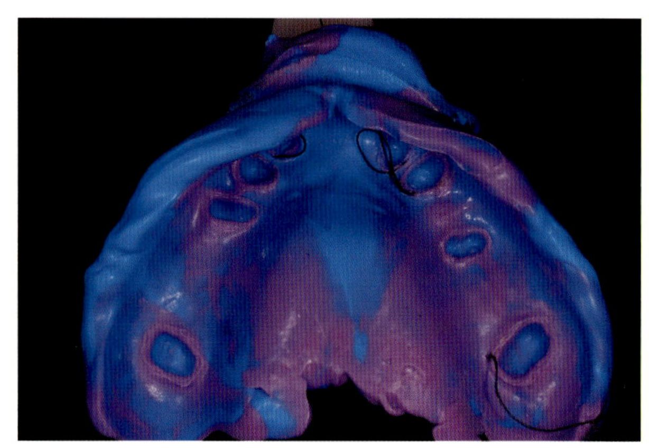

図 1，2　再製作，調整がほとんどない A 歯科医院のシリコーン印象（図 1）と，高い頻度で再製作，調整のでる B 歯科医院のシリコーン印象（図 2）．この両者の違いを見て，問題点を抽出できるでしょうか？

図 1 は再製作，調整がほとんどない A 歯科医院のシリコーン印象です．**図 2** は高い頻度で再製作，調整が発生する B 歯科医院のシリコーン印象です．この両者を見て，何が違うのか問題点を抽出できるでしょうか？　正直写真だけではわからない……，**シリコーン印象は問題点がわかりにくいのが問題点だともいえます．**

B 歯科医院のケースは「再製作をなくしたい」という依頼で，筆者が実際に現場で見てきたものです．ラボサイドでは個人トレーを 3 つ用意してくれました（**図 3**）．何を検証していったのか，一緒に見てみましょう．

①個人トレー：印象直前の接着剤塗布，ムラのある塗り方で，本来の接着効果は得られない可能性がありました（**図 4**）．

②印象挿入タイミング：図 1，2 で比較すると，A 歯科医院と B 歯科医院ではインジェクションの流れ方が違います．これはタイミングで変わります（**図 5，6**）．

③固定方法と撤去タイミング：口腔内での固定が不安定でした．また硬化してすぐに口腔内から撤去していたのも気になりました．

印象２回目からは①②③を考慮して印象採得を行いました（**図7，8**）．この後ラボサイドでは，メタルフレームの試適を行いながら最終補綴の完成に至っています．

一つひとつの作業のばらつきが，印象の寸法変化を引き起こしていると考えられますが，一つひとつの問題点を抽出することでエラーを改善していくことは可能です．技術要因の改善は時間がかかりますが，器具や材料はすぐに変更ができます．主な項目をチェックリストにしているので参考にしてください（**表 1**）．

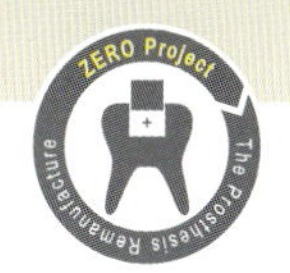

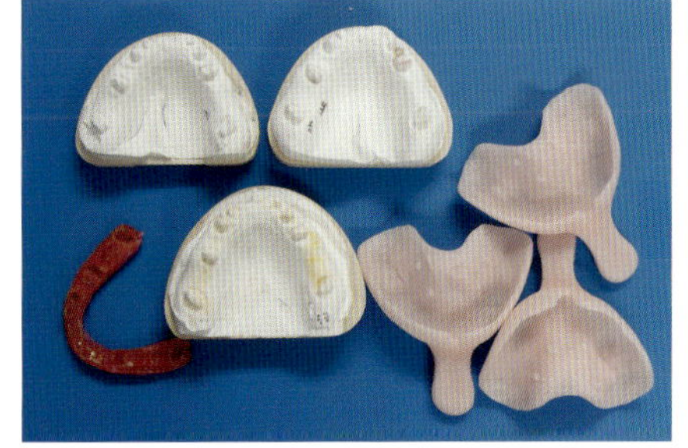
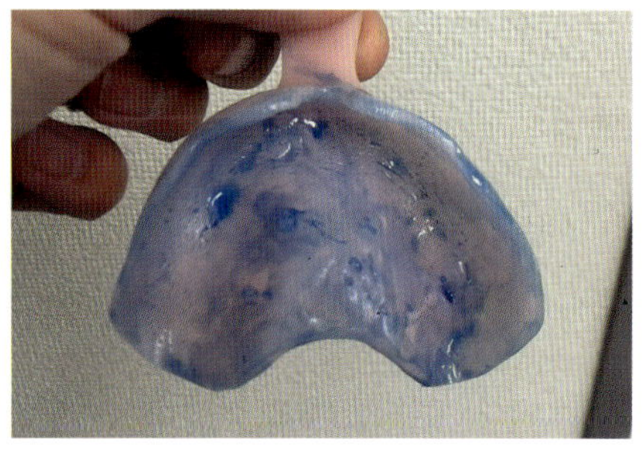

図3　ラボサイドでは個人トレーを３つ用意した

図4　印象直前の接着剤塗布，ムラのある塗り方は，本来の接着効果を得られない可能性があります

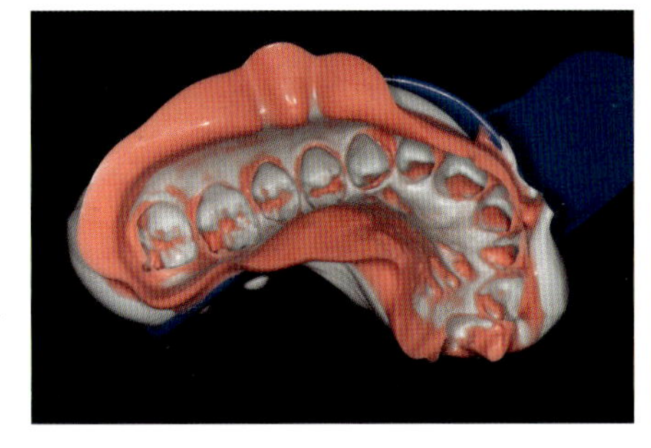
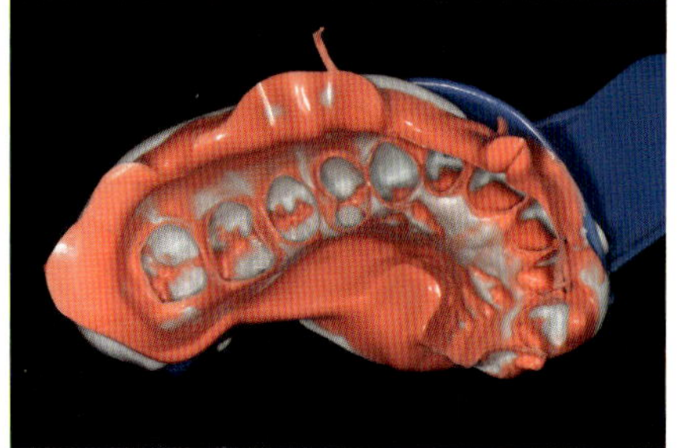

図5, 6　簡易実験として，レギュラーとインジェクションの流すタイミングを変えたものです．インジェクションの細部への留まり方が違うのがわかります

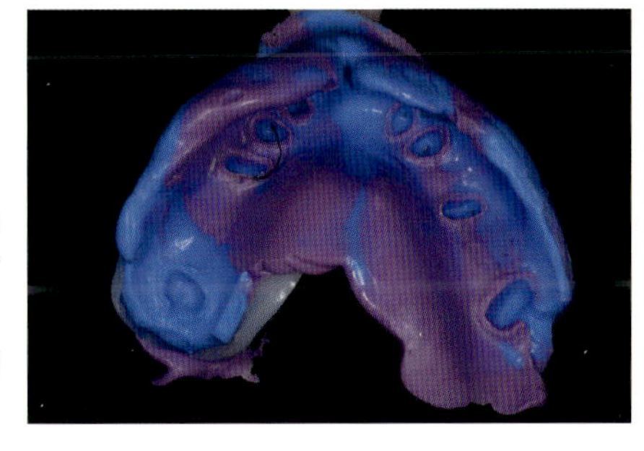
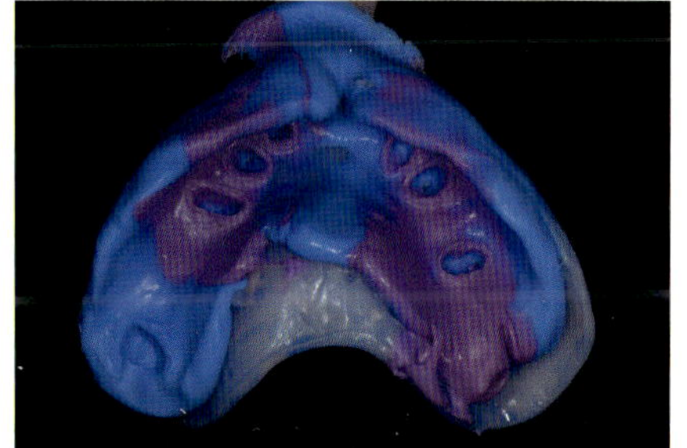

図7, 8　２回目（図7）と3回目（図8）の印象．固定の仕方や挿入・撤去タイミングを変えて，前歯部を中心に印象採得をしました．１回目（図２）と印象の雰囲気が変わってきました

シリコーン印象の主なチェック項目（個人トレー，レギュラー＆インジェクション連合印象の場合）	
前処置	□ 歯肉溝の出血がなく，マージンが明示されている □ 残存歯のアンダーカットを埋めている
個人トレー	□ 製作してすぐに使用していない（永久ひずみがない） □ 手で歪まない強度を持ちつつ，口腔内で邪魔にならない大きさ □ 均一な印象材スペースとストッパー，フィンガーレストの付与
接着剤	□ 内面から辺縁にかけてむらなく均一に塗布している □ 塗布してすぐに印象していない（適切な接着効果を有している）
シリコーン印象操作	□ 硬化阻害を起こすグローブを使用していない □ 気泡やムラがなく，均一な量で練和している
印象挿入タイミング	□ レギュラーとインジェクションのタイミングがとれている □ 初期硬化が起きていない
固定方法	□ トレーの安定する位置で，一定の力で固定している □ 固定中に患者が動いたり嚥下したりせず，じっとしている
印象撤去タイミング	□ 確実に印象材が硬化してから撤去している □ こじるように撤去していない

表1　シリコーン印象の主なチェック項目．これのどれに該当するかは，実際に現場を見ないとわかりません．これ以外にも，作業環境や材料，器具の管理といった基本要因もあります[12]

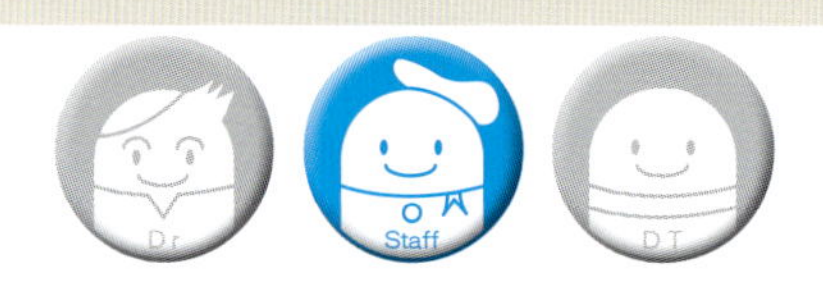

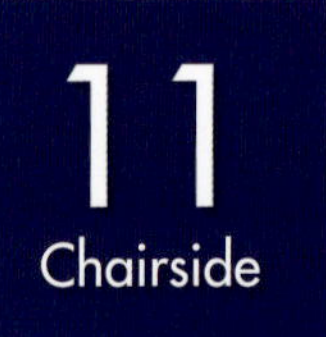

スタッフの考える技工物—自費治療と保険治療，その違いの本質

「すみません，今回の治療の詰め物ですが，保険と自費の違いってなんですか？」
「一番の違いは材料です．保険は金属の材料で，自費は白い材料になります」

患者さんからの質問に対して，説明をするスタッフ．
しばらくこのやりとりを見てみましょう．

「金属って言っても，保険は銀だけど，自費には金もありますよね？」
「えっと，金はより精密な詰め物になります．」

「同じ金属でもそんなに変わりますか？　まぁ，金のほうが高級な感じはするけど」
「まぁ，そうですよね……」

「じゃあ，白い歯はどうなんですか？　セラミックが自費というのは知っているのですが，レジンって言うのですか？　あれは保険も自費もありますよね？」
「そ，そうですね……，やはりこちらも材料の違いとなりまして……」

患者さんのいろいろ知っていそうな質問にあって，スタッフは少し困惑気味です．

「実は前に通っていた歯科医院で自費治療をしたのですが，それが虫歯になっちゃったから，こちらに来たんです．でも，良い材料を使ってもそんなに違いがわからなかったんですよね」

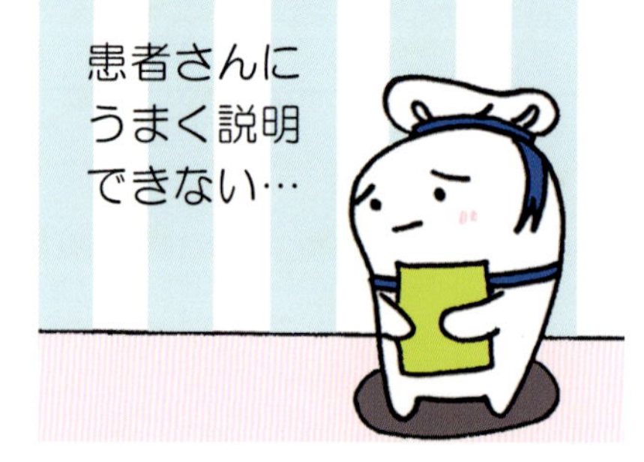

なにか釈然としませんが……
本当の違いってなんでしょう？

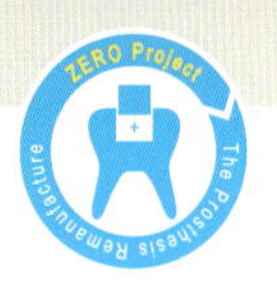

! 考えるポイント

技工物の品質を高める材料以外の要因

「自費治療と保険治療の違い」に関してスタッフに質問すると，多くの場合，「材料の違い」を挙げます．確かに材料の違いはわかりやすく，例えば他の材料に比べセラミックは審美的でプラークの付着が少ないというのはそれに当たるでしょう（**図 1**）．一方で，セラミックは割れやすいというリスクもあります（**図 2**）．

歯科技工物（歯冠補綴装置）の寿命に関連したデータがあります（**表 1**）．これを見ると，保険・自費という区分ではなく，成功失敗の基準，数値もばらつきがあるため一概に比較はできませんが，歯科技工物の種類（材料）による違いが寿命に大きな差をもたらすようにはみえません．ですが，臨床では歯科技工物をセットして 2～3 年でダメになってしまうケースもあれば，20～30 年と生体の一部のように機能しているものもあります．この違いはなんでしょう？

実は，患者さんが求めているのはこの違いではないでしょうか．そしてここに，材料の違い以上に本質的な違いがあるのではないでしょうか．

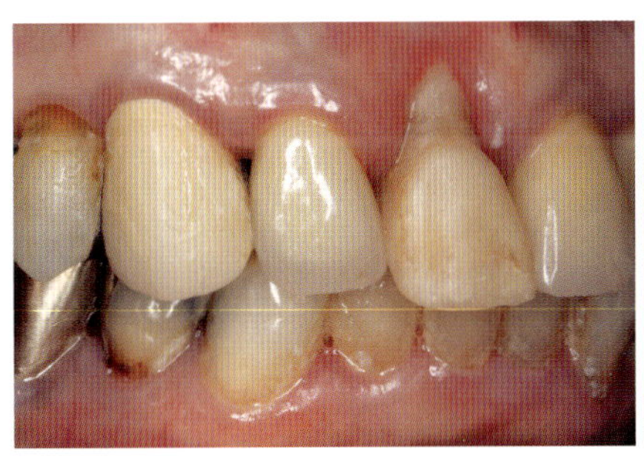

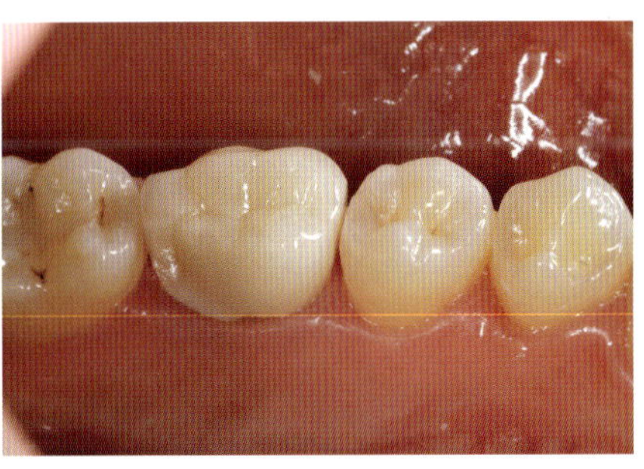

図 1　1| 天然歯＋仮歯（即重レジン），2| セラミック，3| 硬質レジン前装冠，4| 天然歯＋メタルインレー．付着しているプラーク量が，補綴物によって異なっているのが確認できます[12]

図 2　舌側の割れた |6 セラミッククラウン[12]

失敗分析研究にみる歯冠補綴装置の寿命（年）

全部被覆冠	Schwartz et al.(1970)	Walton et al.(1986)	Foster (1990)	森田ら (1995)	黒田ら (1995)
バンド冠				12.7	
全部鋳造冠	10.3	6.1（7.1）	14.1	7.1	9.3
レジン前装冠	6.3	13.9（14.7）	9.4（7.0）		
レジンジャケット冠			2.6	5.9	
陶材焼付鋳造冠		6.5（6.3）	9.9（3.9）	8	17
陶材ジャケット冠		8.2	8.3		
ポストクラウン				5.8	

表 1　歯科技工物の寿命に関するデータ[13]．寿命をどう捉えるかは術者によって異なり，数値にもばらつきはありますが，保険治療で代表的な全部鋳造冠（メタルクラウン）と自費治療で代表的な陶材焼付鋳造冠（メタルセラミックス）を比較すると，あまり大きな差はみられません．でも，臨床では違いがある……それはなにか？（Schwartz らのデータはクラウンと支台歯を合わせた寿命．Walton らの研究データのかっこ内はブリッジの支台歯としての寿命．Foster の研究データはブリッジの支台歯としての寿命．かっこ内はセミプレシャスあるいはノンプレシャスの支台装置のデータ）

臨床での実際

■歯科技工物の製作工程から考える材料以外の違い（図3～8：一般的なメタルインレーの製作工程．左上が自費における筆者の製作ポイント）

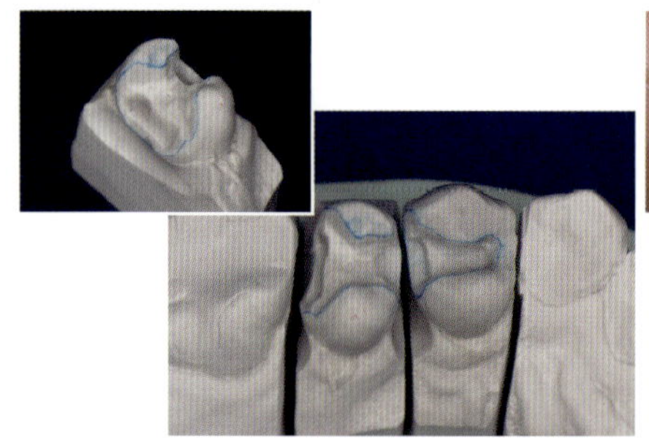

図3　チェアサイドから送られてきた石膏模型を作業模型にします

左上：さまざまな角度から支台歯のアンダーカットをチェック修正し，模型を傷つけないよう作業していきます

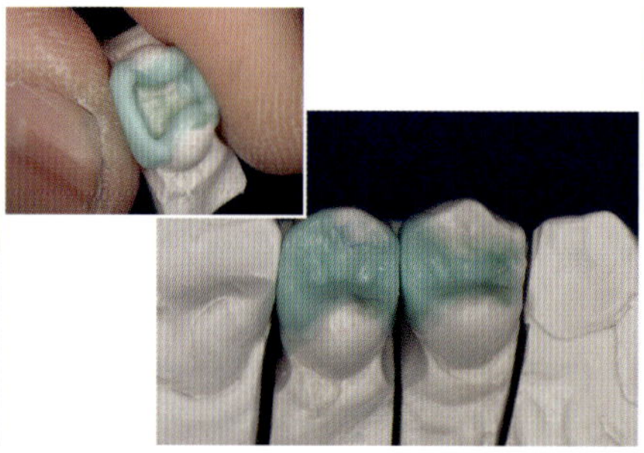

図4　その患者さんに合わせた歯冠外形を専用ワックスで形成します

左上：ワックスは熱や力で簡単に変形するため，指で軽く圧接しながら，少量ずつ盛り上げていきます．応力コントロールがカギ

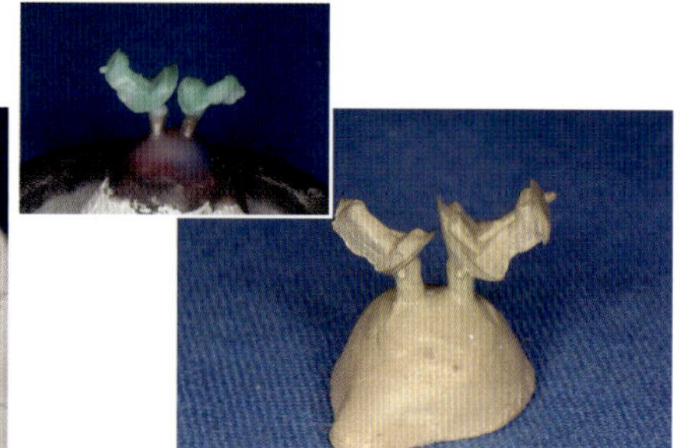

図5　ワックスを金属に置き換える，埋没・鋳造という作業をします

左上：模型から外したワックスパターン．適合ではインレーかクラウンか，前歯か臼歯かなどによって作業を微調整します

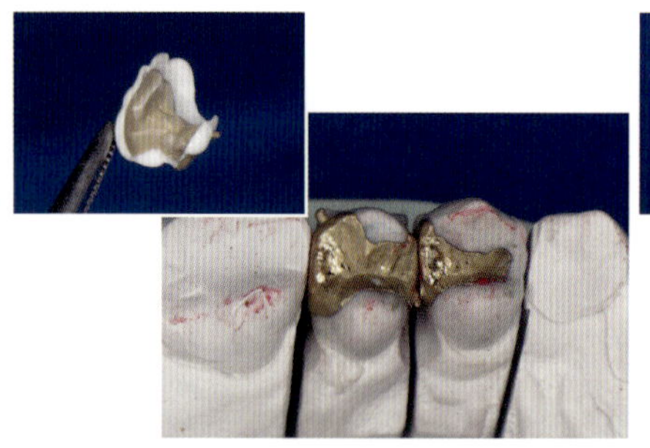

図6　鋳造した金属を模型に戻して適合をチェックします

左上：鋳造体の内面を調整し，適合試験材でその適合を確認しています．硬い金属は石膏を損いやすいため，非常に繊細な作業です

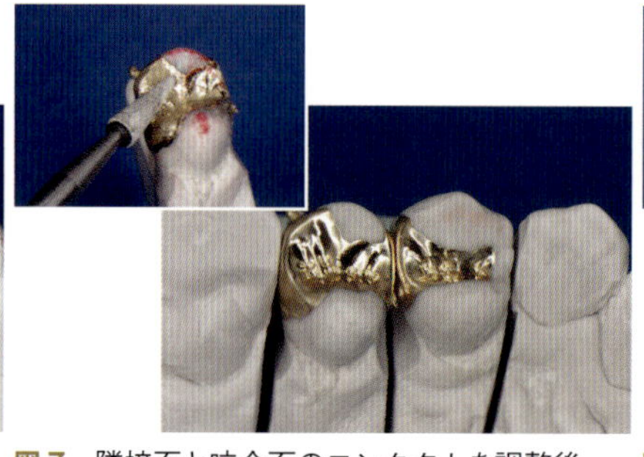

図7　隣接面と咬合面のコンタクトを調整後，研磨して仕上げます

左上：口腔内で調整の少ないコンタクトのために複数の咬合紙を使い，過不足のないマージンのため顕微鏡を使いながら仕上げます

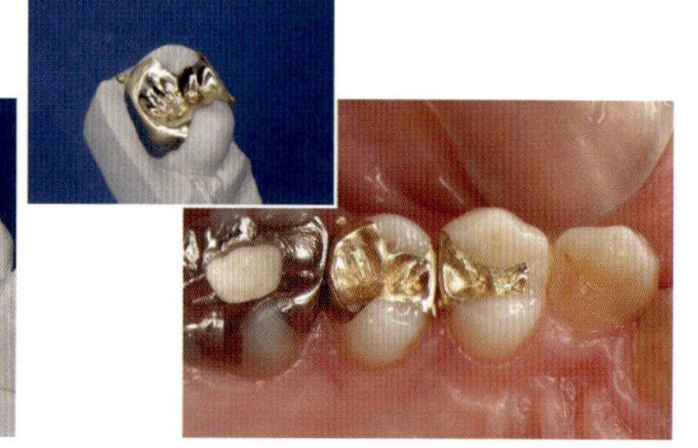

図8　口腔内チェック．問題がなければセットします

左上：精度の高い歯科技工物であれば，模型と口腔内の状態がほぼ一致し，調整もほとんどなく，予後も良好となります

チェアサイドのスタッフが知っているようで知らないものに，歯科技工物の作り方があります．ここでは自費でも保険でも基本的な作り方は変わらないメタルインレーの製作工程を挙げました（**図3～8**）．ただ，同じような作り方でも“違い”はでてきます．なぜなら，一つひとつの工程にかけられる技術と時間，コストが大きく違うからです．

各工程の左上の写真は筆者なりの“違い”です．筆者は歯科技工物の自費治療と保険治療に関して，材料以外の違いをスタッフや患者さんにも伝えられるようにしています．

服でも料理でも，作り手がどのような思いで，どのように関わっているかを知ると，見る視点が変わります．歯科技工物の製作工程を知ることで，スタッフの関わる印象や石膏注ぎの作業も変わり，患者さんへの説明も変わります．これは歯科技工物に対する意識の違いにつながっていきます．

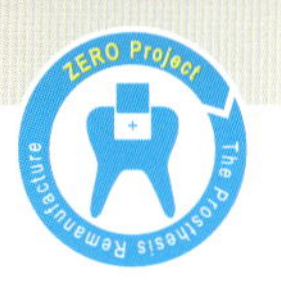

POINT 同じ材料でも品質は違う[資料2)]

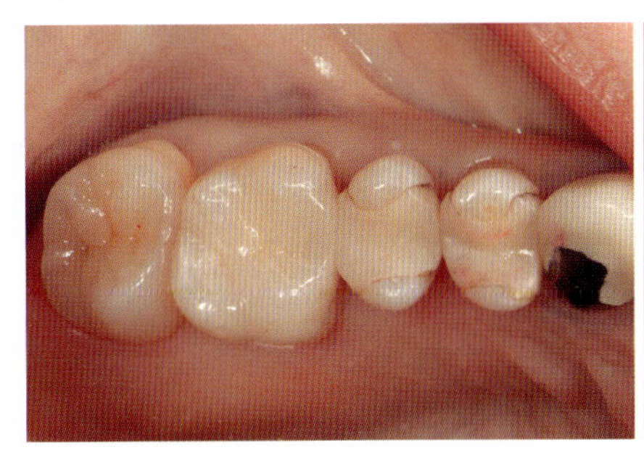

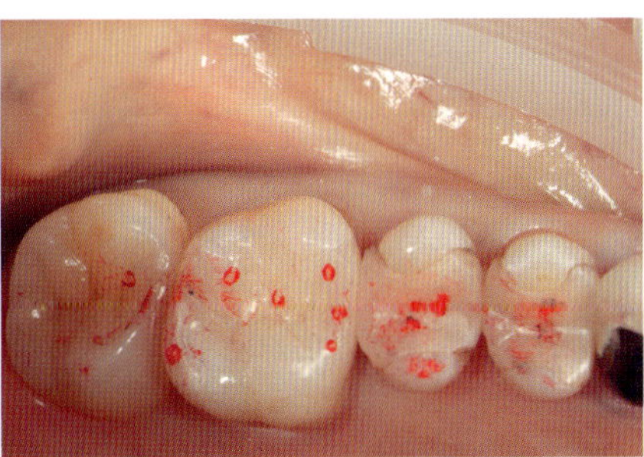

図9　6┘にセラミックインレーをセット．前医の処置で 45┘にもセラミックインレーがセットされています

図10　咬合接触点の確認．同じセラミックインレーでも，適合や咬合に違いがあるのがわかります．この違いは歯科技工物の品質や寿命にも関わってきます

例えば，同じ自費治療で同じセラミックスの材料を使用していても，術者によって違いがあります．これは技術・時間・コストの違いというよりは，どのような治療をしたいか，という意識の違いです（**図9，10**）．

意識の高い歯科技工士は，歯科技工物を"人工臓器"と捉えています．歯は人の生活，健康寿命に大きく影響し，当然ながら歯科技工物の品質や寿命もそこに大きく関係しているからです．

だからこそ，筆者は自費治療は材料の違い以上の価値を提供したい，と考えています．自費治療だからこそ，技術・時間・コストをかけることができ，そこで高めた手技手法は結果的に自費治療と保険治療という区分を超えて，医療の質を高めることにつながるからです．歯科技工物の自費治療と保険治療の違いを考えるというのは，より高い意識を持つための一つのきっかけになるのではないでしょうか．

！まとめ

1．自費治療と保険治療の違いを考える

歯科技工物の自費治療と保険治療の違いは一般的には材料になりますが，それ以外にも，いろいろ違いがあるはずです．その違いをスタッフみんなで考えることに意義があります．

2．歯科技工物の製作工程を知る

歯科技工物の製作工程を知ることは，そこに自分がどのように関わり，どのような価値があるのかを知ることにつながり，意識を高めることにつながります．

3．高い意識は患者さんにも伝わる

高い意識を持つことで医院全体に生まれる違いは患者さんにも伝わり，技工物を大切にしてくれるだけでなく，患者さんとの長期的な信頼関係にもつながります．

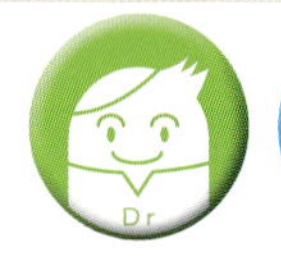

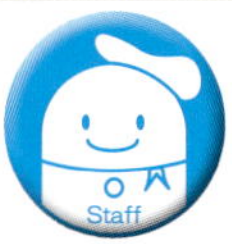

12
Laboside

1歯補綴から考える—意図した歯科技工物とは？

「え？　先輩のところはクラウンの調整がほとんどないんですか？」
「そうだね，シリコーンポイントで少し整えるくらいだよ」
今度，開業予定の後輩先生が先輩の歯科医院を見学したときの会話です．

「羨ましいなぁ．うちはカーボランダムで削って，そのあとシリコーンポイントで研磨して．咬合面がなくなることもあるし……やっぱり歯科技工士の腕かなぁ」
「うーん，確かに歯科技工士さんの技術はあると思うけど」

先輩はこれまでのチェアサイドとラボサイドのやりとりを話しました．
印象のこと，バイトのこと，お互いに症例に関してフィードバックしてきたこと．
当たり前の作業のなかにエラーの盲点があって，その一つひとつを改善していったことで再製作や調整が減ったこと．

「最近はこっちも形成や印象でダメ出しされることもあって」
以前のいつもダメ出ししていた自分を思い出しつつ，先輩先生は笑いました．

「でも，臨床のなかでそんなことやっている暇なんてなくないですか？」
「最初はね．でも体制ができたらこっちのほうが全然楽だよ」

「うーん，そんなもんですかねぇ……」
歯科技工物は調整するのが当たり前と思っている
後輩先生には，なかなか呑み込めないようです．

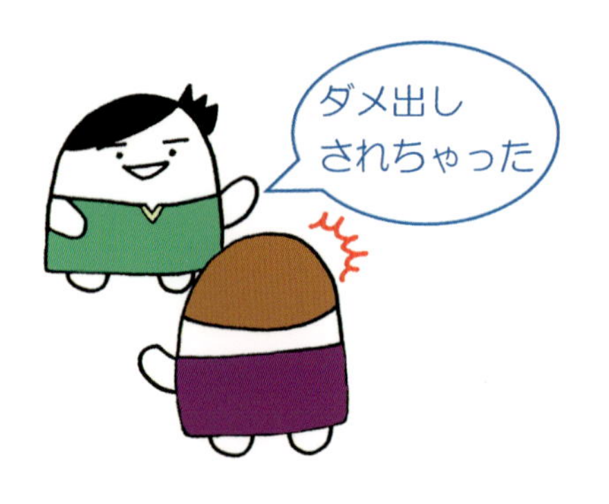

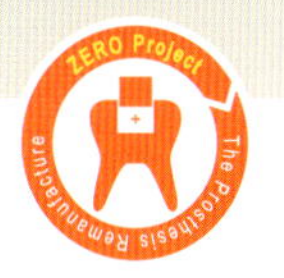

❗考えるポイント

臨床に求められる技術と歯科技工物の関係性

適合よし，咬合よし，審美よし．良質な歯科技工物は患者さんにとっても，医院にとっても，とてもよいものです．では歯科技工物の品質はどこで決まってくるのでしょうか？一つは歯科技工士の技術と経験です．歯科技工士の技術と経験によってエラーの出方は変わります（**図 1，2**）．

技工物の調整量に関していうと，作業模型の咬頭嵌合位の時点で，すでに口腔内より高くなり，普通に製作すると高い技工物ができるといわれています（**図 3**）．ただ，ある一定以上の技術と経験を重ねていくと，調整の少ない歯科技工物を製作することは可能です．そのためにはチェアサイドでもある一定の技術と経験が必要になるのですが，この感覚を共有できると，症例によっては調整が出ることも予測ができるようになり，患者さんのアポイントの取り方も変わりますし，必要以上にイライラすることも少なくなります．

つまり，**調整が出ることも踏まえて，自分たちの考えているものが作れる．これが筆者の目指している“意図した歯科技工物”です．**

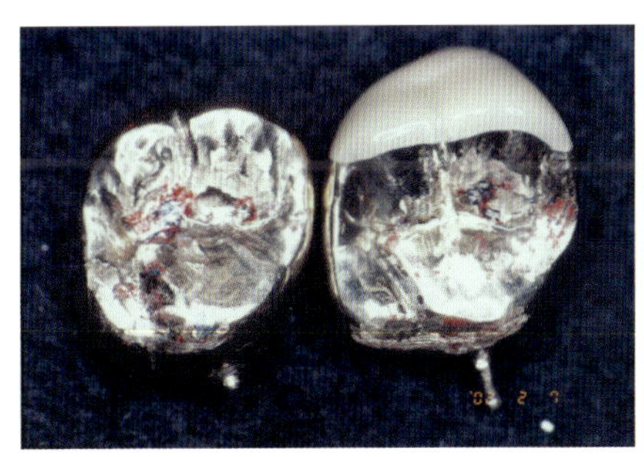

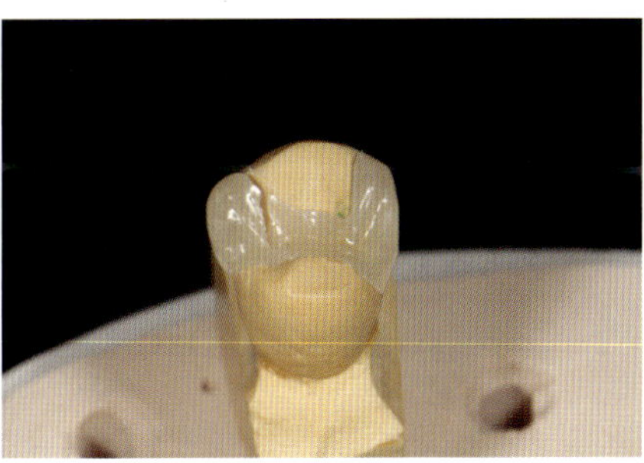

図 1　調整の多かったクラウン．実は筆者が初めて臨床で製作したもので，今の自分から見ると，当時の技術不足が痛いほどわかります

図 2　割れたセラミックインレー．担当歯科医師のオーダーによりタイトな適合を求めた結果，口腔内試適時に割れました．しかし，セラミックの許容範囲を経験することができました

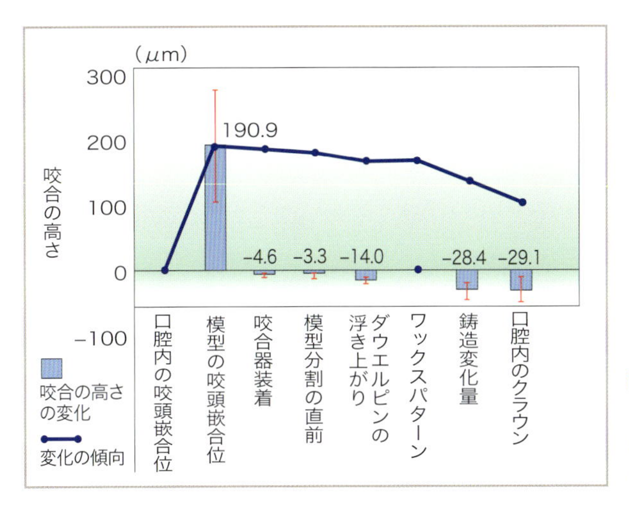

図 3　歯科技工作業における咬合の高さの変化．模型の咬頭嵌合位の時点で，口腔内より 200 μm 近く高くなり，さまざまな要因で咬合の高さが変わっているのがわかります．臨床では 30 μm 以下に調整する必要があるといわれています[14]

臨床での実際

■チェアサイドとラボサイドの工程から見る意図した歯科技工物[5)]

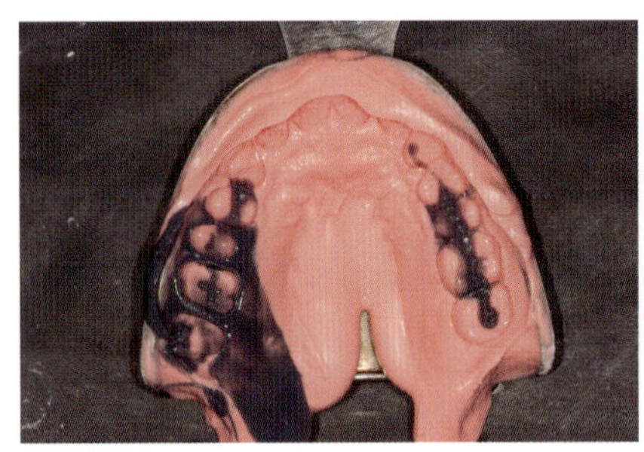

図4　寒天アルジネート印象．これまでに紹介してきたような，適切な扱い方で印象採得された後は，湿箱で管理されることで印象精度が確保されています

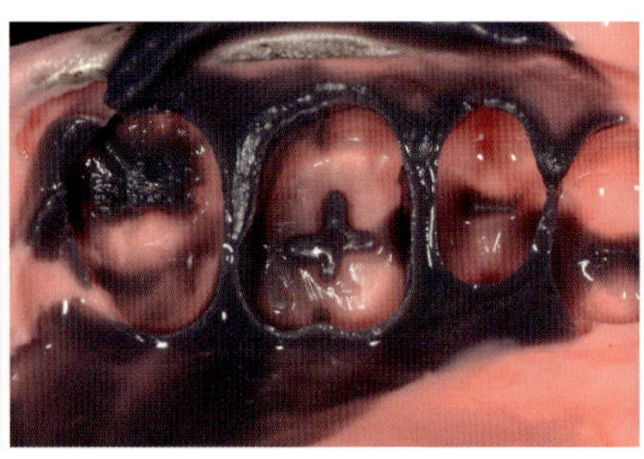

図5　一部トレーが露出しているのは気になりますが，支台歯マージンはきちんと採れ，歯列にも影響はないと判断．マージンが採れていない場合は，この段階で再印象します

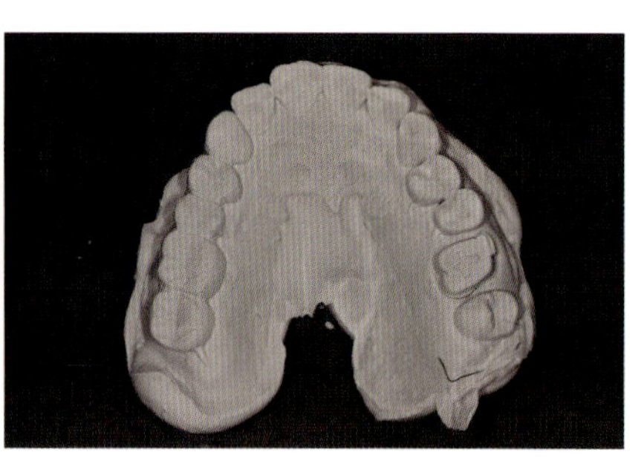

図6　余剰水分を除去し，作業模型を作るために必要な厚みが確保されるように石膏が注がれています

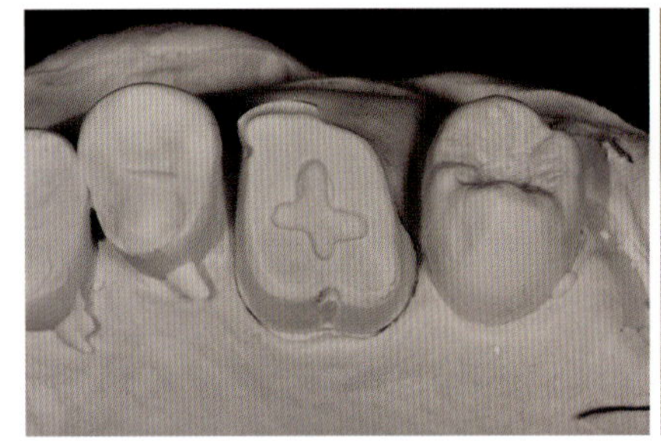

図7　整ったマージンラインでアンダーカットがなく，テーパーやクリアランスが適切に付与されている支台歯形成．ここで適合精度が決まってきます

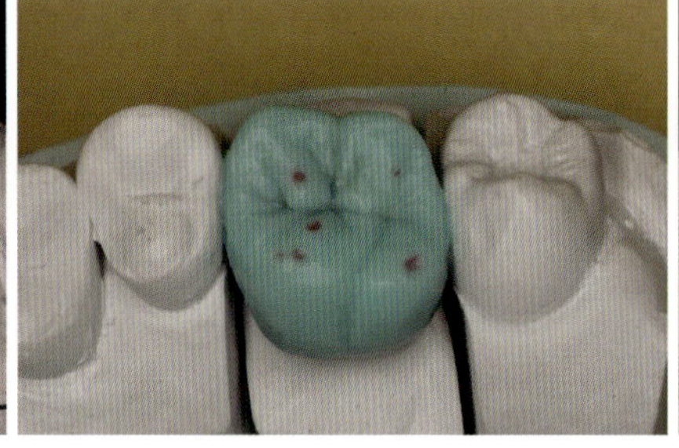

図8　ここから歯科技工士の模型製作とワックスアップの作業．ワックス咬合面にある赤のポイントは咬合接触点です．この作業の前提にはシリコーンバイトを活用した正確なマウントが求められます

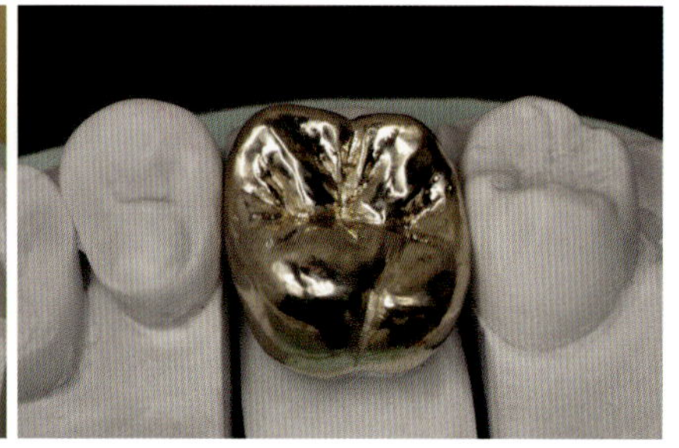

図9　メタルに置き換わり，研磨したクラウンです．脆い石膏模型を傷つけずに，ワックスアップで付与した咬合接触点を落とさずに研磨します

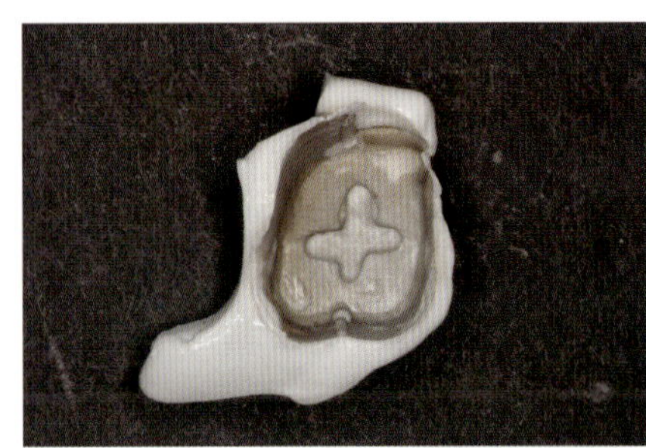

図10　完成したクラウンを口腔内試適，内面の適合検査をした状態．適切な咬合接触点を得るためには，クラウン内面の適合が得られていることが前提です

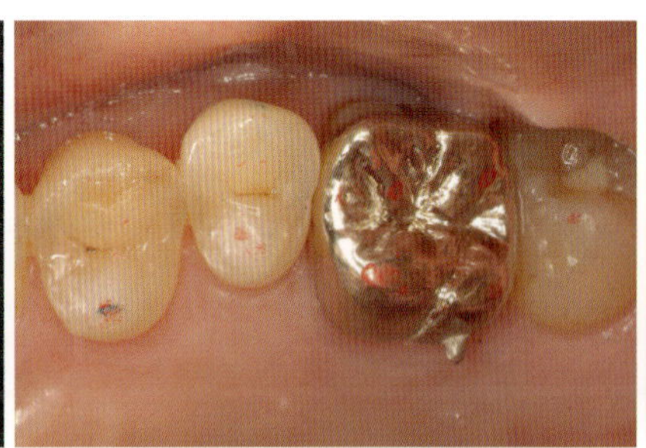

図11　内面と隣接の適合を確認した上で咬合チェック．図8で付与した赤の咬合接触点が再現されているのがわかります．隣在歯と比べてやや強く当たっているために少し調整は必要ですが，おおよそ想定内です

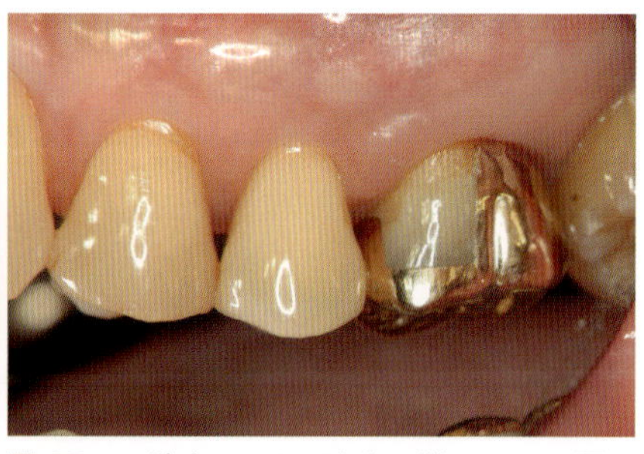

図12　口腔内セット．適合の難しい7/8冠の頬側マージンも歯質とギャップがなく適合しているのがわかります．1歯補綴であっても，チェアサイドとラボサイドで多くの要因が関わっているのがわかります

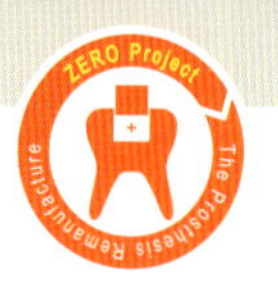

POINT 咬合接触点を記録

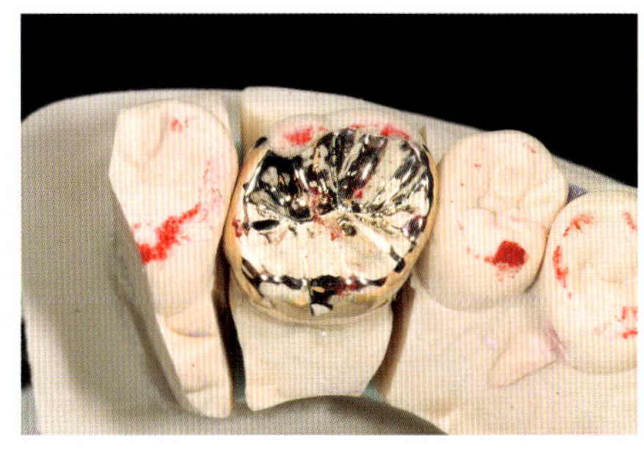

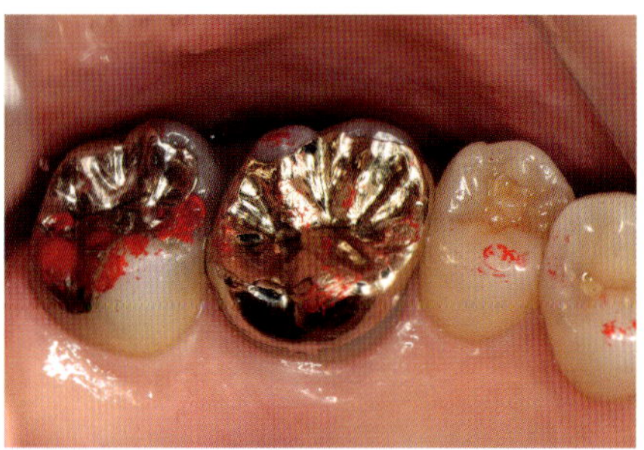

図 13　模型上のクラウンの咬合接触点．隣在歯よりも当たりは弱くしています

図 14　口腔内で咬合調整後の咬合接触点．模型よりもクラウンの当たりが強かったのがわかります[資料3)]

図4～12を見てわかるように，意図した歯科技工物のためにはラボサイドの技術だけでなく，チェアサイドの形成や印象，咬合採得などの技術が必要なのがわかります．

では，どこまで意図することができるのでしょうか？　例えば，ラボサイドとチェアサイドで咬合接触点を記録しておくと，実際の誤差を確認することができます(**図 13, 14**)．この誤差を完全になくすことも意図ですし，少し調整しても確実な咬合を与えていくというのも意図です．

大切なのは，**技術と経験と合わせて，なぜそうした意図を持っているのか？　それを達成することにどんな意味があるのか？**　という点です．この本質的なところをチームで共有することが，技術を高める意義となり，経験を積み重ねる土台となります．“意図した歯科技工物”は一つの結果です．

！まとめ

1. ラボサイドの技術

意図した歯科技工物を作るためには，チェアサイドで行われる形成や印象，咬合採得を理解していることが望ましく，適宜チェアサイドからのフィードバックが必要です．

2. チェアサイドの技術

意図した技工物を作るためには，ラボサイドの作業工程を踏まえた形成，印象，咬合採得が求められ，実際の歯科技工物の評価をラボサイドに伝えていきます．

3. そもそもの意図を共有する

そもそも，なぜ意図した歯科技工物を作りたいのか？　これをチェアサイドとラボサイドで共有することが技術と経験の裏打ちとなって，“意図した歯科技工物”になっていきます．

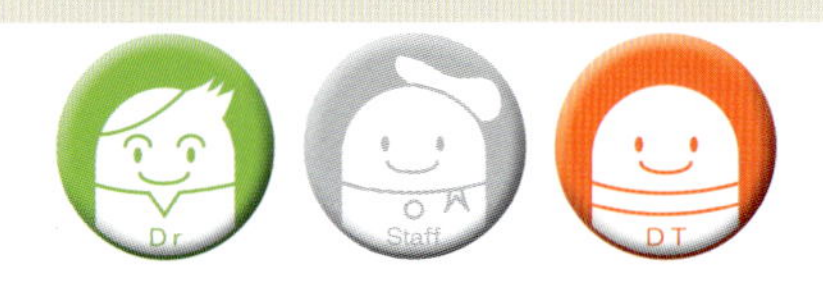
Dr
Staff
DT

13
Chairside

咬合調整の2つのエピソード……—患者さんに必要なのは??

「今日はかぶせ物のセットですね．お口開けて，はいカチカチ咬んで……」
先生はクラウンを試適してすぐに咬合調整を始めました．
カーボランダムで一気に削ります．早い！
「少し高い感じがしますか？　2～3日で慣れるので大丈夫ですよ！」

以前はこうした治療で患者さんからは治療が早く終わると感謝されていましたが，ラボサイドとの連携が進むにつれ，精度に対して見る視点が変わってきました．

「今日はかぶせ物のセットですね．お口開けて，少しチェックしていきますね……」
先生はクラウンを試適すると探針で丁寧にマージンチェック．
クラウン内面と支台歯のフィットチェックもルーティンワークです．

次に咬合紙をカチカチ咬んでもらい，咬合チェック．
歯科技工士が付与した咬合接触点をなくさないよう丁寧に削合，患者さんの姿勢も考慮して何度も咬合紙を咬んでもらいチェックしていきました．

以前よりも咬合調整は少なく，確実に精度の高いクラウンがセットされましたが……
患者さんには疲れた表情がありありとうかがえます．

患者さんにとってどちらが良いのだろう？

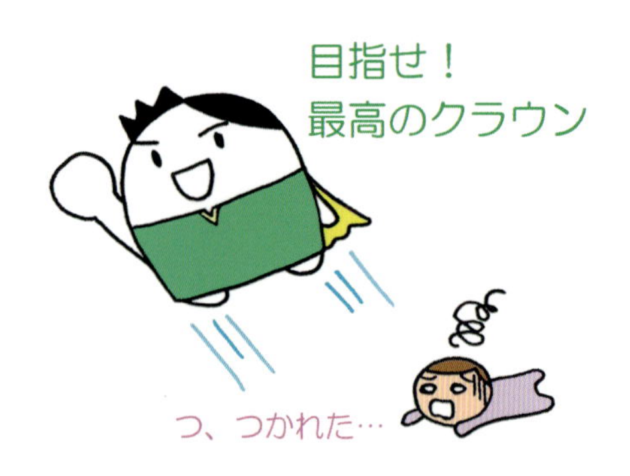
目指せ！
最高のクラウン
つ、つかれた…

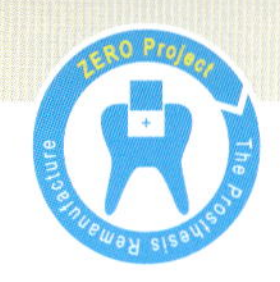

❗考えるポイント

咬合調整を減らす臨床テクニック

意図した歯科技工物を目指すと咬合調整量は少なくなりますが，ゼロにはなりにくいものです．ベテラン歯科医師と歯科技工士では，経験則に基づいた「咬合器上で咬合紙 1 枚抜けるようにするとちょうど良い」というやりとりも可能だと思いますが，複数の取引先や，多数のスタッフを抱えるラボではちょっと難しい．チェアサイドでも試適を増やしたり，精度の高い仮歯を作る時間やコストを踏まえると，口腔内の咬合調整で確実に仕上げる，というのも一つの考え方だと思います．

実際，同じ歯科医師と歯科技工士で，同じように作業をしても，**咬合調整が出るときと出ないとき，部分的に強く当たるところと当たらないところなど，臨床において 100%同じになるわけではありません**（**図 1〜3**）．歯牙は部位によっても，咬みしめ度合いによっても咬合接触状態が変わる，というのも一つの理由でしょう（**図 4**）．ただ，**そのなかで少しでも咬合調整量を減らす工夫はできます**．いくつか症例をみていきましょう．

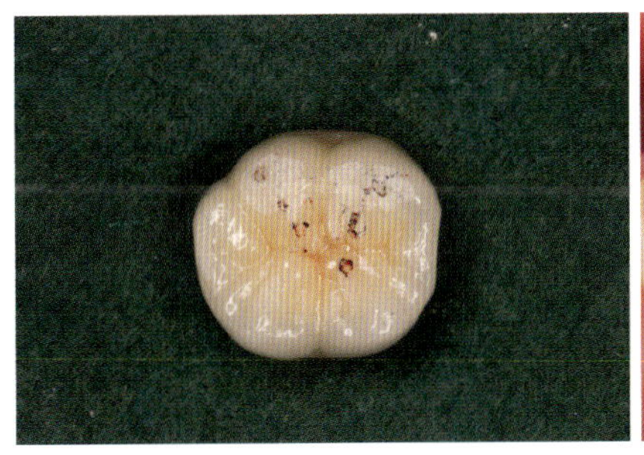

図 1　6 メタルセラミックス．模型上では ABC コンタクトを付与しましたが，口腔内では頬側咬頭を中心に調整が出ました[資料 4)]

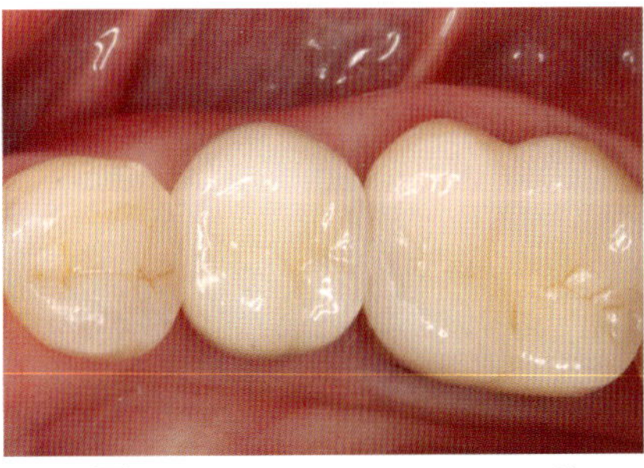

図 2　5 のメタルセラミックス．セット後で咬合紙の印記はありませんが，調整なくセットできたケースです[資料 4)]

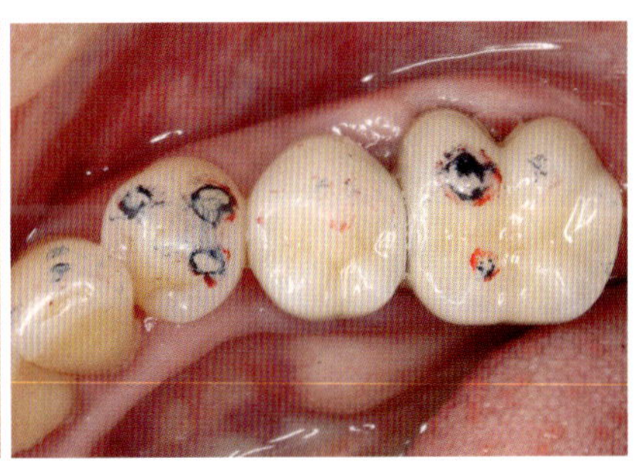

図 3　65 のメタルセラミックス．試適時では 6 頬側咬頭に当たりが強く出て，5 はギリギリの接触でした[資料 4)]

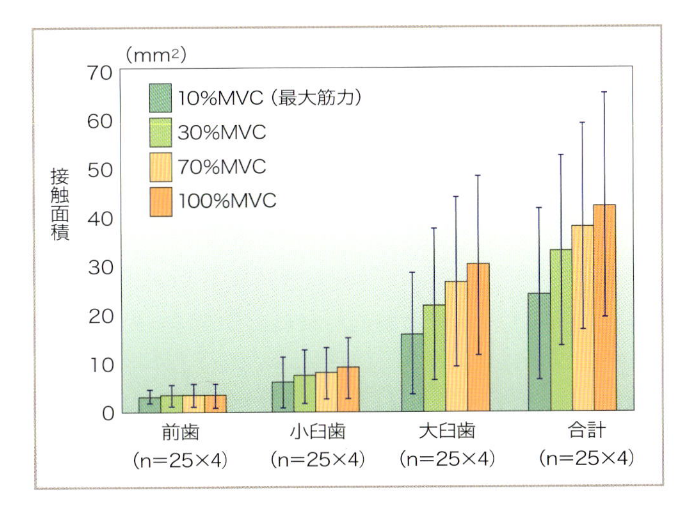

図 4　歯牙部位別にみた咬みしめによる咬合接触面積の変化．部位によっても力によっても，歯牙の変位量は変わり，接触面積が異なるのがわかります．この変化は模型では再現されず，歯科技工作業のみで補綴物に再現することは困難です[15)]

臨床での実際

ケース1 咬みしめ時のバイトを意識的に採得する

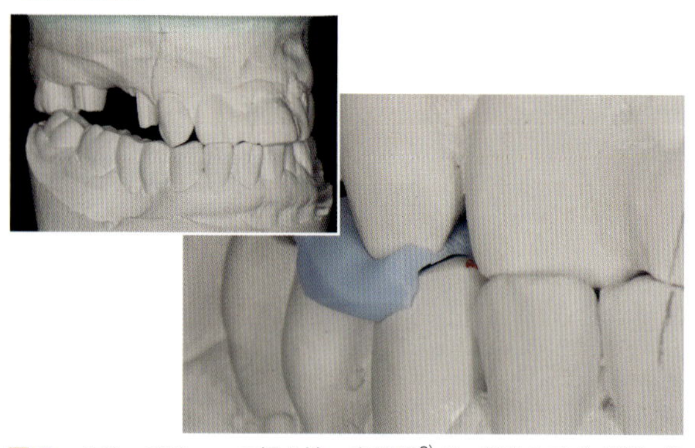

図5 150〜380 μmの幅を持つ歯根膜[3]は，部位や咬合状態，歯周組織の状態でも変わります．このケースは，重度歯周病かつ 2| と 2| が反対咬合です．シリコーンバイトを咬ませると隙間がある，つまり，印象採得時と咬合採得時で歯牙の位置関係が違うことがわかります

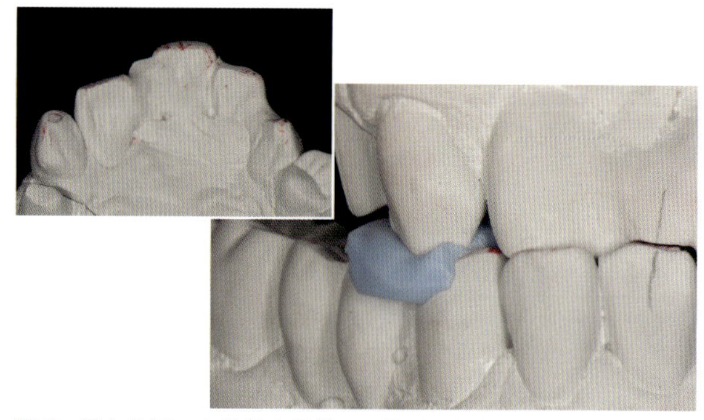

図6 残存歯牙の変位量を見越して模型を削合，シリコーンバイトの隙間がなくなるよう調整しました．これにより，口腔内での調整量は確実に減ります．この作業を正確に行うには，咬みしめ時のバイトを意識して採得することが有効です

ケース2 仮歯を利用して顎位を保持したままバイトを記録する

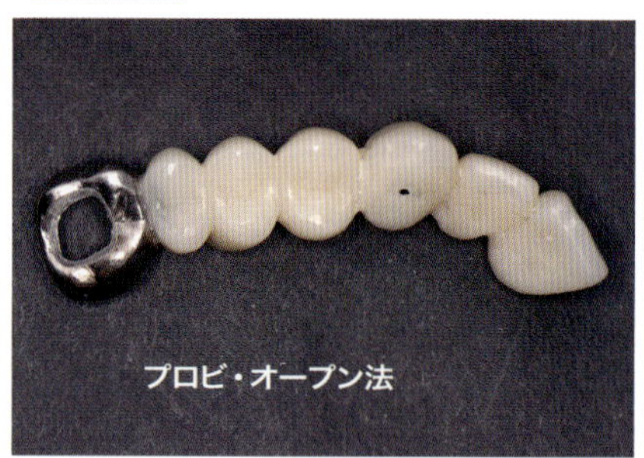

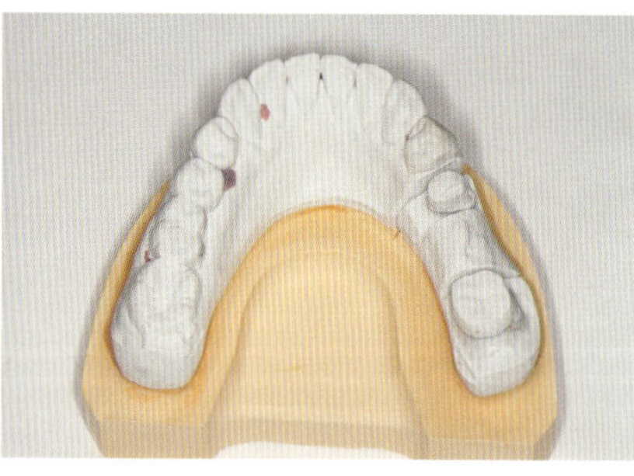

図7 最後臼歯を含むブリッジなど，顎位がずれやすい場合に有効なテクニックとしてプロビ・オープン法があります[16]

図8 765| のブリッジで，図7のテクニックを活用します．仮歯（プロビジョナル・レストレーションなど）で顎位が決まっていることが前提です

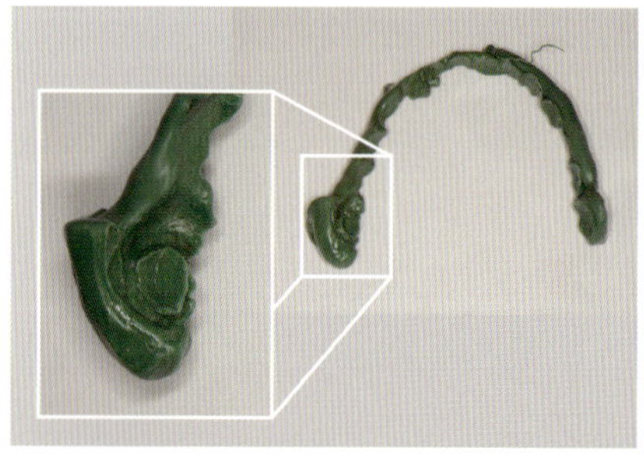

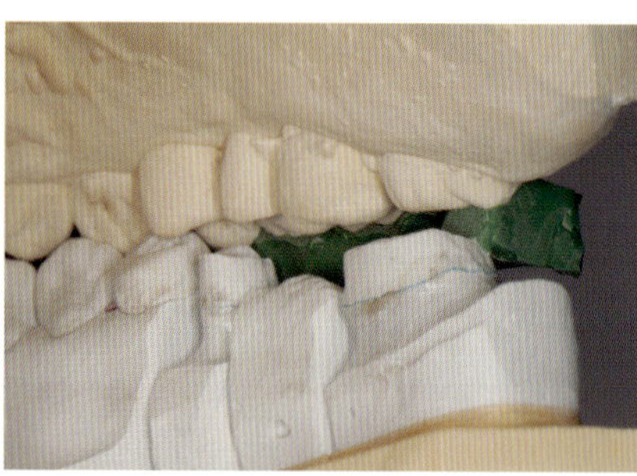

図9 口腔内にある仮歯の最後臼歯頬側の一部をくりぬき，患者さんには咬合させた状態で，くりぬき部にシリコーンバイト材を流し込みます

図10 ラボサイドでバイトを介在させてマウントしている状態の後方面観．これにより現在の仮歯の顎位を再現することができます

ケース3 試適時のメタルフレームを活用してリマウントする

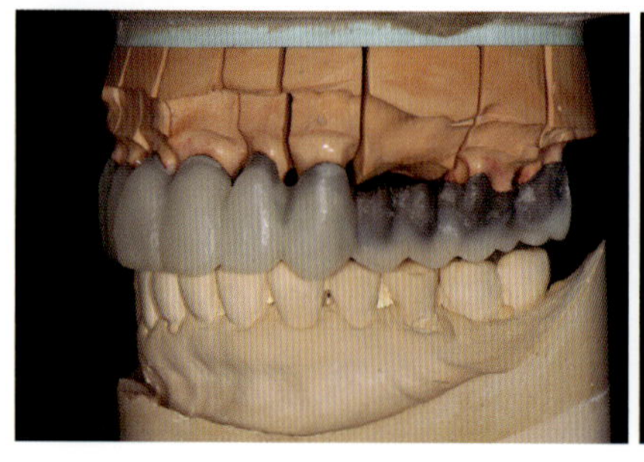

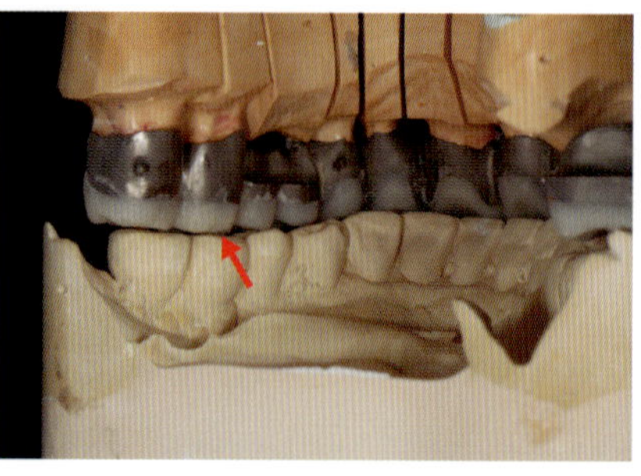

図11 ロングスパンブリッジなど，フレーム試適をする際に，形態や咬合チェックも合わせて行えるように即重レジンを築盛しておきます

図12 口腔内で咬合調整をしたフレームを模型に戻した状態．矢印にある隙間をなくすようにリマウントすると，最終補綴物の調整が少なくなります

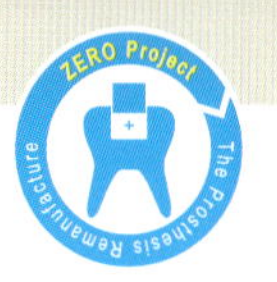

POINT クラウン内面調整，咬合調整時の姿勢

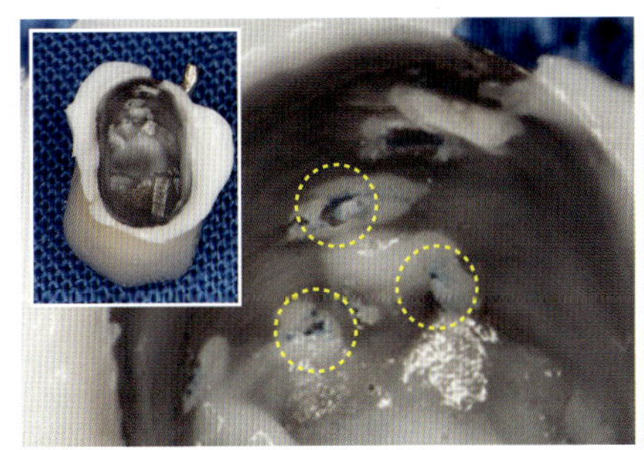

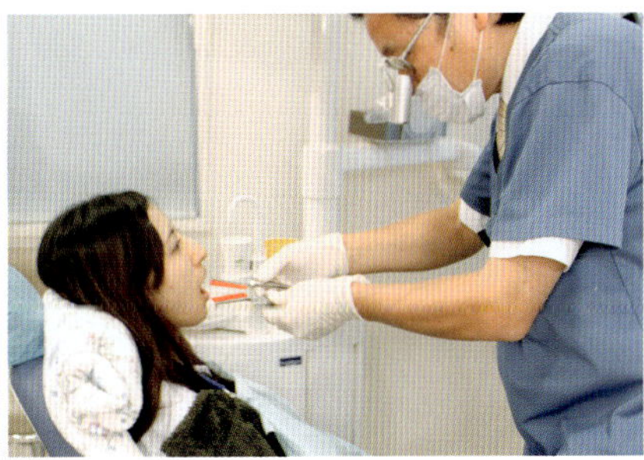

図 13　クラウン内面のフィットチェックをすると，わずかな干渉を見つけることができました（◌部）．ここを調整するだけで咬合調整量が変わります

図 14　咬合採得時の顎位とに，咬合調整時の顎位も調整に影響します[2)]

仮歯の精度が出ているというのは大前提ですが，その上で日常における咬合採得を正確に行う，ラボサイドと連携をとることは，咬合調整量を少なくすることにつながります．また，咬合調整に入る前にクラウン内面調整や咬合調整の姿勢なども，咬合調整量に影響してきます（**図 13，14**）．

精度の高いクラウンのためにはチェアタイムが一定以上必要になるのも事実です．大切なのは，そのための予約の確保と，患者さんへの事前説明ではないでしょうか．**なぜ適合が大切なのか，なぜ咬合が大切なのか，そうしたことをスタッフも理解し伝えられると，チームアプローチがぐっと高まります．**

ただ，これは咬頭嵌合位での調整量の話です．側方運動に関しては次のトピックで見ていきましょう．

！まとめ

1．咬合調整は出るが，最小限に抑えることはできる

歯科技工における間接法ゆえの咬合調整，生体における変位量ゆえの咬合調整を踏まえ，どこで誤差を埋めていくかをラボサイドと考えることは有効です．

2．口腔内と模型は違う

このあたり前の事実をチェアサイドとラボサイドで共有することは，咬合採得や咬合調整の精度を高めることにつながり，作業をひと工夫することにつながります．

3．咬合調整の意味合いや価値をチームで伝える

咬合調整に関してスタッフも理解すると，患者さんにその意味合いや価値を伝えられるだけでなく，バイトの採り方，仮歯の作りかたも変わってきます．

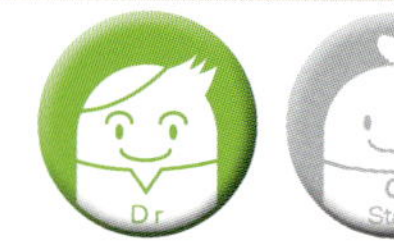

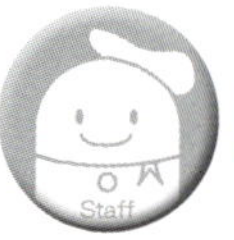

14
Laboside

調整量を減らすために一知っておきたい咬合器のこと

「そういえばラボでは半調節性の咬合器って使っているの？」
歯科医師も補綴で患者満足度が高まるなかで，歯科技工への関心も高まってきました．

「そうですねぇ，使えといわれれば使いますし，使わなくてもいいなら使いません」
「じゃあ，どういうときに使うと有効なの？」
「ちゃんとした咬合を作りたいときですかねぇ……」
「ちゃんとした咬合って？」
「えっと，それは先生の方針というか，どういう治療をしたいかによるので……」
「僕は調整が減ったらうれしいんだけど，それってどうなの？」

普段は寡黙な歯科技工士も，技工の話となるとめっぽう強い．大好き．
朝まで歯科技工士仲間と技工談義ができます．
「もちろん半調節性が有効な場合もありますよ．顆路指導部の形態で分類するとアルコン型とコンダイラー型があって，顆路指導部の構造で分類するとボックス型とスロット型があるんです．トップウォールとリアウォールの関係を見ると……」

こんなに話す人だったっけ？？　話終わらなそうだな……
「そ，そうなんだ，うん，また今度教えてくれる？　うん，ありがとう……」

最終的に伝わったかどうかはわかりませんが，
これもコミュニケーションの積み重ねかもしれませんね．

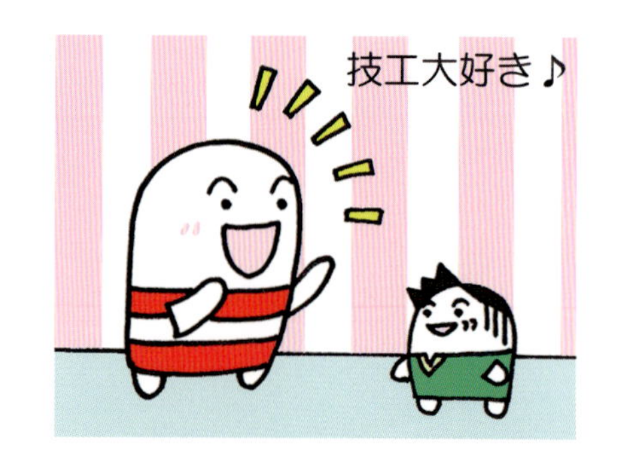

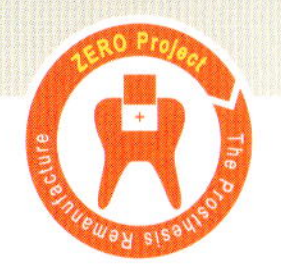

！考えるポイント

半調節性咬合器の役割とクラウンへの影響

咬合調整の要素には内面，咬頭嵌合位，側方運動が挙げられます．内面や咬頭嵌合位に関しては，これまでに印象や咬合採得の関わりをお伝えしてきました．では，側方運動はどうでしょうか？

側方運動の調整に関しては，そもそも患者固有の顎運動を把握しているかどうか，というのがポイントになります．誤った調整は顎関節や生体にダメージを与えることがあるため，単に側方運動で干渉しないように削合すればよいのではありません．

そこで登場するのが患者固有の顎運動を再現する半調節性咬合器（**図 1，2**）．フェイスボウトランスファーで適切な位置にマウントし，左右チェックバイトで顆路調節を行うことで，患者固有の顎関節の状態を再現．その患者さんにあった歯牙形態やガイドを検討し，付与していきます（**図 3，4**）．

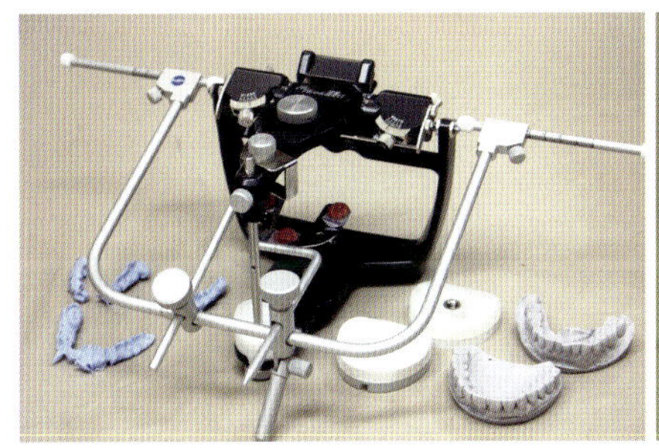

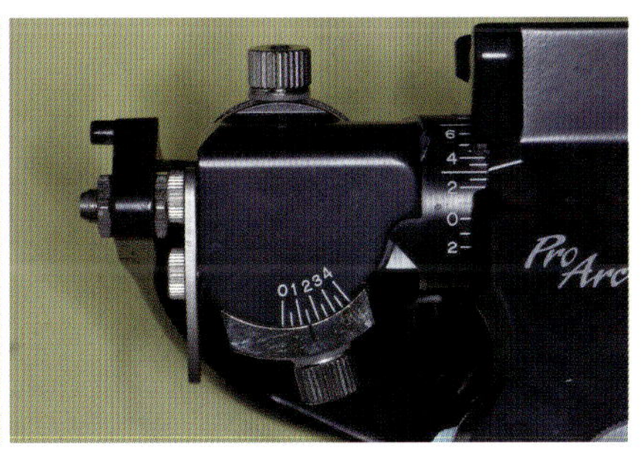

図 1　フェイスボウでマウントする前の半調節性咬合器（プロアーチⅢ型/松風）

図 2　左右チェックバイトを使って，顆路調節を行うことにより患者固有の顎運動を再現していきます

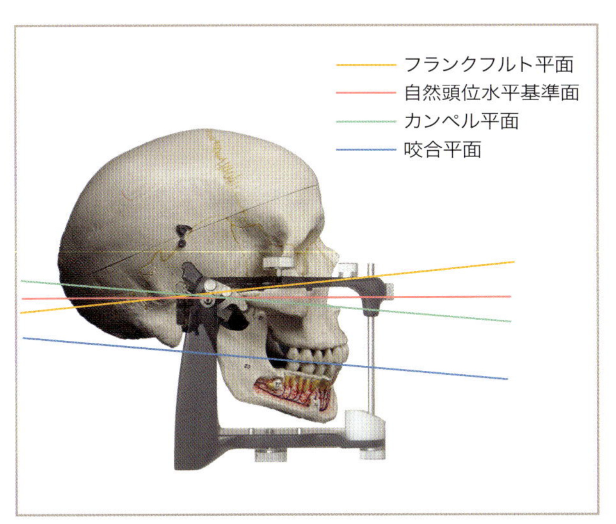

図 3　咬合器と基準平面の関係．フェイスボウトランスファーにより，顆頭と咬合平面の位置関係を咬合器に再現することができます．プロアーチは自然頭位水平基準面を採用[17]

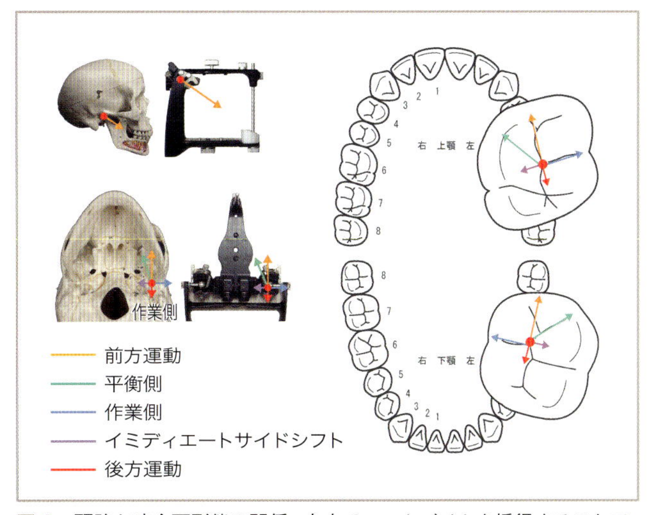

図 4　顆路と咬合面形態の関係．左右チェックバイトを採得することで，咬合器の顆路調節ができ，咬合器に患者さんの顎関節の状態が再現されます．それにより顎運動に合わせた咬合面を再現していきます[18]

臨床での実際

ケース1 半調節性咬合器を使用した診査診断

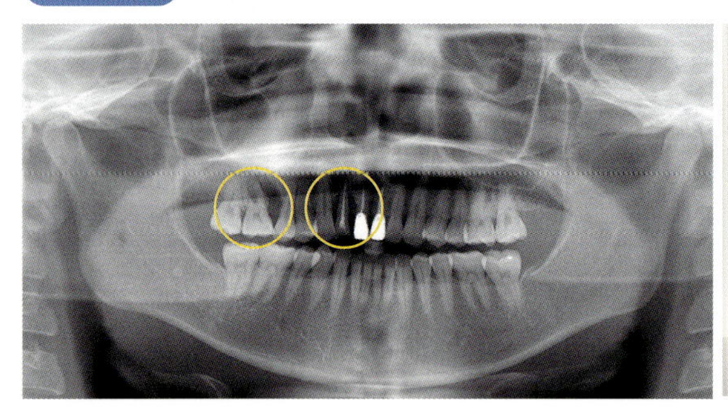

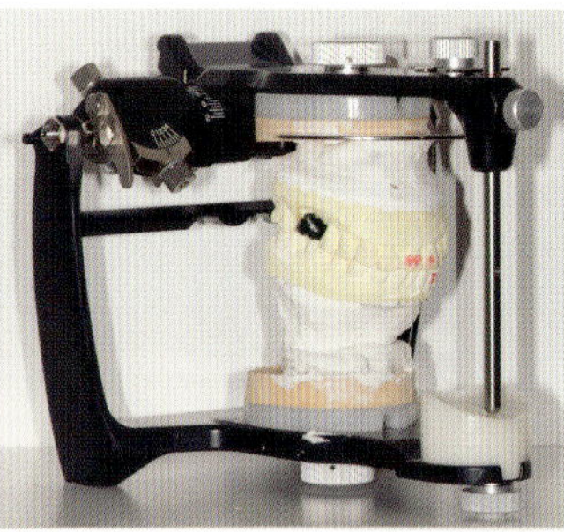

図5 歯周病治療で来院した患者のパノラマX線写真．6 2| に垂直性骨吸収があります（○）．その他には水平性骨吸収はありません[資料5)]

図6 半調節性咬合器による診査診断．診断用ワックスアップを行い，6| の形態を検討しています

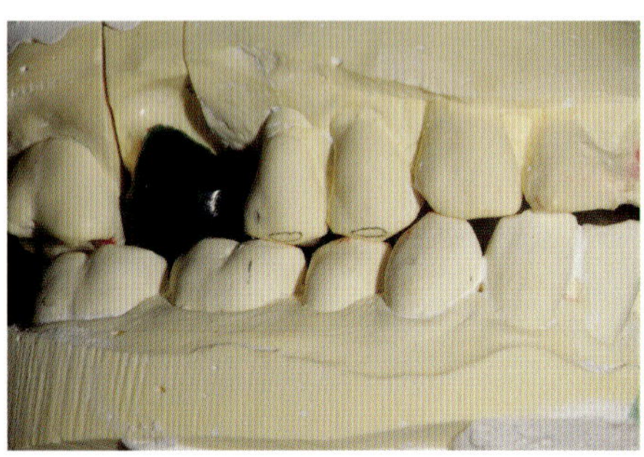

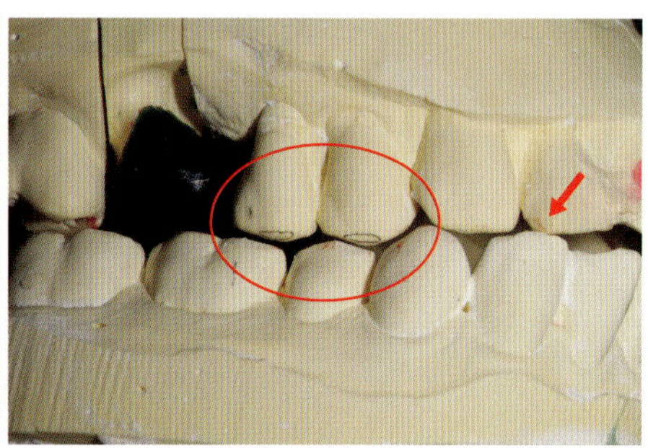

図7 側方運動をみると，5 4 3 2| でガイドしているのがわかります．

図8 そのまま側方運動していくと 2| の遠心のみが当たり（矢印），|4 5 頬側外斜面ファセット（○）は当たりません．口腔内では 2| の変位により，ガイドを乗り越えてブラキシズムをしている可能性があり，力によって 6 2| に垂直性骨吸収が起きたと疑われます

ケース2 半調節性咬合器と平均値咬合器の側方運動の違い

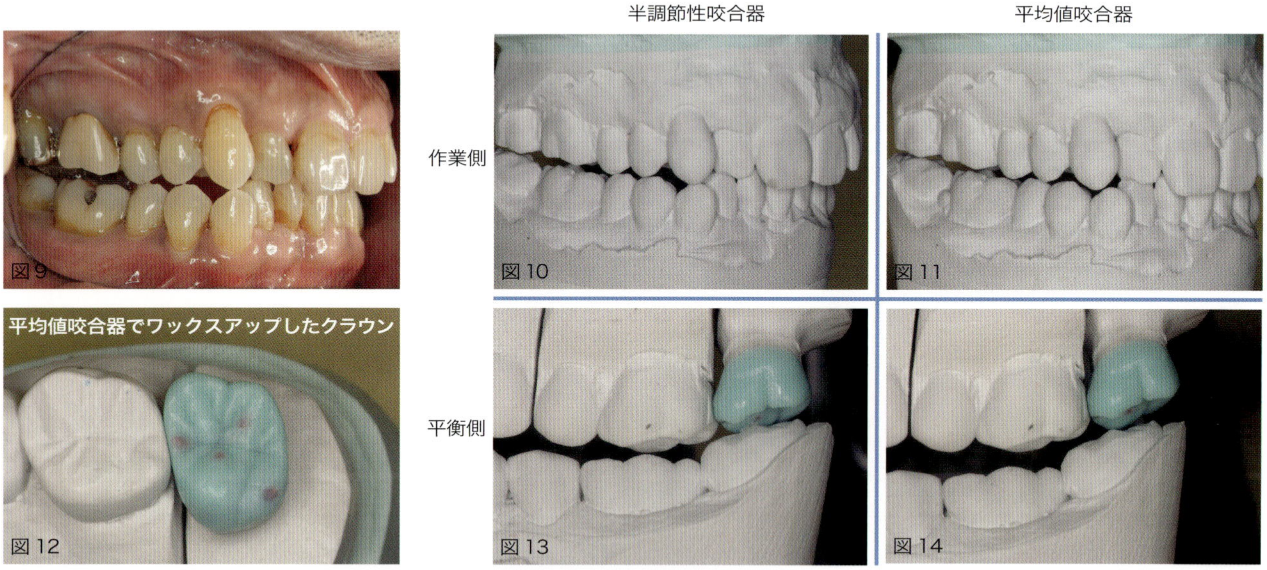

半調節性咬合器　平均値咬合器

作業側

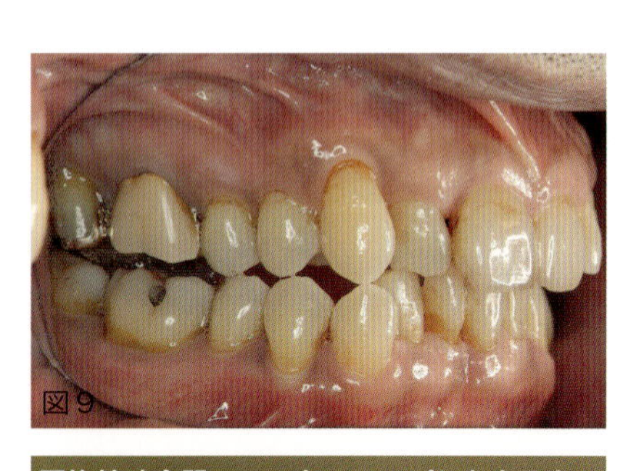

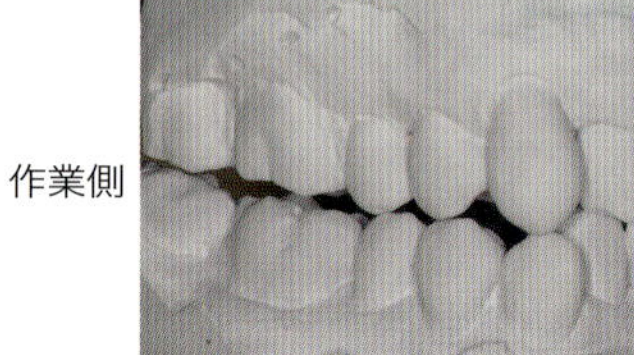

図11

平衡側

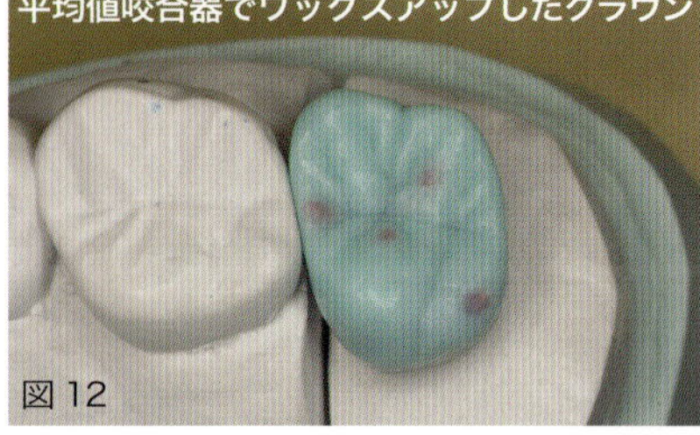

図13

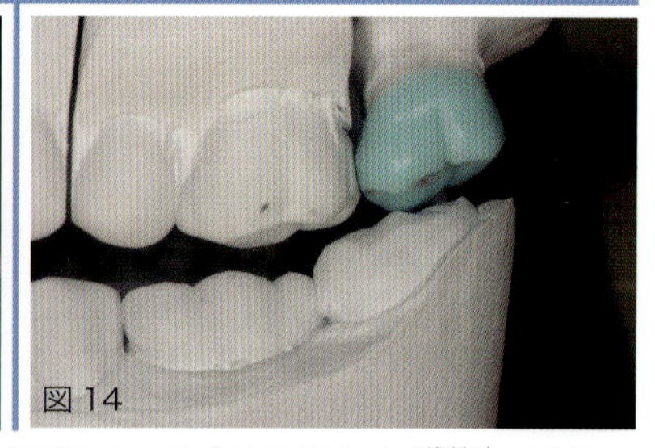

図9〜14 |7 クラウンのケースを半調節性咬合器と平均値咬合器でマウント比較しました．右側方運動した口腔内作業側（図9）[資料1)] と近似しているのは，半調節性咬合器（図10）です．平均値咬合器では前歯がガイドして 3| が接触していません（図11）．平衡側を見ると，平均値咬合器で製作したワックスクラウン（図12）が干渉しているのは半調節性咬合器（図13）です．つまり，このケースは平均値咬合器で製作すると，模型上では側方運動は離開して調整は出ないが（図14），口腔内では側方運動で調整が出る，ということになります

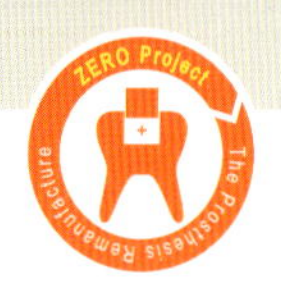

POINT 咬合器の誤差を知る

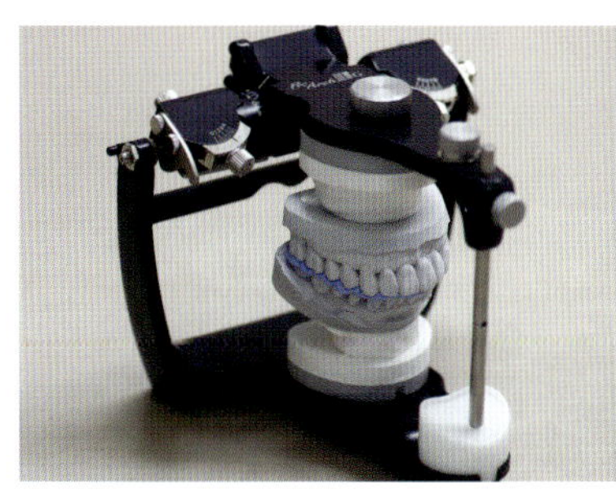

図15　咬合器に装着する石膏の種類や使用量によって生じる石膏膨張が誤差につながります

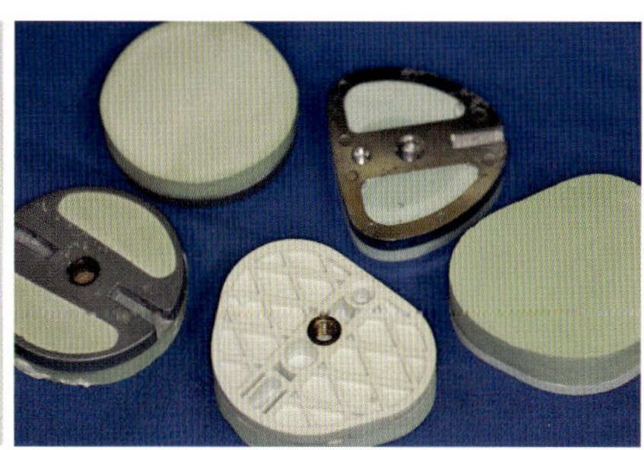

図16　咬合器のマウンティングプレートも，種類や材質で精度が変わり，ネジにある“あそび”が誤差を生むことがあります

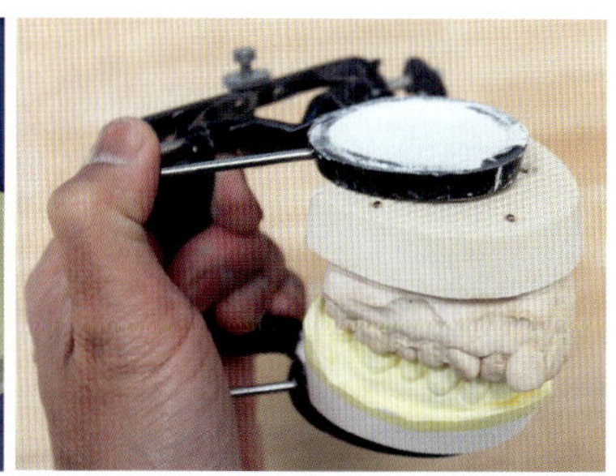

図17　咬合器の操作でも誤差は生じます．逆にその誤差を把握できれば，簡易型咬合器でも対応できるケースもあります

ケース1，2で半調節性咬合器の活用例を紹介しましたが，日常臨床では，平均値咬合器や簡易型咬合器でも補綴物は製作できますし，口腔内で調整されたプロビジョナル・レストレーションの情報があれば対応できるケースも多いです．

ですが，**半調節性咬合器の仕組みを理解することは，歯科医師と歯科技工士の咬合に対する共通言語・共通理解を深めることにつながり，歯牙形態の作りかた，咬合調整の仕方が変わってきます．**

気をつけたいのは，咬合器マウント時の誤差，咬合器自体にある誤差，咬合器を操作する人間の誤差です（**図14～16**）．せっかく精度の高い咬合器を使っても，その手前で精度を落としている……，これが本当の臨床あるあるです．

！まとめ

1. 咬合器の仕組みから咬合を深める

半調節性咬合器を使用しても，すべての顎運動を再現するわけではありませんが，その仕組みを理解することは確実に臨床応用につながります．

2. どこに咬合調整が出ているのか把握する

咬合器上で付与した咬合面形態を考慮することで，側方運動における咬合接触がガイドなのか干渉なのか，どこをどう調整するか検討できます．

3. 咬合器にある誤差を知る

咬合器はそれぞれ特徴があり，使用方法によっては誤差も生じます．咬合器の基本操作を踏まえた上で，チェアサイドとラボサイドの共通ツールにしてください．

検証2 なぜ調整が多く出るとわかったのか？

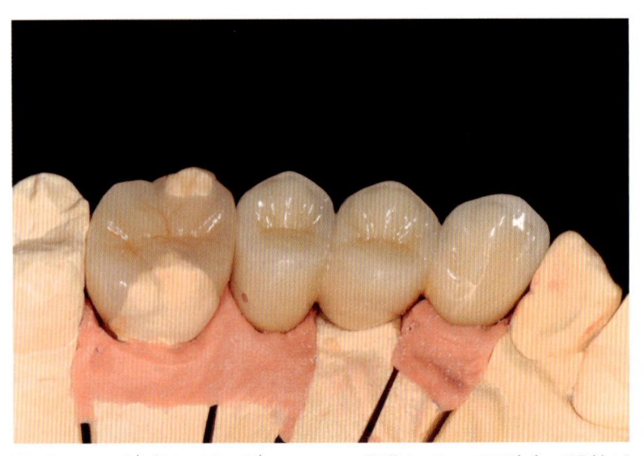

図1　543|ブリッジ，6|アンレー．製作していて口腔内で調整が多く出そうという予感がしたケースです

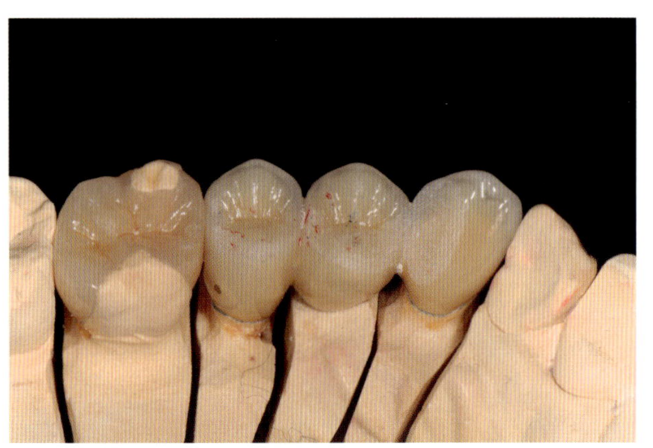

図2　口腔内で調整されてラボに戻ってきました．予想以上の調整量に，筆者なりの検証をしてみることにしました

543|ブリッジと6|アンレーです（**図1**）．上顎シリコーン印象，対合アルジネート印象で，これまで調整も少なく，スムーズな臨床を進めている歯科医院．ただ，**このケースは作業をしながら気になるところがあったので，「調整が多く出そうですよ」と事前に担当歯科医師に伝えました．**

実際に調整が出て，ラボに戻ってきたのが**図2**です．技工物を見てみると予想以上に咬合調整が出ていたため，筆者なりに検証をしてみることにしました．

①調整された技工物をマウント：製作時に咬合させていた対合歯と接触していないことがわかります．この隙間が口腔内での咬合調整量です（**図3**）．

②技工物に合わせて模型調整：対合歯と技工物が接触するまで，前歯部，反対側臼歯部を中心に上顎模型を削合しました．削合量は多かったです（**図4**）．

③あらためて咬合状態のチェック：咬合調整された技工物と対合歯がしっかり咬合しました（**図5**）．どうやら対合模型，アルジネート印象は問題なさそうです（**図6**）．

④今一度，印象体の確認（図7）：そもそもシリコーン印象が変形している？　もし印象が変形しているとしたら，そもそも口腔内に技工物が適合しないのでは……

⑤念のため，バイト材のチェック：そういえばバイトは？？　実はこのケース，バイトが同封されてなかったのですが，アポイントがタイトで，とりあえず進めることになったことを思い出しました……．問題はここ？？

確かにバイトがなかったため，マウント精度が落ちた可能性はあります．ただ，筆者の臨床で，バイトがあってもなくても，ここまで調整の出るケースはほとんどありません．

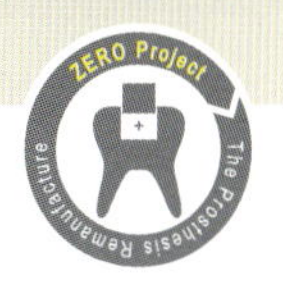

図3　調整された技工物をマウント．製作時に咬合させていた対合歯と接触はなく，この隙間分，調整が出たことになります

図4　対合歯と接触するまで，前歯部，反対側臼歯部を中心に上顎模型を削合しました

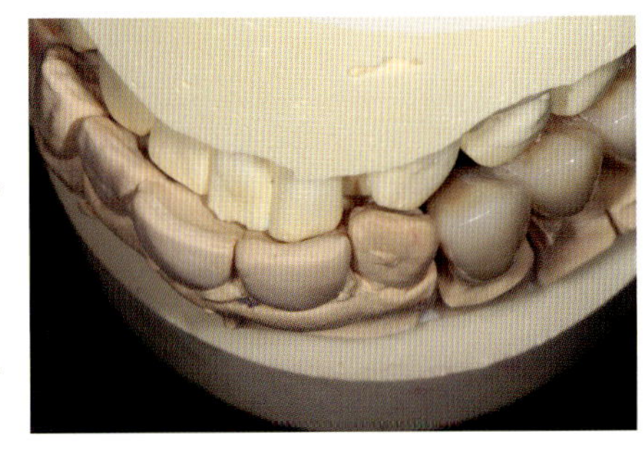

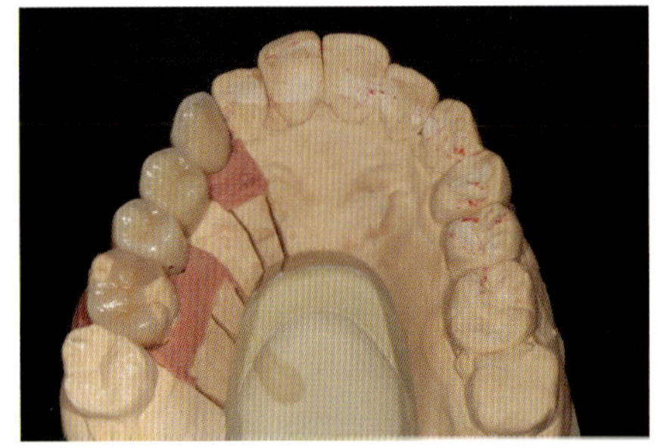

図5　咬合状態のチェック．咬合調整された技工物と対合歯がしっかり咬合しました

図6　対合歯はアルジネート印象ですが，口腔内で調整された技工物とも咬合していることから，大きな寸法変化は起きていないと判断しました

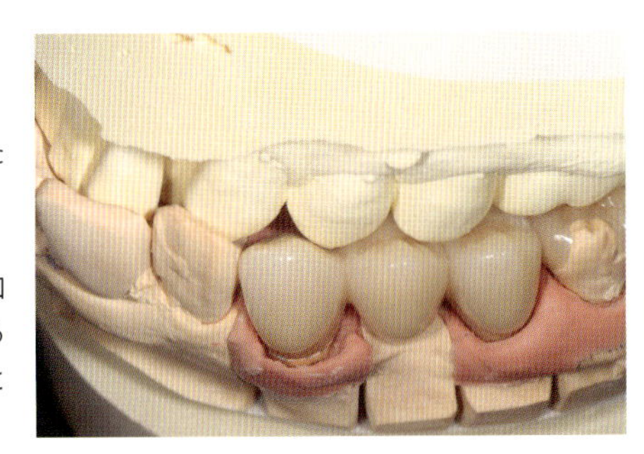

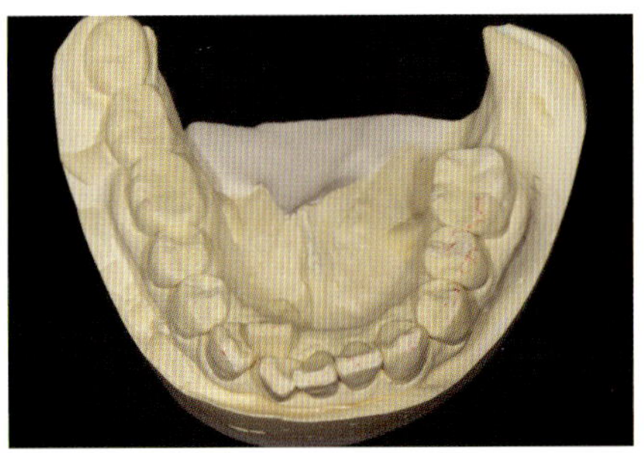

図7　もしシリコーン印象が変化しているとしたら，そもそも口腔内に技工物が適合しないのでは……

図8　支台歯が細く窩洞形成があることで，補綴側は反対側に比べてアンダーカットが少ないことに気がつきます

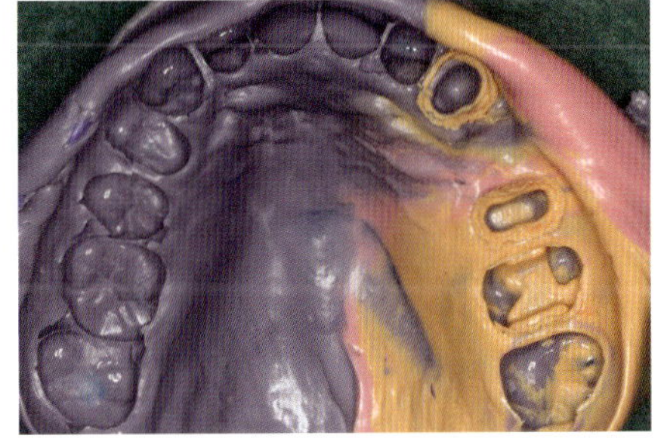

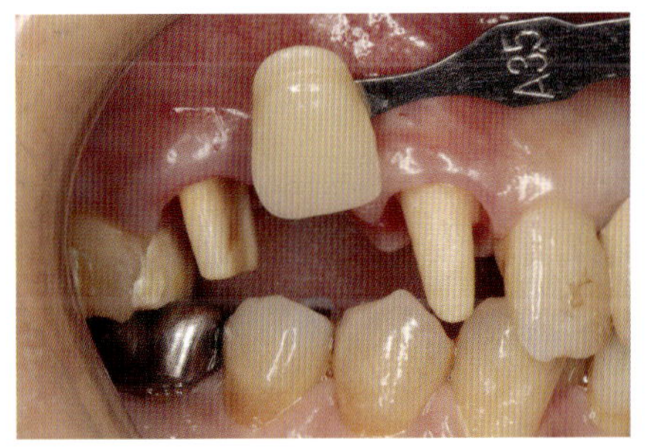

そしてこのケースは，バイトがあっても「調整が多く出そう」と判断したと思います．それは，最初のマウントのときに 2|，|3 のファセットが咬合接触しないで，ほかの前歯部が当たってしまったからです．その視点で図3を見るとわかると思います．そして，図3から図5になるまでの模型削合量は相当あることも想像でき，たとえシリコーンバイトがあっても，ここまで多く模型調整はできないと思うからです．

では，どこに問題があるのでしょうか？　あらためて上顎歯列を見ると，細い支台歯やアンレー窩洞でアンダーカットが少ない補綴側（**図8**）に対して，反対側は大きな天然歯がしっかりあり，かつアンダーカットが埋められていない．印象を口腔内から外すときに力のかかり方が左右で異なり，その力で部分的に印象が伸びてしまったのかも……

調整が出た要因を完全に特定することはできませんが，**こうした検証を通じて，チェアサイドとラボサイドの連携が強化される，本書で紹介してきた内容と照らし合わせることで臨床検証ができて対応策につながる，**ということはお伝えできたのではないでしょうか．

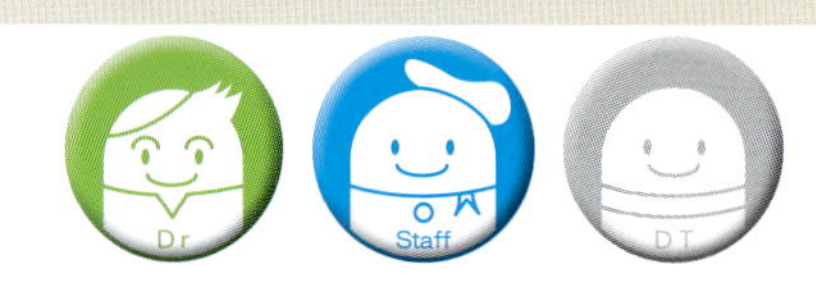

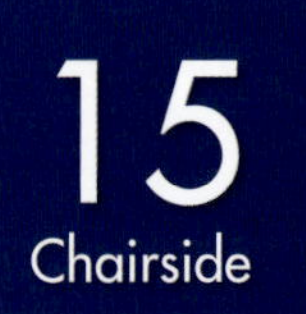

シェードテイクしたのに セラミックなのに ─歯の色が合わない!?

「前に治療した歯の黄ばみが気になって．できればもっと白い歯にしたいのですが……」

この患者さんは数年前に前歯を折ってしまい，硬質レジン前装冠を入れていましたが，時間の経過とともに変色してきたのが気になるようです．
スタッフからの説明もあって，患者さんは変色もせずに審美的に優れているといわれるセラミックで治療をすることにしました．

さっそく前装冠を除去して印象，一通りの治療が終わった後にシェードガイドで歯の色を確認していきました．
「どの歯が合っているかな？　隣の歯はけっこう白いですね」

シェードはA1と指示して，セラミッククラウンを歯科技工所にオーダー．
歯科医院に納品されたクラウンは，模型上で白く輝いています．

「きれいなかぶせ物ができましたよ」
そう言って先生はユニットで患者さんにクラウンを見せました．
「とてもきれいですね！」
患者さんにもきれいに映ったらしく，セットするのが楽しみな様子です．

さて，実際に口腔内に試適してみると……
どうも他の歯よりも白っぽい……
あれれ……

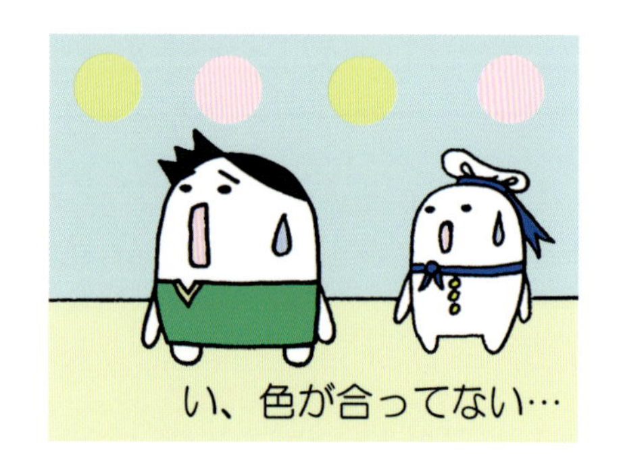

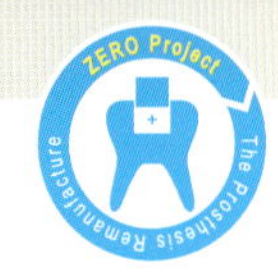

❗ 考えるポイント

シェードの判断が難しくなるエラーの要因

患者さんの歯の色を記録するシェードテイクは，審美補綴を行う際にはとても大切です．ですが，シェードテイクをすれば何でもよいのかというと，そうではありません．色見本となるシェードガイドにはいくつも種類がありますが，シェードテイクという作業には共通のルールがあります（**図 1**）．

シェードテイクの指示の出し方や参考資料の提供方法は医院によってさまざまです．例えば**図 2** のケースでは，シェードガイドにはない「A3.2」という指示で，参考資料として抜去歯を添付しています．ここでシェードテイクの写真がないと，A3.2 という指示が非常に主観的で，乾燥して色が変わっている抜去歯も参考にならないため，せっかくの指示も歯科技工士は活かしきれません．

そもそも人の目は錯覚を持っていますが（**図 3，4**），シェードテイクというのはそうした錯覚をなくして，客観的に記録する作業です．そこにはアルジネート印象材を放置したら変形するというエビデンスと同じくらい明確な背景があります．まずはエラーの要因をみていきましょう．

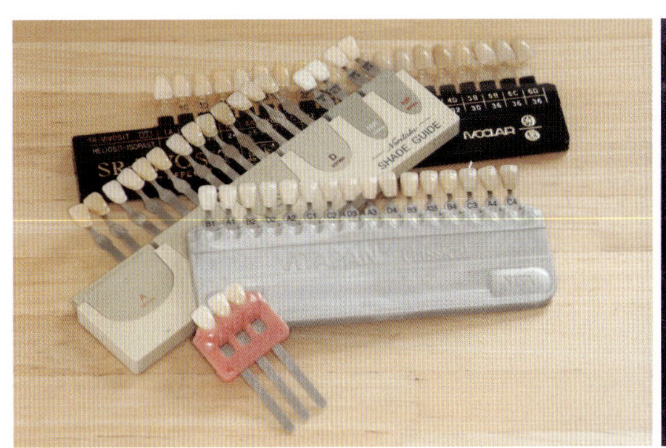

図 1　一般的なシェードガイド．どのシェードガイドが優れている，というよりも，チェアサイドとラボサイドで共通のシェードガイドや撮影方法などのルールを共有することの方が大切です

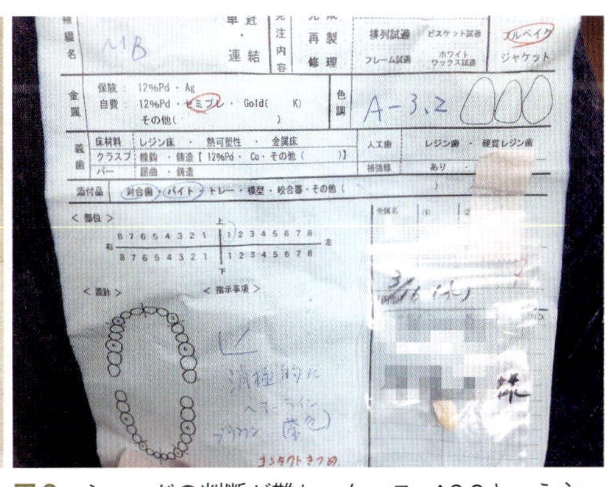

図 2　シェードの判断が難しいケース．A3.2 という主観的な指示と，色が変わってしまった抜去歯が添付されています．この場合，色合わせは歯科技工士の感覚に委ねられます

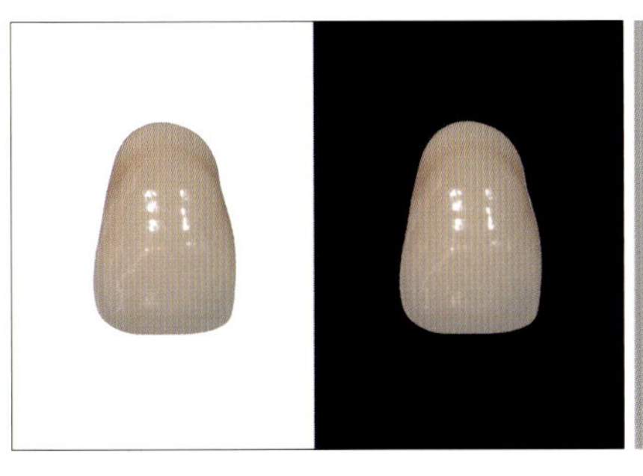

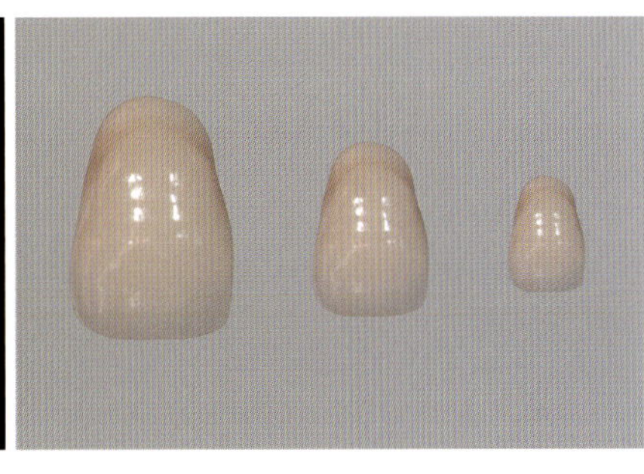

図 3　明暗対比．同じ A3 シェードガイドでも背景を明るくすると暗く（左），背景を暗くすると明るく見えます（右）．見た目に惑わされないシェードガイドの選択が必要です[19]

図 4　面積対比．同じ A3 シェードガイドでも面積の大きいものほど鮮やかに見えます．これを知ると，口腔内でシェードガイドをどこに置けばよいかがわかります[19]

臨床での実際

エラー1 歯の乾燥

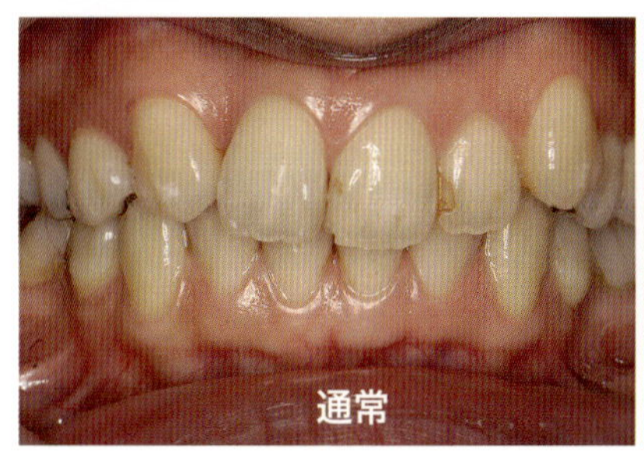

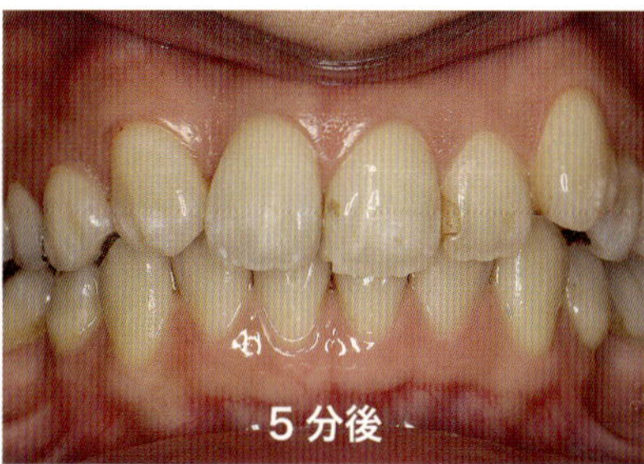

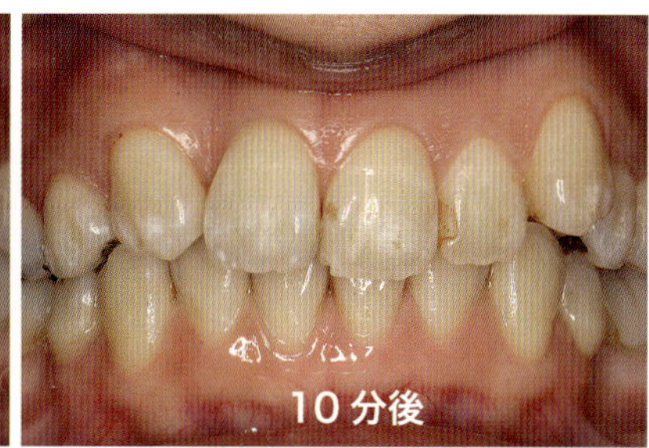

図5～7　歯の乾燥による色調変化．口角鉤を入れて口唇を広げたまま，5分後，10分後と口腔内写真を撮りました．時間の経過とともに歯が乾燥して，表面に白帯が増えているのがわかります．支台歯形成後や印象後にシェードテイクをするとこの状態になり，このシェードに合わせると，必要以上に技工物は白くなります

エラー2 シェードガイドの選択，位置

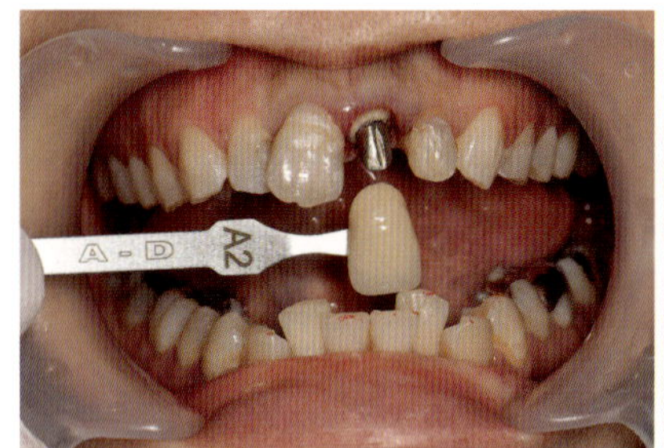

図8　シェードガイドが1つしかないため，色の基準が少なく，比色しにくいのが難点です．近似色をまとめて選択するほうが情報精度は高まります

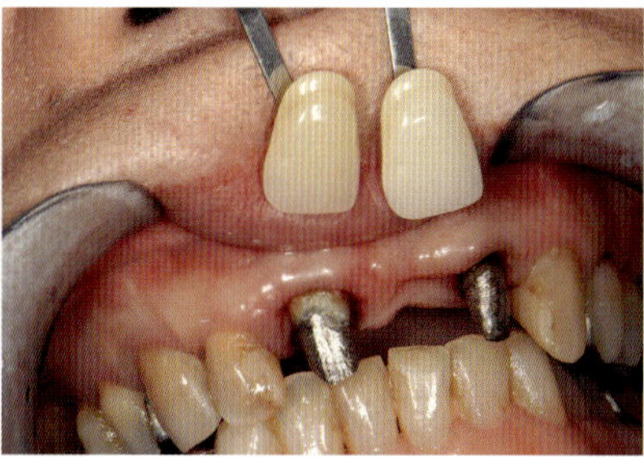

図9　シェードガイドが歯牙よりも手前にあるため，面積対比の錯覚が起きています．シェードガイドは，同一平面上に配置する必要があります

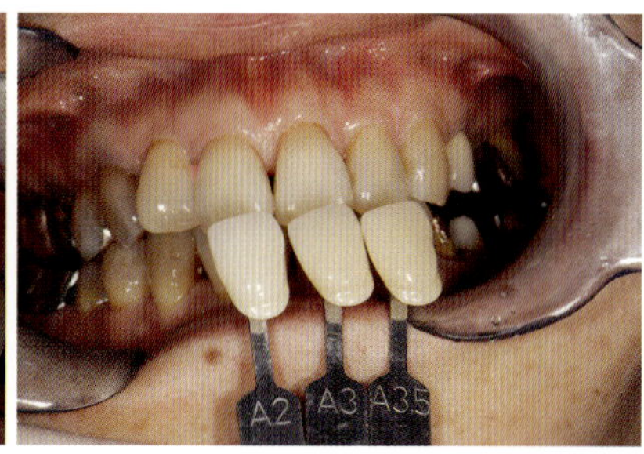

図10　シェードガイドと歯牙と重なっている部分は色の判断ができません．シェードガイドの切端と目標歯の切端が向き合うように配置するのがポイントです

エラー3 カメラの設定・撮り方

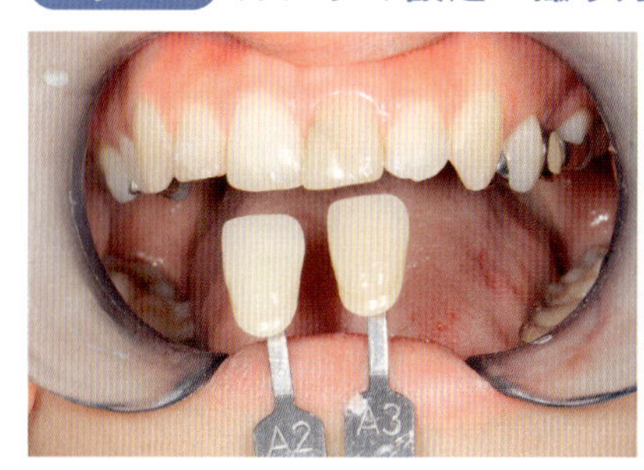

図11　ストロボの光量が強いためか，歯が真っ白で色調を確認できません．シェードテイクでは，露出オーバーよりもアンダー気味のほうが有効です

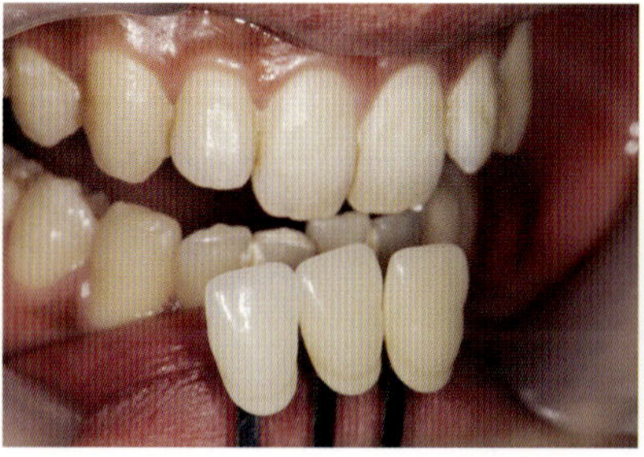

図12　ピントがシェードガイドに合ってしまい，歯牙がぼやけています．被写界深度を深くする，撮影距離を一定にするようにします

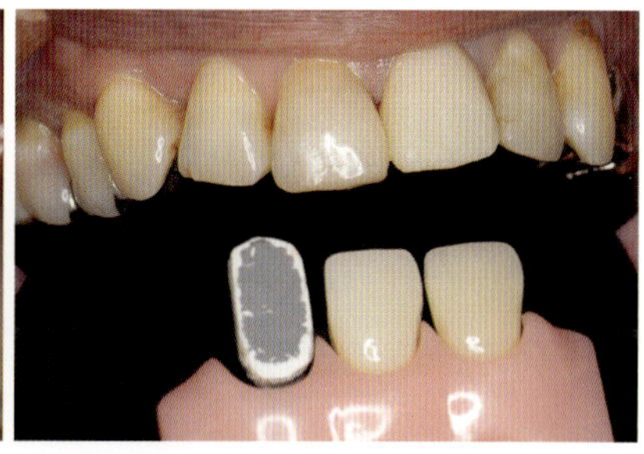

図13　切縁部がストロボ光で反射しているため，歯牙の内部構造が見えません．ストロボ反射をコントロールするためには，撮影角度が重要です

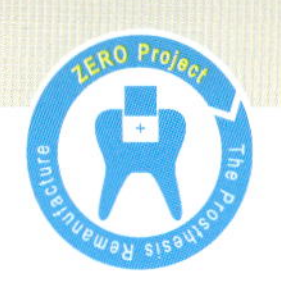

POINT ステインは事前に除去[資料1)]

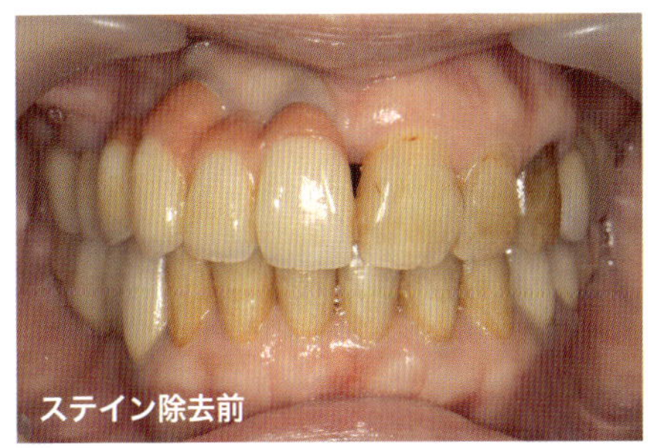

図14 4321|の技工物製作にあたりシェードテイク．ところが歯にはステインの付着が確認されました

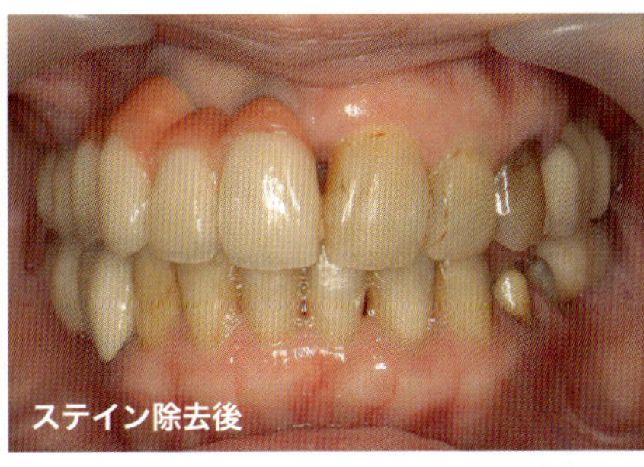

図15 その場で大まかにステインを除去した状態．歯牙の乾燥を防ぐ意味でも，事前のクリーニングが望まれます

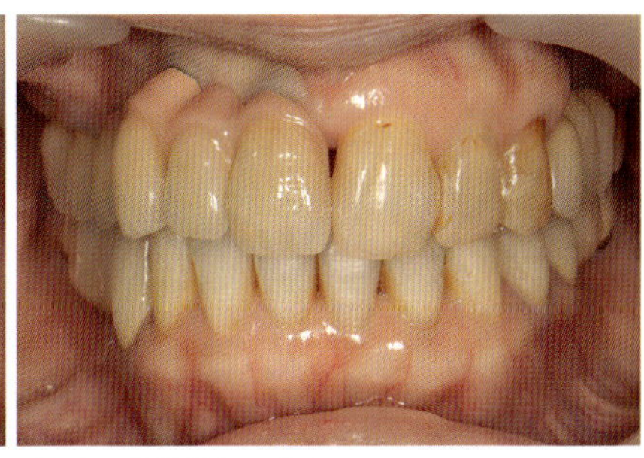

図16 最終補綴．患者さんによっては，反対側のホワイトニングを望むこともあります．その場合は再現する色も変わります

エラー 1～3 を見ると，ちょっとしたことで歯の色調が変わり，ちょっとしたことでシェードガイドの比色ができなくなり，ちょっとしたことで写真の質が落ちてしまうことがわかります．**色を合わせたい場合，エラーの要因を一つひとつなくしていくことが大切ですが，それは決して難しいことではなく，一定の決まりごとさえ守れば誰でもできる作業です．**シェードテイクの基本的な撮影手順はこの後のLaboside編を参照してください．

最後に，歯牙にステインが付着していると，正しい歯牙の色をラボサイドに伝達することはできません．できるならきれいな歯にしたいと思っている患者さんもいるため，治療のどのタイミングで歯をクリーニングするか，場合によってはホワイトニングするかというのも，チームに関わる大切なポイントです（**図14～16**）．

！まとめ

1. 歯を乾燥させない

口を開けていると，歯はあっという間に乾燥して色が変わります．診療前にシェードテイクをするのが理想です．

2. シェードガイドの選択と配置

比色に必要なシェードガイドは，その選択と配置で参考になる，ならないが決まります．近似したシェードガイドを複数選び，同一平面に配置することを意識してみてください．

3. カメラの撮影体制を整える

カメラは一度設定するとあとは手間がかかりません．歯科技工士と協力して撮影体制を構築することをお勧めします．

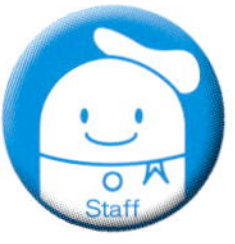

16 Laboside 色合わせはやっぱり難しい —シェードにどこまでこだわる!?

「今日のクラウン，色が合わなかったので再製でお願いします」
「あのケースですね……，いや先生，あれは難しいです……」

審美ケースもできるだけ色を合わせていこう！　という話になり，シェードテイクも行うようになってきたこの頃.
ただ，実際にやりとりをしてみると，写真があればOK！　というわけでもないことがわかってきました.

歯科技工士から見ると，歯の色にもいろいろあるようです.
「この歯はとても個性的で，全体的に透明感が強くて，マメロンも強いですよね」
「マメロン？？」
「歯牙の内部構造，象牙質のとがっているところです. ここの色が他の象牙質よりも色が濃いですよね. エナメルの周りにはヘイローがあって……」
「ヘイロー？？」
「歯を額縁状に囲っている部分です. もう少し角度を変えるとクラックラインも……」

歯の色について熱っぽく語り始めた歯科技工士，話は延々と続きそうです.
先生は以前も咬合器の話で，こういう展開があったのを思い出しました……
「……で，どうしたら色は合うの？」
「あっ，すみません. 色合わせは難しいという話で……」

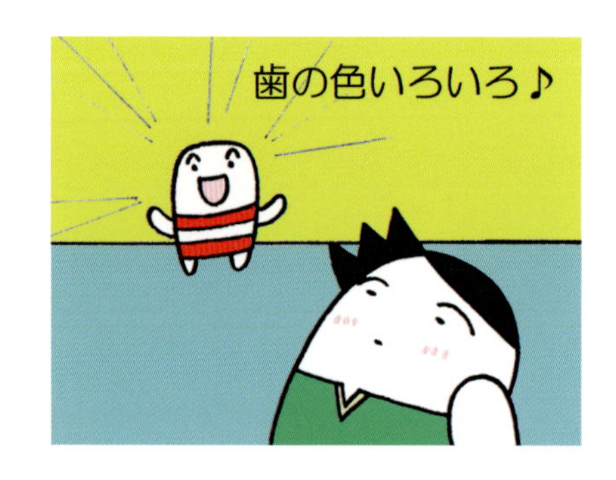

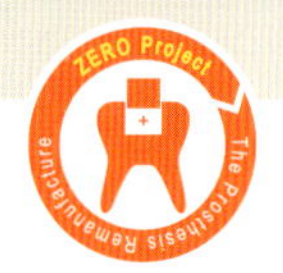

考えるポイント

シェードテイクの流れとポイント

一般的なシェードガイドは「A～D系統」と色が分類され，さらにそこから「明るい～暗い」に分類されています．しかし，人の歯の色はそれぞれであり，年齢によっても大きく変わります．歯牙の加齢変化として，エナメル質が透明化することで象牙質が目立ち，歯が黄色く濃くなってくるからです（**図1，2**）．

また，歯の内部構造も人によって異なります（**図3，4**）．この2ケース，ともに一番近い色はA1ですが，切縁の透明度が異なることから，内部構造の見え方が全く違うのが確認できます．こうした歯の構造まで技工物で再現すると，とてもリアリティが増してきます（**図5，6**）．

まさに歯は十人十色．この情報を的確にラボサイドに伝えるために，基本的なシェードテイクの撮影手順をみていきましょう．

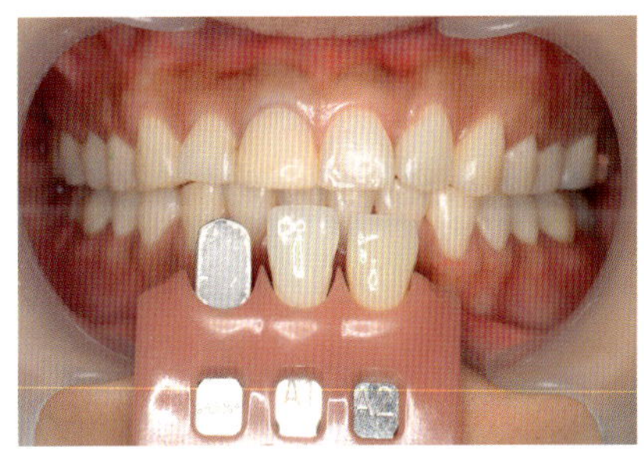

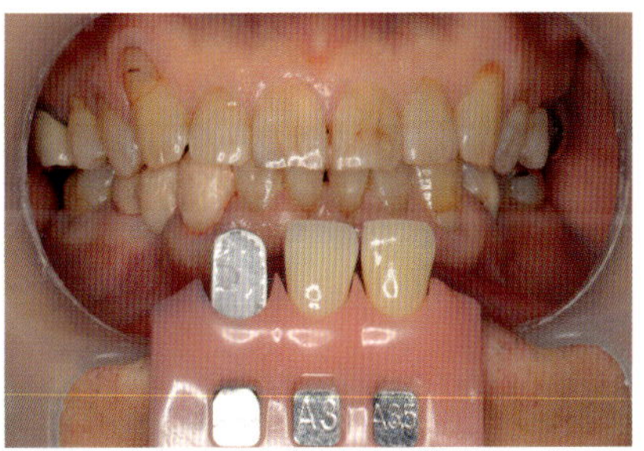

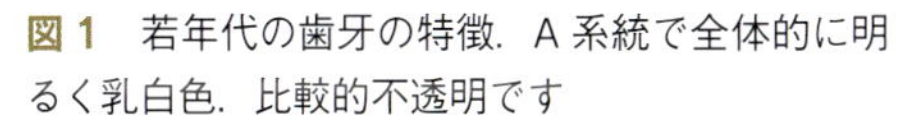

図1　若年代の歯牙の特徴．A系統で全体的に明るく乳白色．比較的不透明です

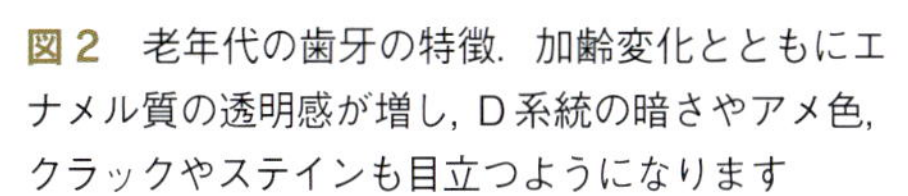

図2　老年代の歯牙の特徴．加齢変化とともにエナメル質の透明感が増し，D系統の暗さやアメ色，クラックやステインも目立つようになります

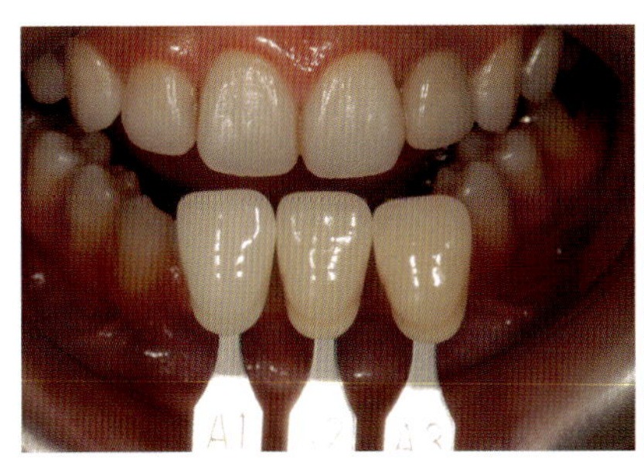

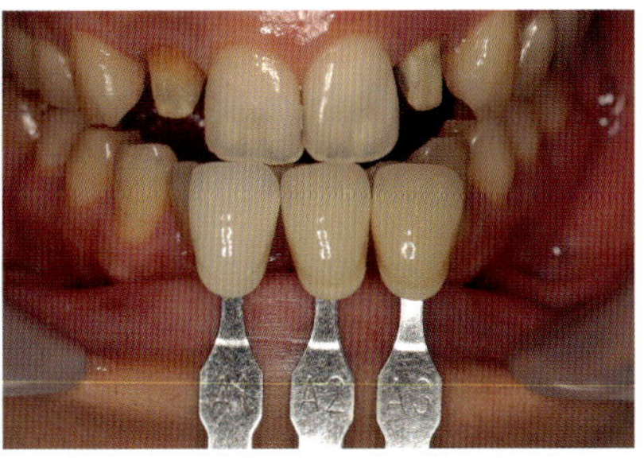

図3　シェードはA1ですが，内部構造が目立たず，歯頸部から切縁にかけて薄くグラデーションがかかるように透明感が出ています

図4　シェードはA1ですが，切縁付近の透明感が強く，内部構造として象牙質先端（マメロン）の黄色が観察できます

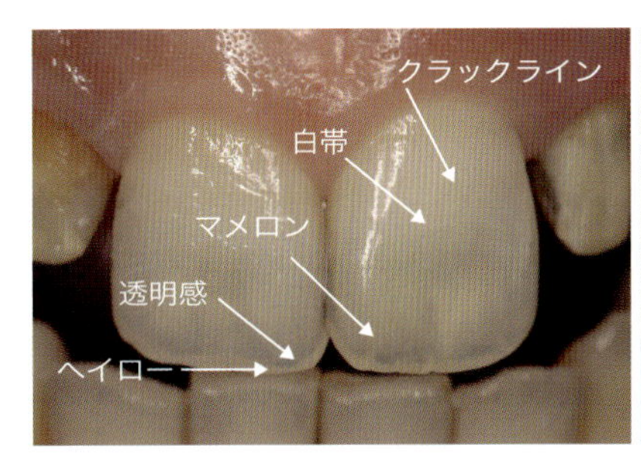

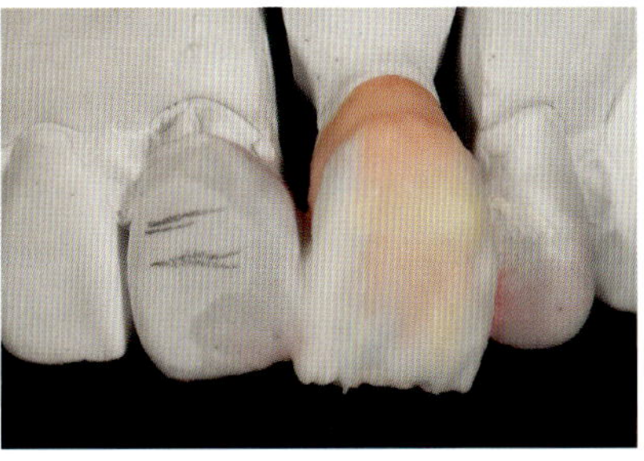

図5　図4の拡大．歯牙の内部構造にはそれぞれ名称があり，細かく観察できます

図6　作業の実際．歯の内部構造に合わせたセラミックのパウダーを筆で盛っていき，専用ファーネスで焼成していきます（症例は別）

臨床での実際

■シェードテイクの基本的な撮影手順[資料 1)]

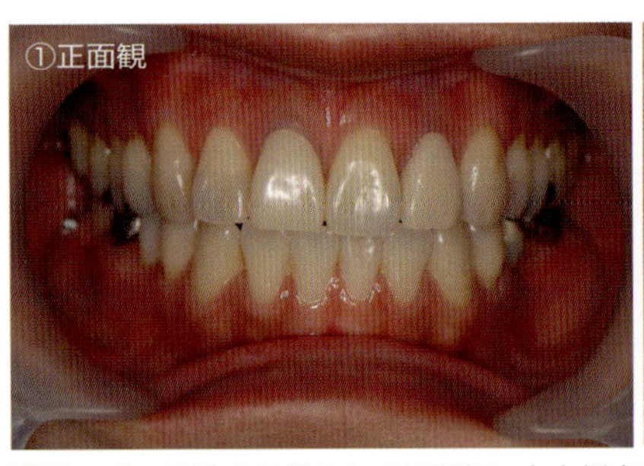

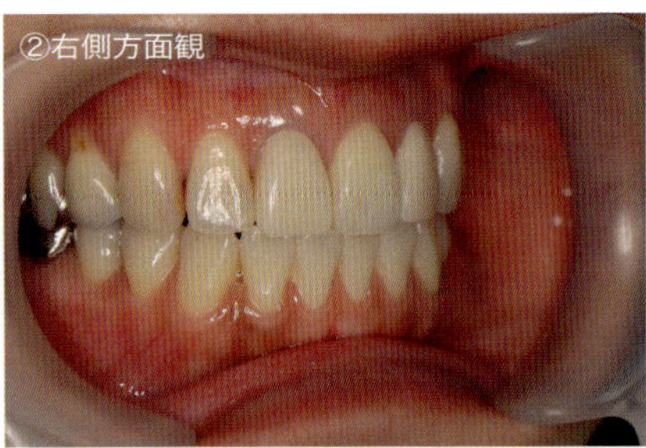

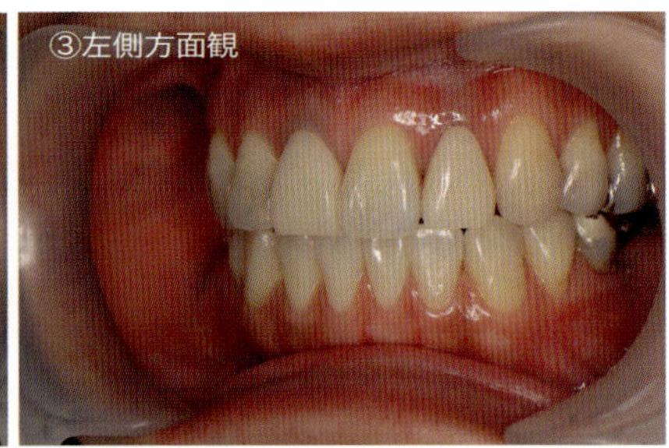

図 7～9　口腔全体像として正面観，左右側方面観．この写真は患者さんの全体観（歯肉や咬合，補綴状況など）を把握するのに有効で，作る技工物の全体的な調和を図る参考になります

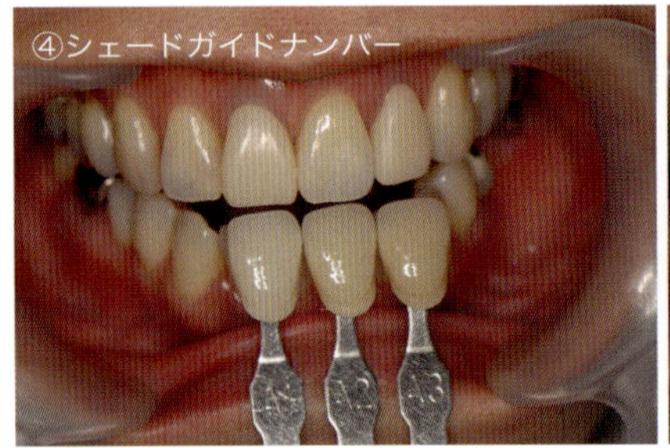

図 10　シェードガイドナンバーが入った写真．ナンバーのない写真（図 11）だけを送ってくるケースがありますが，これではガイドの色がわからないので注意してください

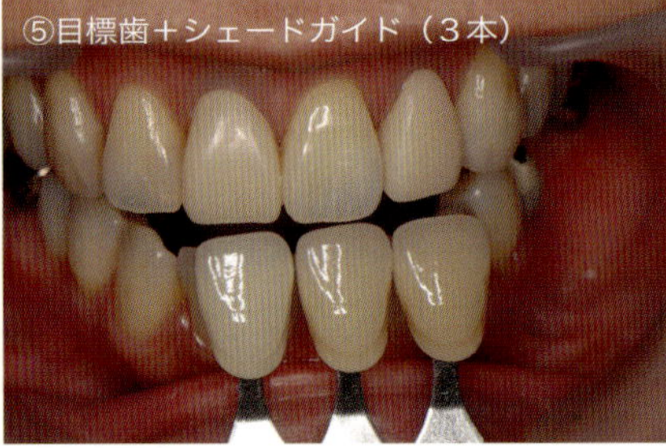

図 11　色を合わせたい歯，目標歯にシェードガイドの切縁同士を合わせます．目標歯が A2 なら，その前後の明度となる A1，A3 を同一平面上に並べます

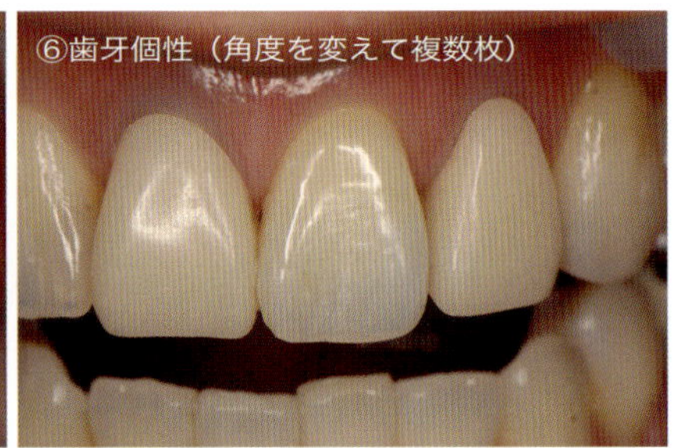

図 12　歯頸部側から撮影すると，切縁側の透明感や象牙質の様子がわかります．他にも，側方から撮るとクラックラインが，真正面にすると歯牙の表面性状がわかります

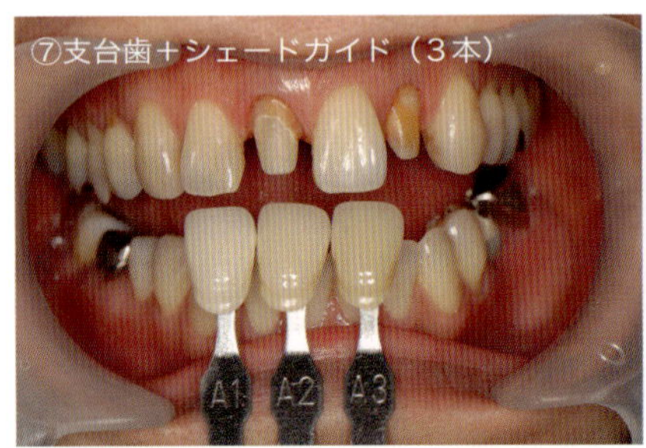

図 13　オールセラミックスの場合は支台歯の情報も記録しておきます．これにより技工物の材料選択，作業内容が変わります

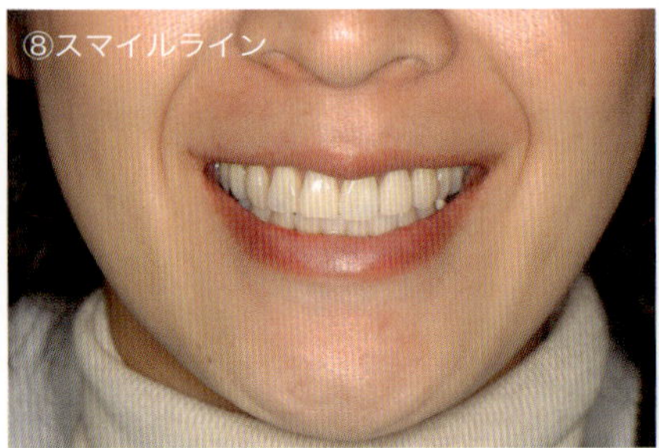

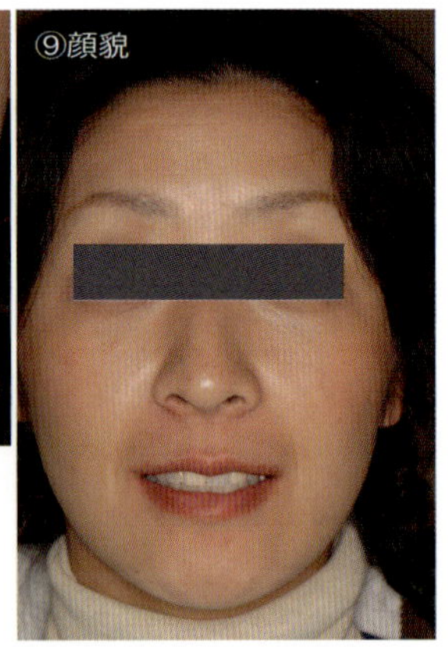

図 14, 15　スマイルラインと顔貌．前歯は口唇や顔貌など，全体の調和が大切になります．特に 3┼3 など，前歯全体を治療する必要があるときは，一緒に記録しておきましょう

シェードテイクの基本的な流れを 1 ページにまとめました（**図 7～15**）．**撮影の角度や倍率を変えることで歯牙の写り方や情報が大きく変わるため，必要に応じて各項目を複数枚撮影しますが，まずはいろいろ撮ってみることをお勧めします．**

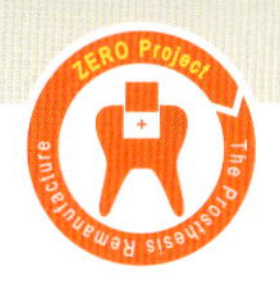

POINT シェードテイク　ひと工夫

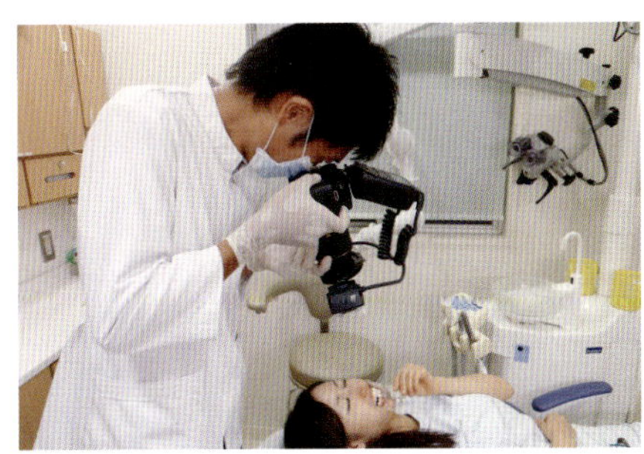

図 16　図 12 のような上顎前歯歯頸部側から写真を撮るときは，患者さんの頭側から撮影するのも一つの方法です

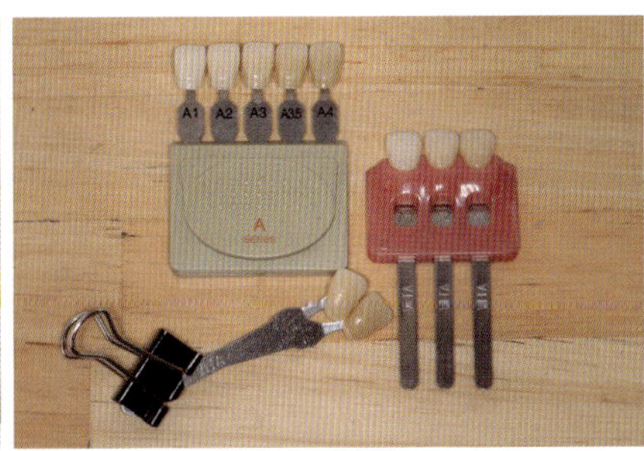

図 17　シェードタブを並べる際には専用ホルダーやガミーホルダー，クリップなどを使うと便利です

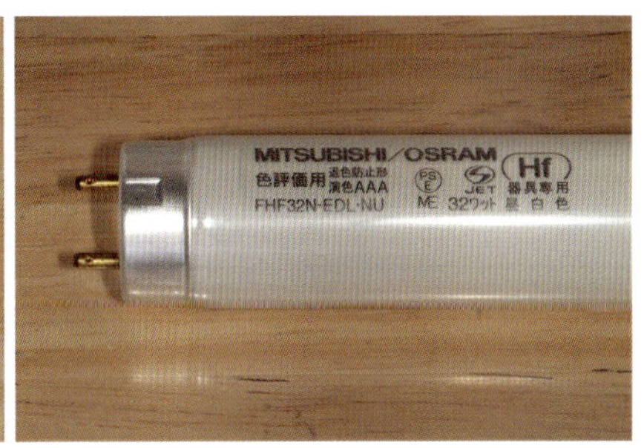

図 18　光源によって色味は変わるので，正確にシェードを見るためには色評価用蛍光灯を使用します

シェードテイクはちょっとしたひと工夫で撮影が楽になり，精度が高まります（**図 16〜18**）．ただ，色合わせ自体は決して簡単な作業ではありません．症例によって色調再現に必要なクリアランスは異なりますし，技工物の種類や光源によっても見え方は変ってくるからです．また，天然歯と補綴歯の経年変化も異なります．10 年，20 年と見据えたときに審美性がどうなるか，最終ゴールをどこにおくかが，本当のポイントかもしれません．

！まとめ

1. 歯の持つさまざまな個性を伝える

歯の特徴は十人十色ですが，歯科技工士が何を見てセラミックの色合わせをしているかを知るとシェードテイクに必要な写真がわかります．

2. 適切なシェードテイクをする

まずは前ページの撮影手順④⑤（図 10，11）が確実に撮影できることを目指します．慣れれば 5 分とかからない作業です．

3. 色合わせは簡単ではない

適切なシェードテイクをしても 1 回でピッタリ色が合うわけではありません．ただその難しさを理解することは技工物の価値を理解することにもつながり，患者さんに伝える言葉も変わってきます．

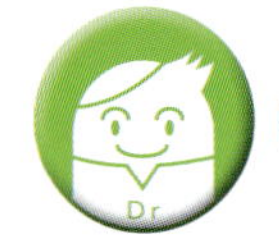
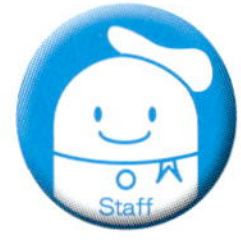
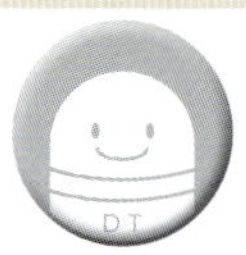

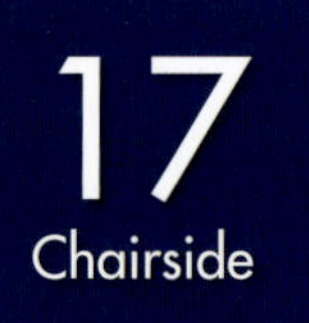

17 Chairside

オールセラミックスだから色がきれい!? ―症例に合った補綴物とは

奥歯のかぶせ物治療です．
60代女性のこの患者さんは，審美を大切に考えていて，これまでもかぶせ物には自費のメタルセラミックスを入れていました．
最近はセラミックのかぶせ物にもいろいろあり，どれにしようか迷っています．

「最近はオールセラミックスというのがあると聞いたのですが，どうなんでしょう？」
「はい，オールセラミックスは金属を使用せずにとても審美的ですよ．しかも最新！」
スタッフはサンプル模型を持ってきて患者さんに説明を始めました．

「全部白いってきれいですね．金額は張るけどオールセラミックスにしようかな……」
「そうですね，セットして喜ばれる方も多いですよ」

患者さんはオールセラミックスに決めました．
スタッフも嬉しく，さっそく先生に報告です．

「えっ，そうなるの？　でも今回はメタルセラミックスにしようかと……」
「えっ，そうなんですか！？　患者さんに自信を持ってお勧めしちゃいましたよ……」

この違いはどこからきたのでしょうか？

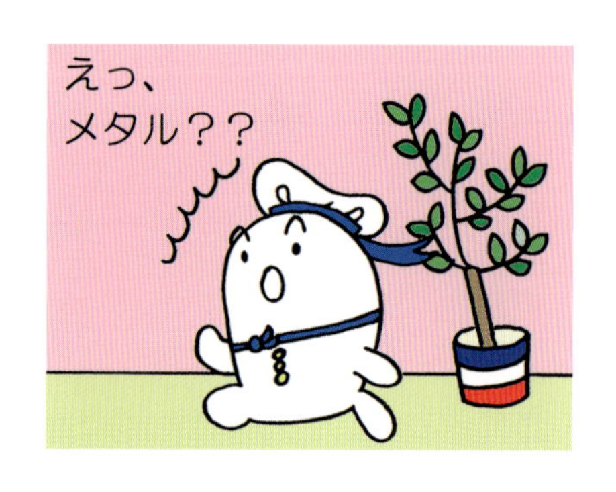

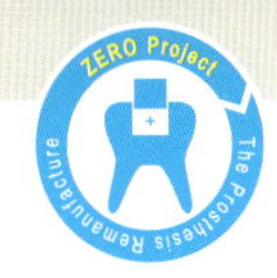

❗考えるポイント

臨床事例にみるセラミック技工物

近年のオールセラミックスの発展は目覚ましく，材料もアルミナやジルコニア，プレスセラミックスなど，それぞれの特徴をうまく活かせればとても審美的で付加価値の高い技工物となります．一方，メタルセラミックスも安定した臨床実績として需要はあります．

両者の違いとして，メタルセラミックスは補綴物の構造として内面にメタルがあるため（**図 1**），天然歯のように光が透過せず，マージンの下にはメタルの影が発生します（**図 2**）．一方，**オールセラミックスは天然歯のように光が透過するからこそ審美的と言えるのですが，変色歯やメタルコアの場合は，逆に暗くなることもあります**（**図 3，4**）．これを模式図で示したのが**図 5～7** です．これらを踏まえて，実際の症例をみていきましょう．

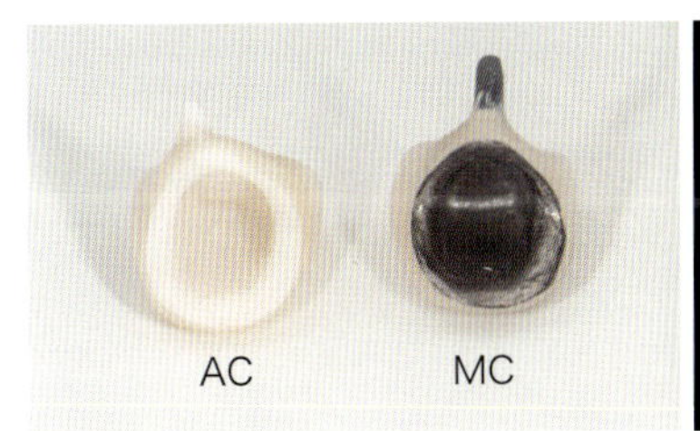

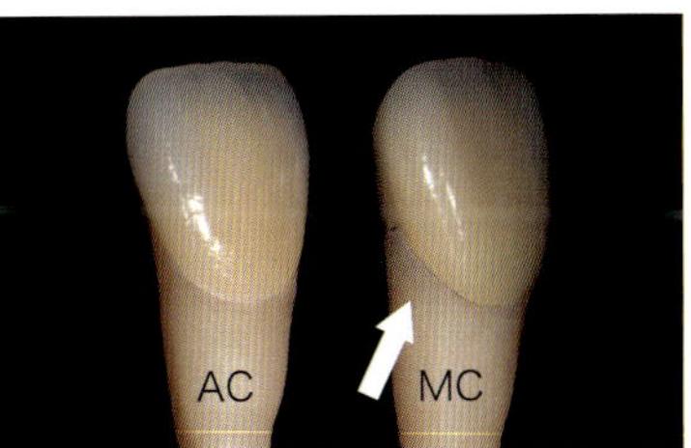

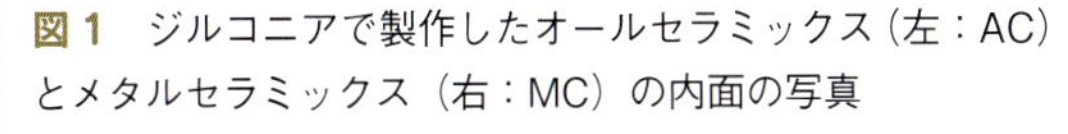
図 1　ジルコニアで製作したオールセラミックス（左：AC）とメタルセラミックス（右：MC）の内面の写真

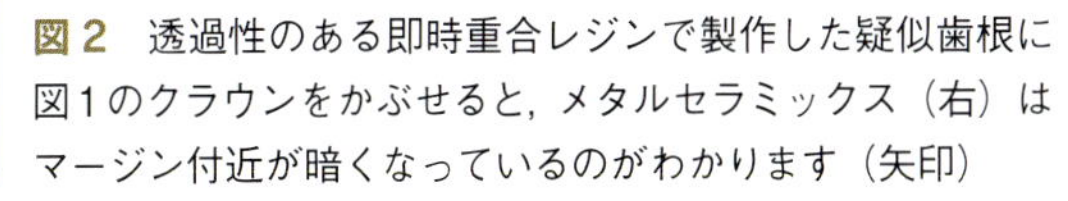
図 2　透過性のある即時重合レジンで製作した疑似歯根に図 1 のクラウンをかぶせると，メタルセラミックス（右）はマージン付近が暗くなっているのがわかります（矢印）

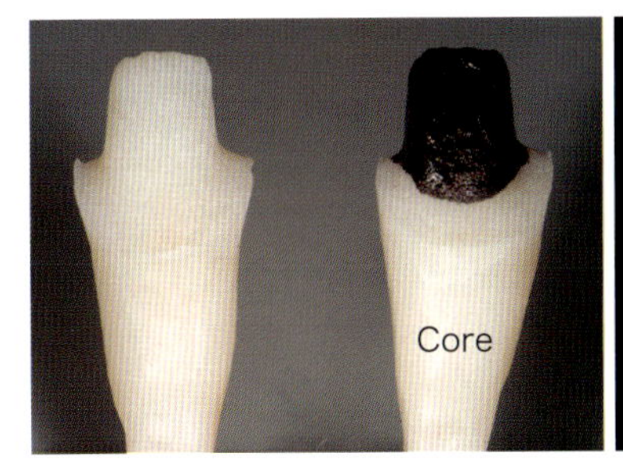

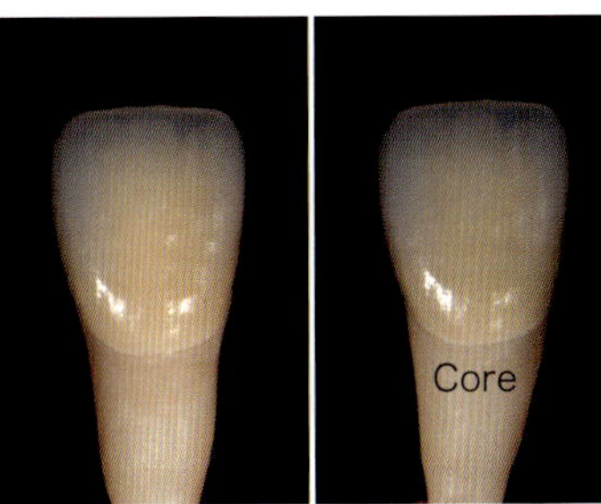

図 3　オールセラミックスのクラウンに合わせて 2 つの疑似歯根を作り，一方はメタルコアをイメージして黒く塗りました（右：Core）

図 4　同じオールセラミックスをそれぞれの疑似歯根にかぶせ，同じ条件で撮影したものを並べると，コア側（右）のクラウンが全体的に暗いのがわかります

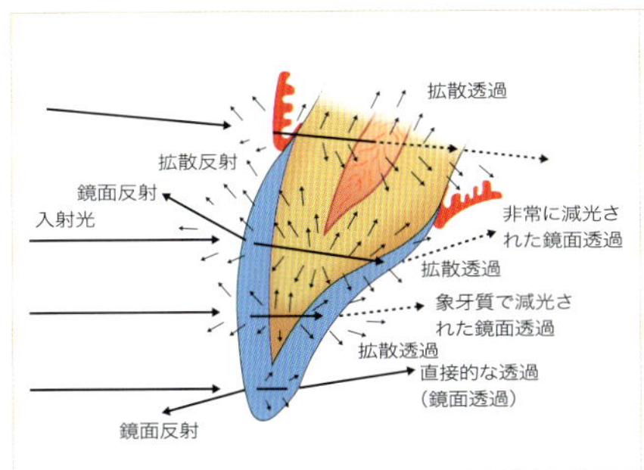

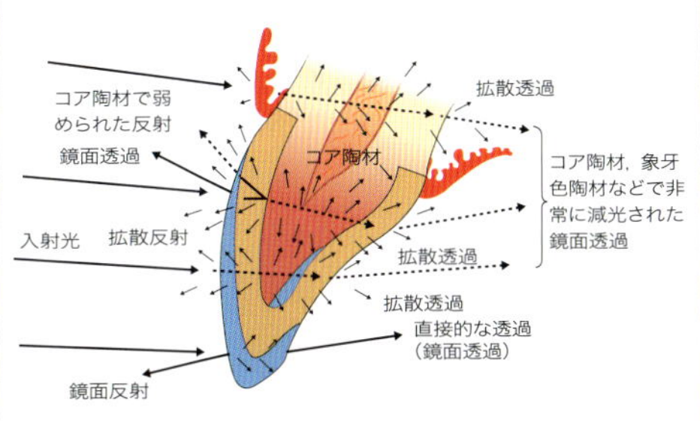

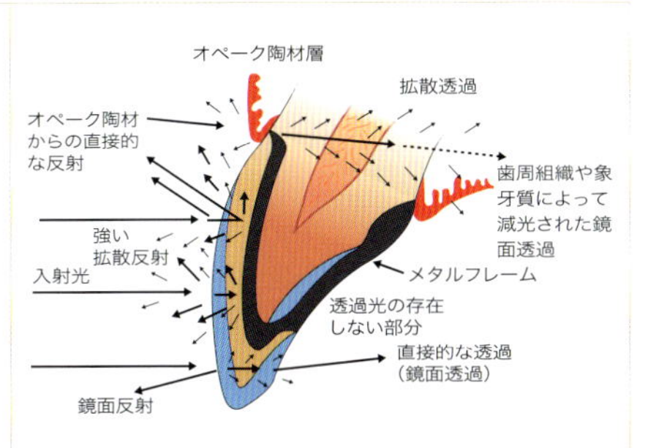

図 5～7　天然歯（図 5），オールセラミックス（図 6），メタルセラミックス（図 7）の光の反射と透過の違い[19]

臨床での実際

ケース1 薄い歯肉でも審美的なオールセラミックス[資料 1)]

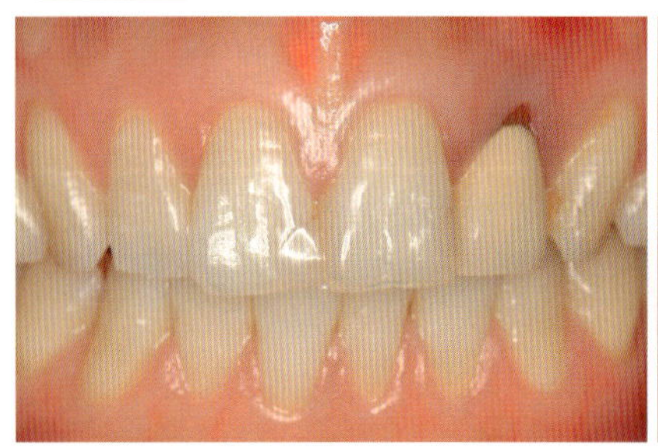
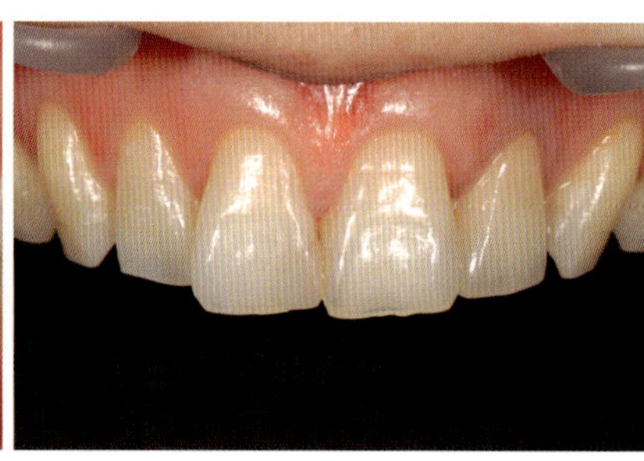

図8 主訴は |2 の審美改善．薄い歯肉でメタルセラミックスでは歯肉に影ができる可能性があるため，本症例ではジルコニアを選択しました

図9 術後．術前よりも歯肉と補綴物が調和して，より自然な感じになりました

ケース2 安定した色調を再現するメタルセラミックス[資料 1)]

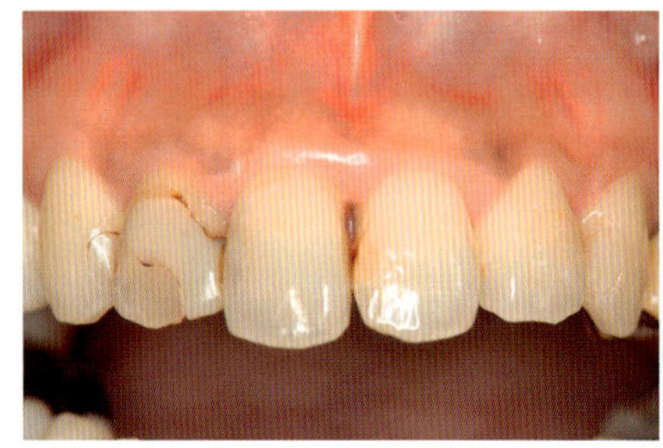
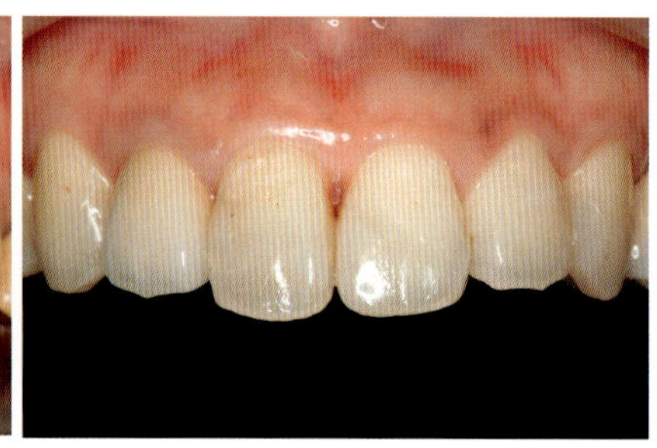

図10 主訴は 2| の審美改善．歯肉にも厚みがあり，歯肉退縮も起こりにくいタイプです．本症例ではメタルセラミックスを選択しました

図11 術後．メタルセラミックスはメタルが介在することで，支台歯の色やフレームの透過性に左右されず，安定した色調再現ができます

ケース3 少ないクリアランスに対応したオールセラミックス[資料 2)]

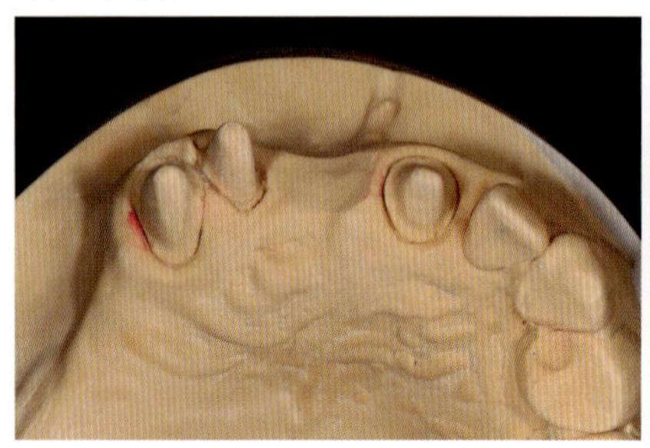
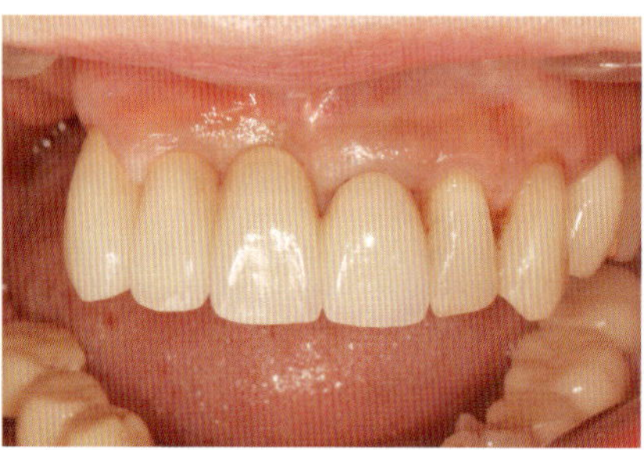

図12 歯周病や下顎前歯の突き上げにより，2| が前方移動．生活歯のため形成に限界があり，3| とも近接してクリアランスがないのがわかります．ここではジルコニアが有効です

図13 術後．支台歯の色調を活かした透過性のあるジルコニアフレームで，少ないクリアランスでも色調再現ができました

ケース4 接着ブリッジに有効なオールセラミックス[資料 2)]

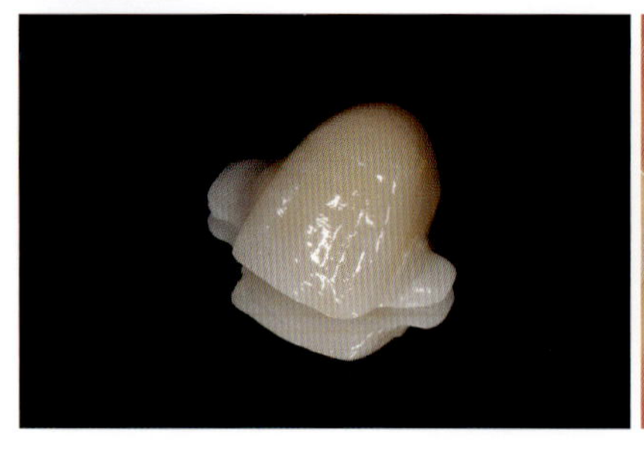
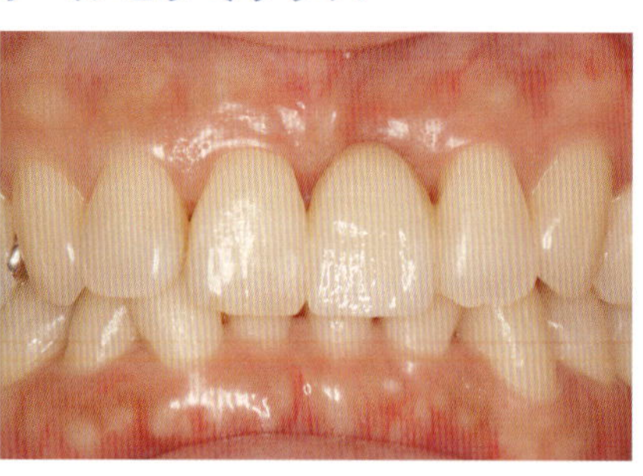

図14 |1 の喪失に対してジルコニア接着ブリッジで対応しました

図15 術後．隣接面はジルコニアが露出していますが，不自然な感じはありません．最小限の形成で効果的な補綴治療ができました

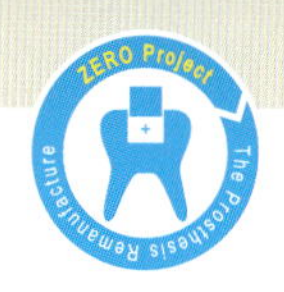

POINT 支台歯のシェードテイクを忘れずに[資料6)]

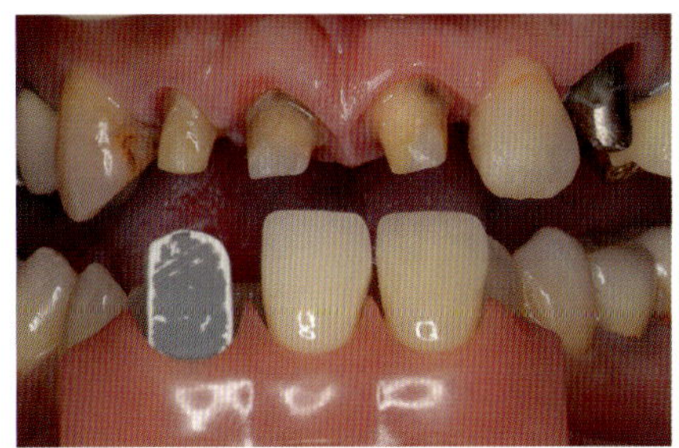

図 16 オールセラミックスの製作に必要な支台歯のシェードテイク．21|1 はファイバーコアで，|3 はメタルコアが入り支台歯の強い変色がみられます．

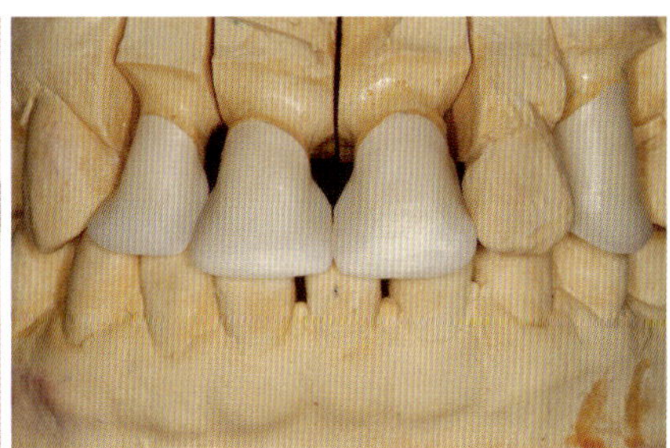

図 17 支台歯色の影響を受けにくい不透明なジルコニアフレームを選択．このケースでは破折防止のため，口蓋側は切縁までフレームを立ち上げています

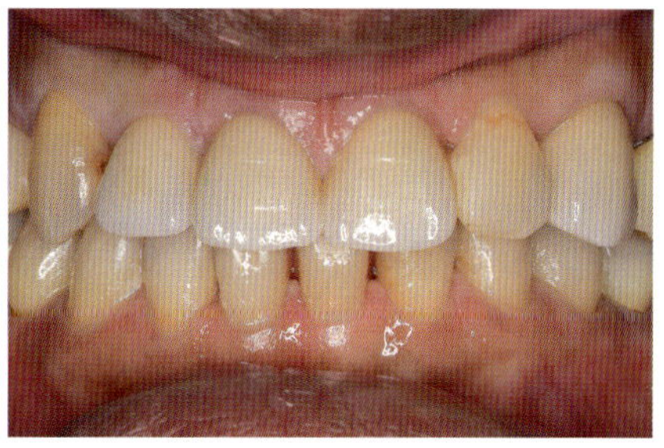

図 18 白めに仕上げてセット．同じオールセラミックスでも，症例によってラボサイドの作業工程や色調再現性が変わるのがわかると思います

オールセラミックスを選択する場合，審美性を高めるにも支台歯のシェードテイクを行ってください．それにより作業工程や色調再現性が変わってきます（図 16～18）．

ただ，補綴物は審美だけで決まるわけではありません．支台歯や咬合状態，口腔内にある他の補綴物との関係，将来的な予後なども踏まえて検討していきます．

その患者さんの要望や年齢，お口の状態を踏まえ，一番合ったものは何か，という視点を持つと，補綴治療の幅が広がっていきます．

！まとめ

1. オールセラミックスとメタルセラミックスの違いを知る

同じセラミック技工物でも，中に入るフレーム材料の違いにより，光の反射と透過が変わります．オールセラミックスは天然歯に近い光の特性を持つため，審美性に優れます．もちろん，金属アレルギーやメタルフリーへの対応も．

2. 支台歯や歯肉との関係性をみる

生活歯か失活歯か，レジンコアかメタルコアか，支台歯のクリアランスがあるかないか，歯肉が薄いか厚いかなども審美性に影響を与えます．条件によっては，メタルセラミックスでも審美性は確保できます．

3. 審美以外にも検討する要素がある

患者さんの口腔状況によっては，審美よりも強度や耐久性が必要なこともあり，メタルクラウンが最良の選択肢になることもあります．最終的な補綴は，歯科技工物の特性を踏まえた適切な診査診断の上で決まります．

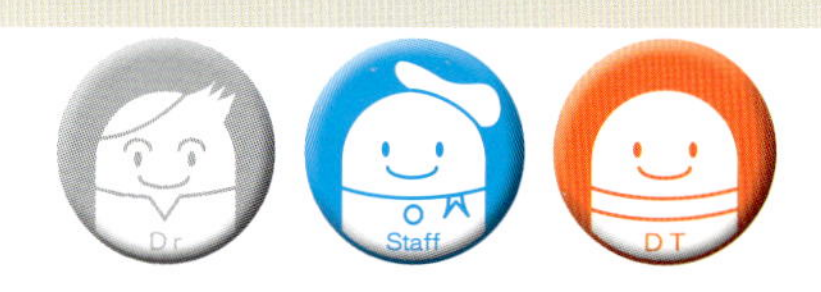

18 Laboside

自然な感じってどんな感じ!? —患者さんの要望を正確に把握する

前歯セラミック製作の依頼，技工指示書にはこう書いてあります．
—自然な感じでお願いします—

さっそく歯科技工士は，送られてきたシェードを確認します．
「この方の“自然”というのは？？」

口腔内写真を見ると，患者さんの歯は加齢変化で色が濃く，グレーがかっている．
ただ，ところどころにセラミックかレジンか，補綴している白い歯もあります．

……自然というのは患者さんの天然歯に合わせることかな？
……それともすでにセットされている補綴歯に合わせることかな？
……この前は，自然な感じを意識してステインをつけたら患者さん嫌がっていたなぁ．

考えれば考えるほど，患者さんの考える“自然”がわからなくなる歯科技工士．
具体的にどんな要望をしているのか，チェアサイドに確認してみることにしました．

「この方の“自然”というのは？？」
「すみません，そこまでは……．もう一度患者さんに来てもらいますか？」
「あまり患者さんに負担はかけたくないですし．とりあえずA3で作りましょうか」

代表的なA3，無難なA3，とりあえずA3．
この選択が患者さんの“本当に”求めているものか
どうかは，誰もわかりません……

色で迷ったら
とりあえず…
A3

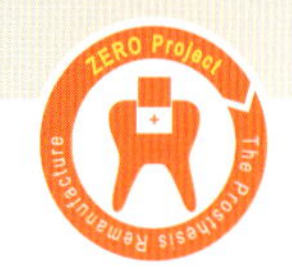

❗考えるポイント

患者さんの要望に対する基準設定

「自然な感じでお願いします」

シェードテイク時に患者さんの要望を伺うと，よく出る言葉です．直接お会いしていれば，その患者さんにとって自然な感じが何を指しているのかを，この時点から具体的にヒアリングできます．ところが，**コマーシャルラボとして仕事を受けていると，この“自然な感じ”というのがとても難しくなります．**

例えば，**図 1** のようなケースで自然な感じというのはどう考えますか？　加齢で天然歯の色が暗く濃くなっているのを自然と捉えるか，反対側の |1 と対称になるのを自然と捉えるか……．**図 2** のような臼歯咬合面の自然な感じはどうでしょう？　周りの歯と同じように溝にステインを再現するのが自然か，生えたての天然歯のような無垢の感じが自然か……．特に指示がないと，こうしたところで歯科技工士は悩みます．一方で**図 3** のケースでは，**患者さんの明確な希望と指示があったのでスムーズに製作に入ることができました（図 4）**.

せっかく補綴するなら患者さんに喜んでもらいたい……．患者さんの考える「自然」というのが何を指しているのか？　そこを探ってみましょう．

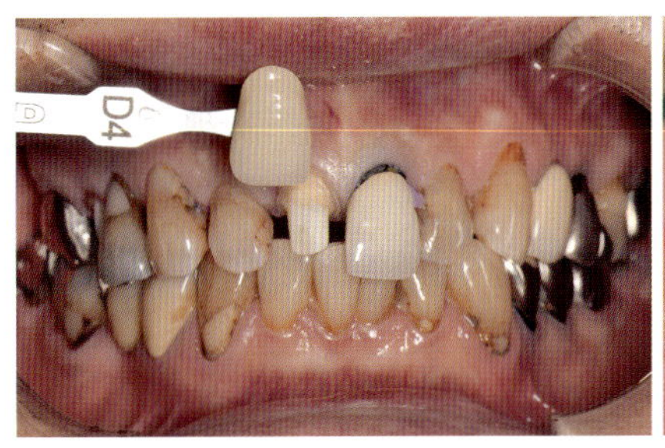

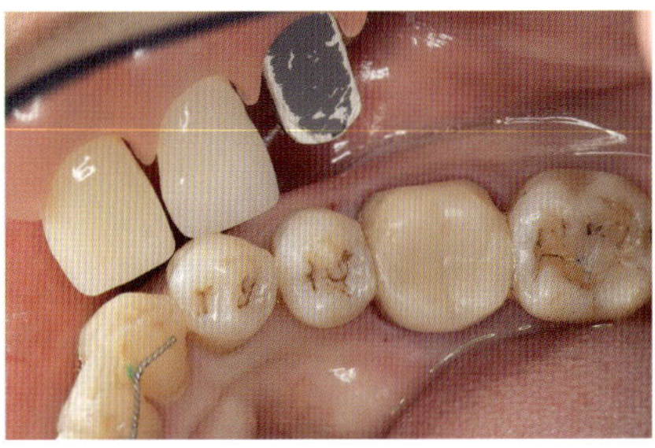

図 1　天然歯に合わせるか，反対側の補綴歯に合わせるかで雰囲気は全く異なります

図 2　咬合面の溝にあるステインを再現するかしないかも，患者満足度に関わってきます

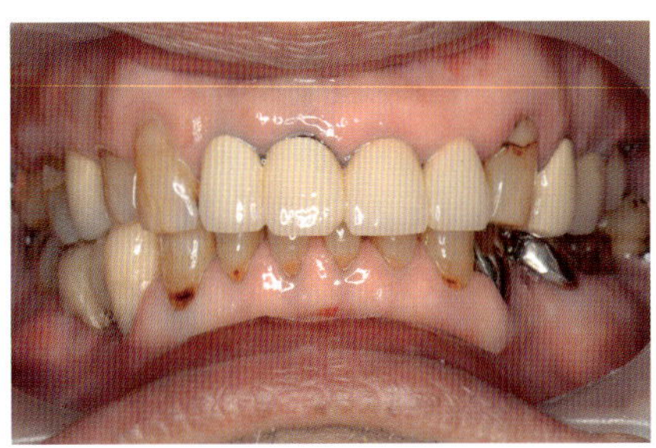

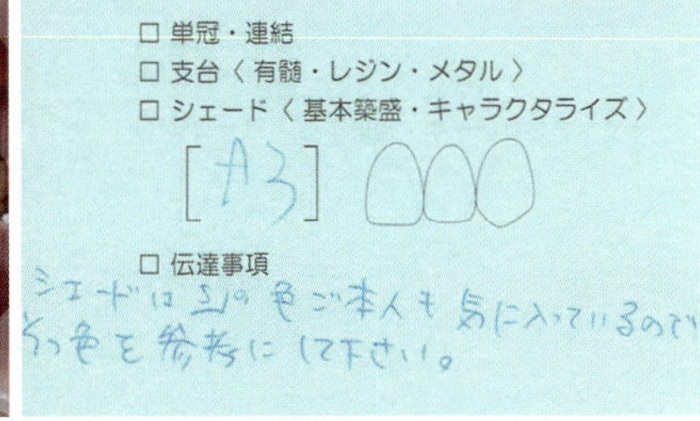
☐ 単冠・連結
☐ 支台〈有髄・レジン・メタル〉
☐ シェード〈基本築盛・キャラクタライズ〉
[A3]
☐ 伝達事項
シェードは③の色ご本人も気に入っているので
その色を参考にして下さい。

図 3　654| の製作依頼で添付された口腔内写真．すでに多数の補綴が入っていて，どの色に合わせるか迷うケースです

図 4　歯科技工指示書には，患者さんの希望が明記されていました．こうした指示があるとスムーズです

臨床での実際

ケース1 「自然な感じ」をこちらでイメージしたケース[資料1)]

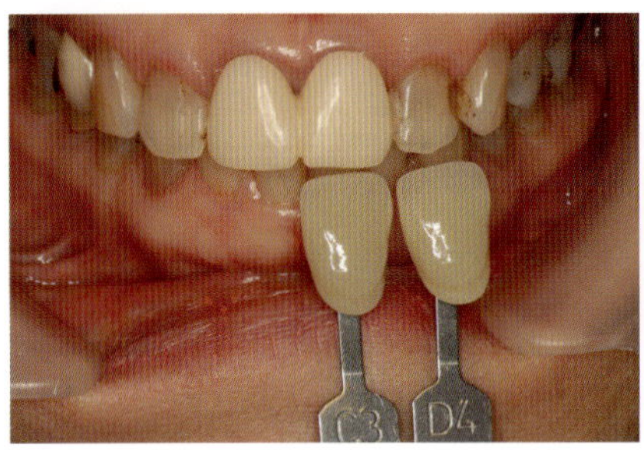

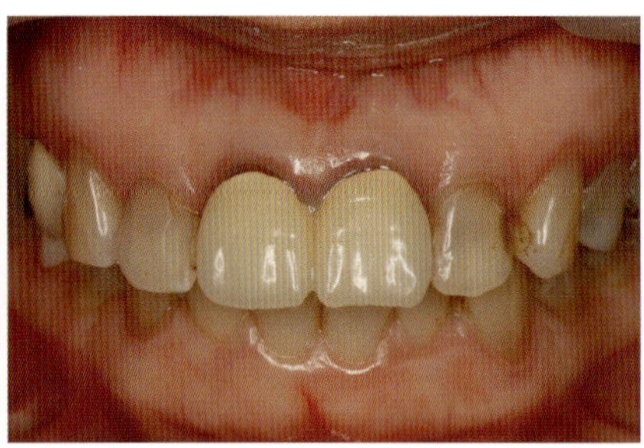

図5 「自然な感じ」という依頼で 1|1 の製作．テトラサイクリン系の歯で自然とは何か？色を合わせれば合わせるほど患者満足度が上がらない，というケースになりそうな予感です

図6 患者さんの要望としては，「前に入れていた歯の感じ」ということでした．前に入れていた歯というのが，術前のこの写真です

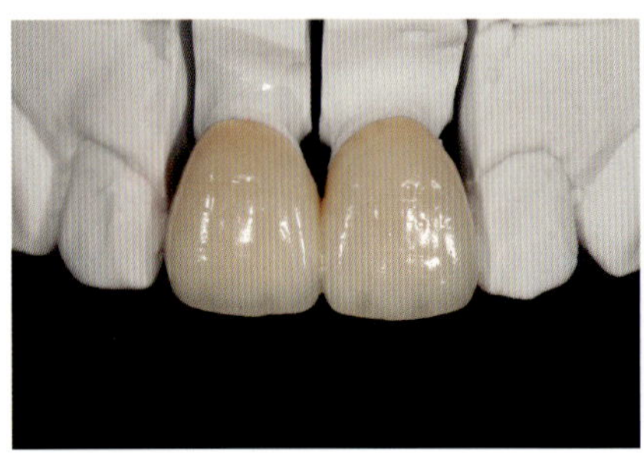

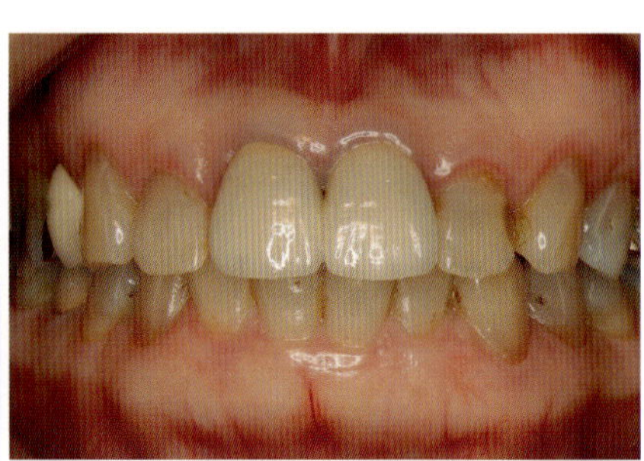

図7 この患者さんの自然な感じというのは，周りの歯に合わせることではない，ということがわかったので，患者さんのもつ茶系をベースに白くしました

図8 術前の色味とは異なりますが，患者さんには「より自然になった」と喜んでいただけました．色に対して感覚的なことがわかります

ケース2 「自然な感じ」を修整しながら対応していったケース[資料6)]

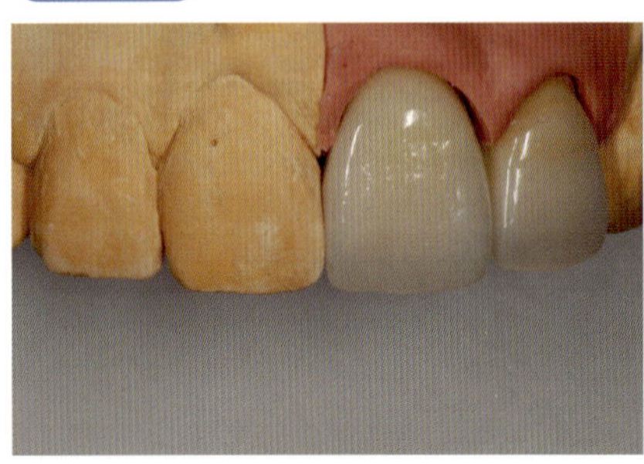

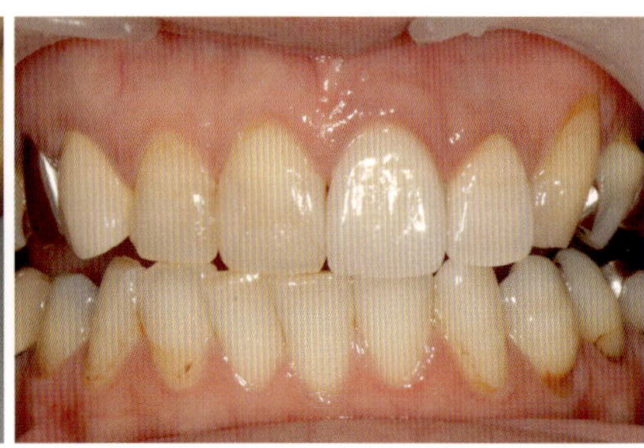

図9 |1 2 の製作依頼．この場合の「自然な感じ」では，反対側同名歯に合わせますが，患者さんによっては白めを希望されることもあります

図10 試適．下顎前歯の白さを意識しすぎて，思っていたよりも白くできてしまいました．患者さんからも「もう少し自然な感じで」とお願いされました

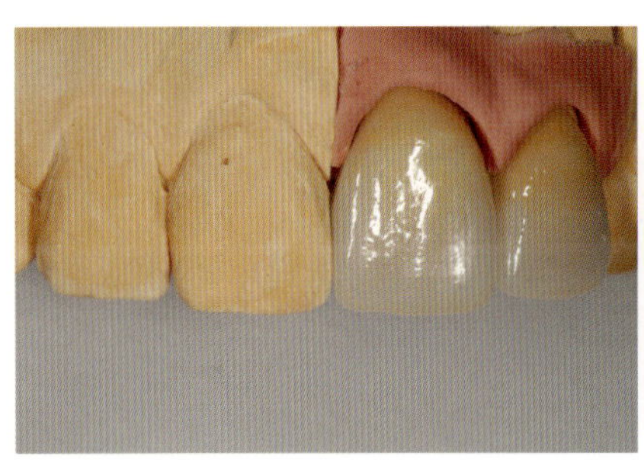

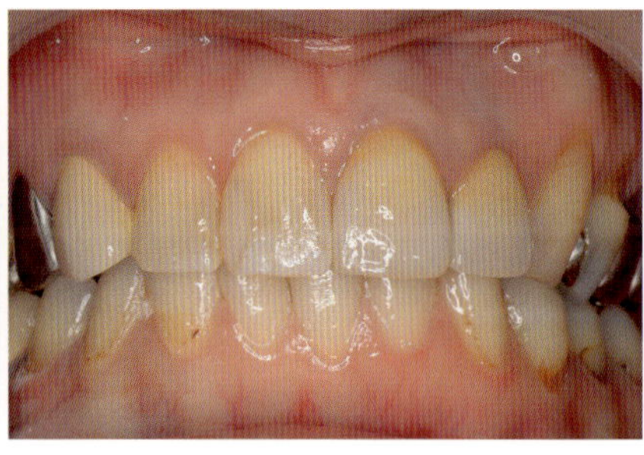

図11 ステイニングで色を追加．クラウンの色を足すのは容易ですが，引くのは大変な作業のため，白めに製作して必要があれば修整する，ということをチェアサイドとラボサイドで共有しています

図12 セット．対話距離ではわからない範囲で色は合いました．ところが，しばらくして患者さんから「もう少し白くしたい」との要望があり，最終的にステイニングを研磨して色調整をしました

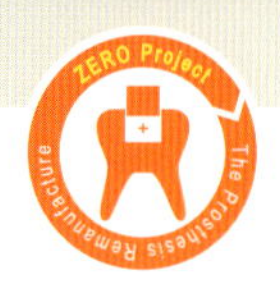

POINT チェックシートを作ろう

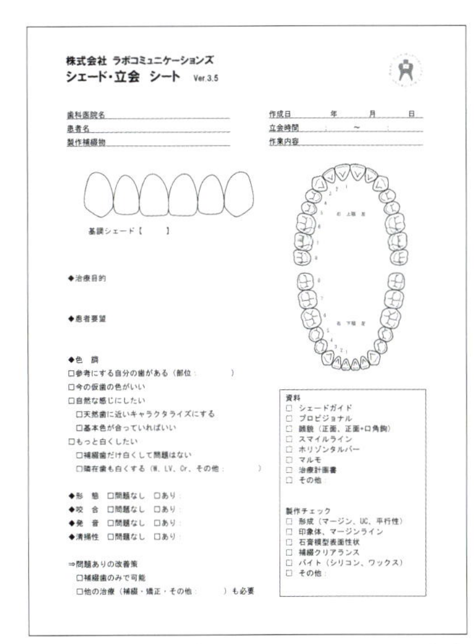

株式会社 ラボコミュニケーションズ
シェード・立会 シート Ver.3.5

歯科医院名
患者名
製作補綴物
作成日 年 月 日
立会時間 ～
作業内容

基調シェード【 】

◆治療目的

◆患者要望

◆色 調
□参考にする自分の歯がある（部位： ）
□今の仮歯の色がいい
□自然な感じにしたい
□天然歯に近いキャラクタライズにする
□基本色が合っていればいい
□もっと白くしたい
□補綴歯だけ白くして問題はない
□隣在歯も白くする（W、LV、Cr、その他： ）

◆形 態 □問題なし □あり：
◆咬 合 □問題なし □あり：
◆発 音 □問題なし □あり：
◆清掃性 □問題なし □あり：

⇒問題ありの改善策
□補綴歯のみで可能
□他の治療（補綴・矯正・その他： ）も必要

資料
□ シェードガイド
□ プロビジョナル
□ 顔貌（正面、正面+口角鉤）
□ スマイルライン
□ ホリゾンタルバー
□ マルモ
□ 治療計画書
□ その他：

製作チェック
□ 形成（マージン、UC、平行性）
□ 印象体、マージンライン
□ 石膏模型表面性状
□ 補綴クリアランス
□ バイト（シリコン、ワックス）
□ その他：

図 13　筆者の使用しているシェード立合シート．補綴物製作に必要な基準をチェックシートのようにして，資料の漏れがないようにしています

これまでの経験として，自然な感じというのは，いわゆる陶器のような白さではなく，人工の歯とはわからないけど白っぽくてきれい，というのを指していることが多いです．ただ，ケースを見てもわかるように，患者さんの求める「自然な感じ」はいろいろあり，実際に試適してみないとわからないこともあります．

そのなかで，できるだけ患者さんの要望を把握するために一つの基準を設けます．お勧めは，**今入っている仮歯を基準に「この歯より白いほうがよいですか？　自分の歯に合わせたほうがよいですか？」という質問．患者さんと一緒に鏡を見ながら確認するとわかりやすいです．**

また，補綴治療として一つ付け加えたいのはホワイトニングやラミネートベニアの可能性です．患者さんによっては，求めている自然な感じの根底に，自然に白くきれいになりたい，という願望もあります．

参考までに筆者の使用しているシェード立会シートを提示します（**図13**）．自然な感じを一歩踏み込むと，患者さんの満足度も高まるのではないでしょうか．

❗まとめ

1. 患者さんの歯を基準に，色の要望を聞く

シェードガイドを並べて患者さんに色の要望を聞くこともありますが，最終的にはご自身の歯を基準に確認していきます．その方が，患者さんも判断がつきやすいですし，歯科技工士にとってもわかりやすいです．

2. チェックシートを作る

患者さんにヒアリングする項目をチェックシートにしておくと，要望を把握しやすくなります．これはシェードだけに限りません．

3. 「修整も必要」ということを患者に伝えておく

たとえ患者さんの要望がわかっても，それを再現できるかどうかは別です．場合によっては何度も修整したり，イメージ通りにならないこともあります．それを患者さんに事前に伝えておくことで，「腕が悪い」ではなく「一生懸命やってくれている」になります．こちらの思いも正しく伝えていきましょう．

検証3 模型からみるフルジルコニアの予後

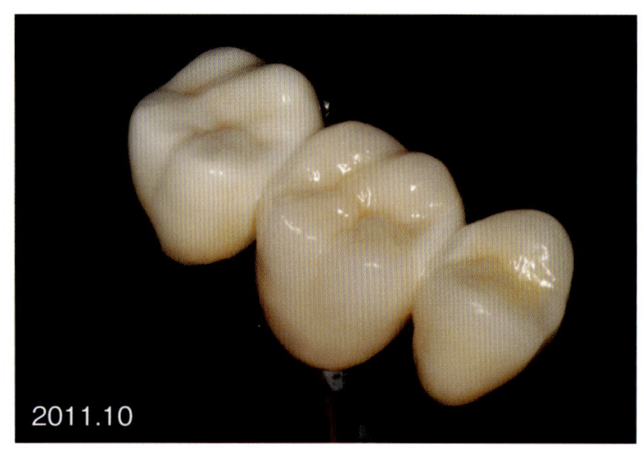

図1　2011年10月に製作したジルコニアブリッジ．|56は頬側，咬合面にセラミックを築盛，|7はフルジルコニアにグレーズペーストで仕上げました

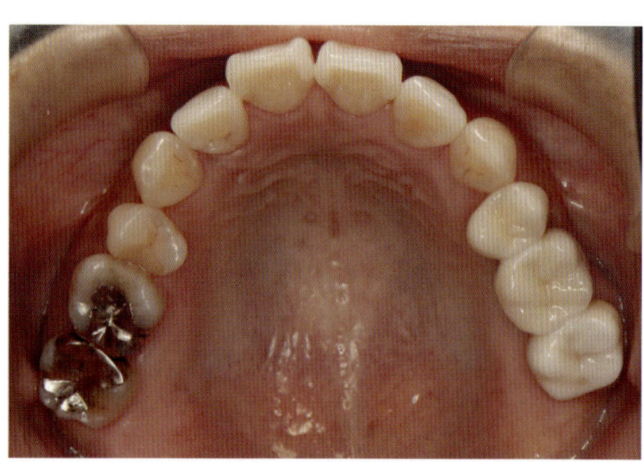

図2　|567にジルコニアブリッジをセットした直後の口腔内写真

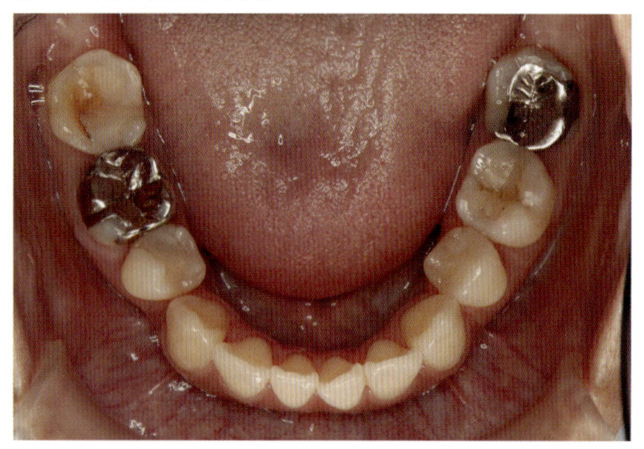

図3　対合歯．臼歯部を中心にファセットが強く，強度と審美性の確保でジルコニアを選択しました

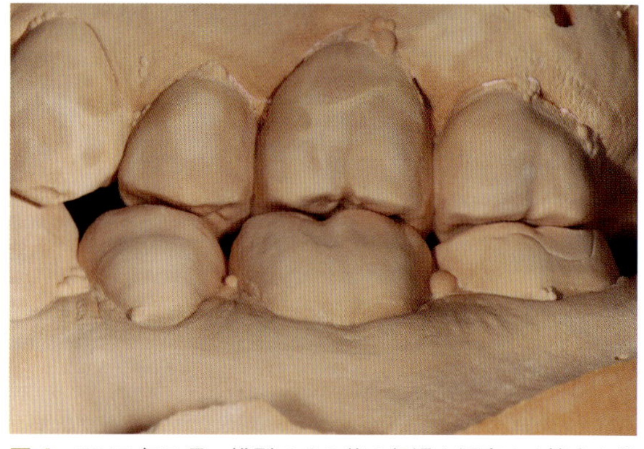

図4　2017年7月，模型でその後の経過を観察する機会を得ました．経過模型の咬合状態．上下接触箇所のファセットを見ていきます

セラミックやジルコニアは対合歯への影響が話題になりますが，実際にどうなっていくのか気になりました．そこで，2011年10月に製作したジルコニアブリッジ，|56は頬側，咬合面にセラミックを築盛，|7はフルジルコニアにグレーズペーストで仕上げたものを観察します（**図1**）．

図2はブリッジをセットした直後の口腔内写真です．**図3**の対合を見ると臼歯部を中心にファセットが強く，左上7のクリアランスも少ないことから，強度と審美性の確保でジルコニアを選択したという経緯があります．このブリッジの経過を観察する機会を得たのが2017年7月，セット後に他部位の治療で送られてきた石膏模型です（**図4**）．**石膏模型は歯牙の摩耗を観察しやすく，補綴物の予後をみる一つの資料として活用できます．**

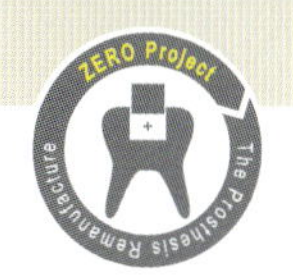

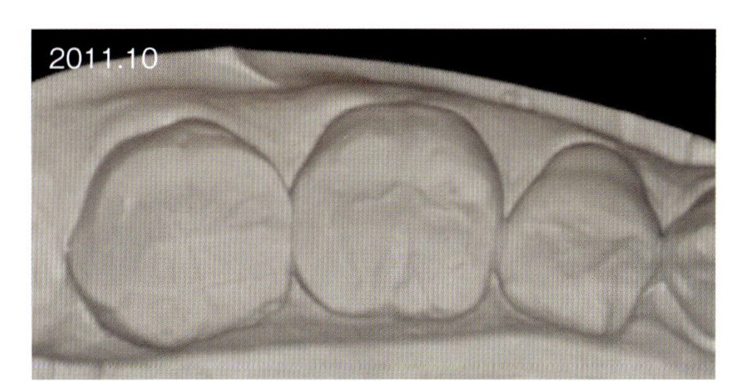

図5　ジルコニアブリッジ製作時の対合模型

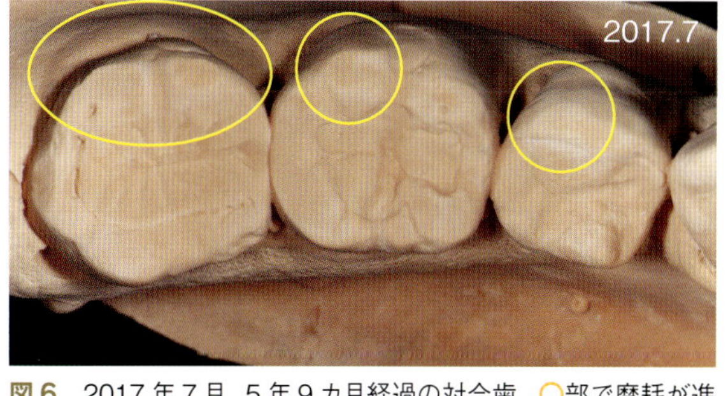

図6　2017年7月，5年9カ月経過の対合歯．○部で摩耗が進んでいるのがわかります

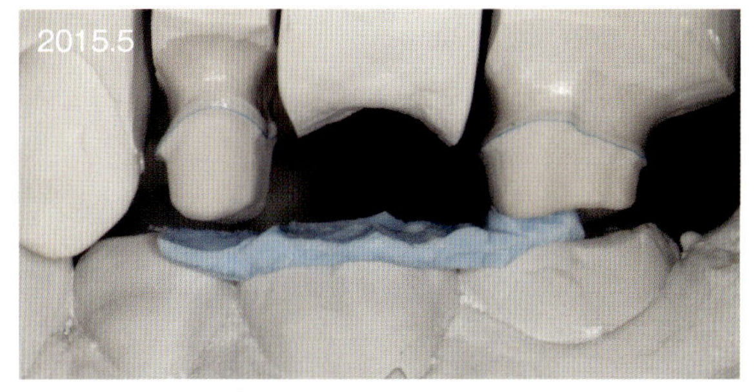

図7　ジルコニアブリッジ製作時に撮影したマウントの状態．バイトが介在しているので見えにくいですが……

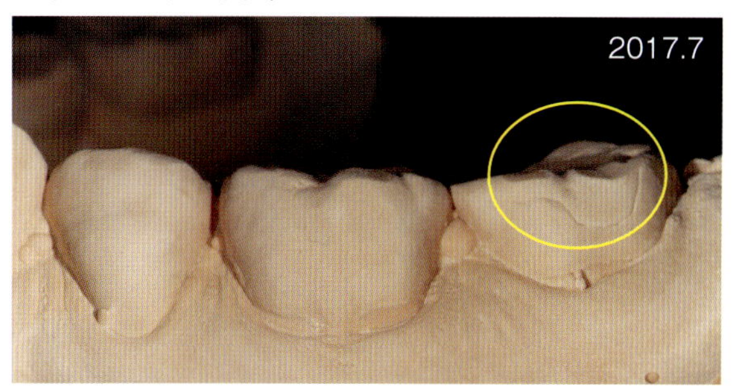

図8　図7と比較すると○部で摩耗が見られます．図6と合わせてみると，⌊56より摩耗しているのがわかります

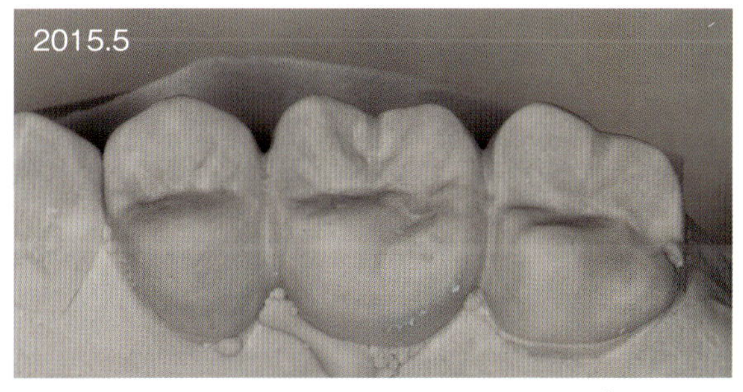

図9　2015年5月，3年7カ月経過のジルコニアブリッジ．反対側の治療で対合歯としてきた模型です

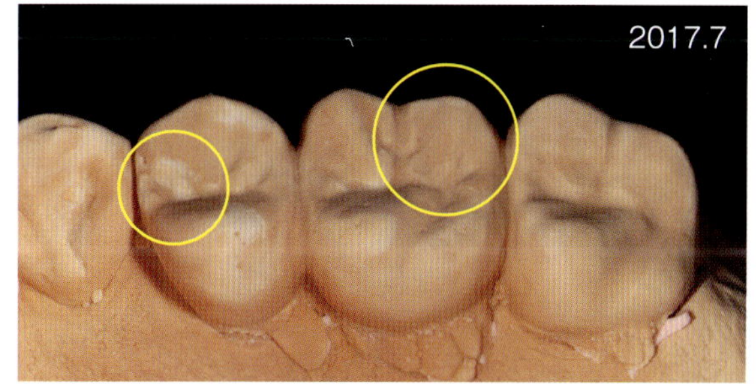

図10　図9から2年2カ月の経過で，セラミックの○部で摩耗が進んでいるのがわかります

製作時の対合模型（**図5**）と経過模型（**図6**）で比較すると，頬側咬頭を中心に摩耗が進んでいるのがわかります．頬側から見ると，⌊7 遠心頬側咬頭の比較ができ，⌊56 よりも強く摩耗が進んでいるように見えます（**図7，8**）．反対側も摩耗が進み補綴に至ったときに得た模型が**図9**です．この模型上のジルコニアブリッジと経過模型（**図10**）で比較すると，セラミック部で摩耗が進んでいます．

これらの観察から，このケースでは天然歯とセラミックは摩耗，ジルコニアは摩耗していないことがわかりました．ジルコニアは研磨度によって対合歯の摩耗は変わると言われていますが，**全体的に摩耗が進んでいるときに，そこだけ経年変化がないというのは将来的にどうなるのか？　口腔内で咬合調整が必要になったとき研磨ができるのか？**

セラミックやハイブリッドレジンなども，製作方法や表面性状によって対合歯の摩耗は変わりますし，今後出てくるであろう新しいマテリアルでも，同じような議論が起きると思います．だからこそ，丁寧に観察をしていきたいですし，チェアサイドとラボサイドが情報共有できる環境が大切だと感じています．

19 Chairside その笑顔に違和感がある？ ―顔貌と歯列の関係をチェックする

今回のケースは上顎前歯の 3┼3.
長年使っていたそうですが，歯肉が退縮して審美が気になっていたところに，二次齲蝕がいくつか見つかったので，今回やり直すことになりました．

形成・印象はスムーズにいきました．
シェードテイクも，歯科技工士さんに聞いた内容をマニュアルにしてバッチリ！
患者さんの歯の色に対する希望もしっかり聞きました．
これをラボに送って，技工物の完成を待ちます．

製作された補綴物は口腔内にセットしてみると，歯肉とも調和してとても自然です．
患者さんも思わず笑みがこぼれました．

患者さんがさっそく家に帰って家族に見せると，みんな「きれいだね」と言ってくれます……，ちょっと首を斜めにしながら……
「え？　なんか気になる？」
「歯はとってもきれいなんだけど……．なんか，斜めに見るとちょうどよいような……」

洗面台に立ってあらためて鏡の前で見てみると……
なんか歯が曲がっている感じがする！？
それとも口が曲がってる？　アレ？

なんだろう？　この違和感……

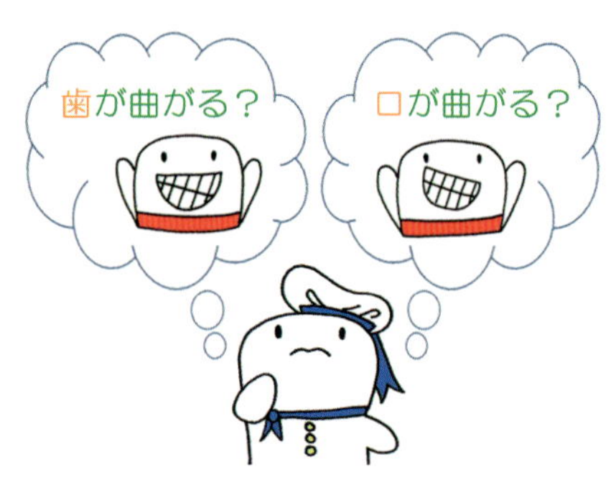

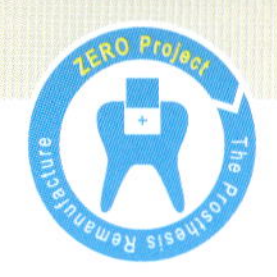

❗考えるポイント

審美性に関わる顔貌と前歯の関係性

人間にとって美しい比率といわれるものに，「ゴールデンプロポーション」「黄金比」があります．これを歯科に当てはめると，前歯は 1.6：1：0.6 の比率が，顔貌は 1/3，1/2 の比率が一つの指標になります（**図1，2**）．

とはいえ人の顔はいろいろ，必ずしもこの比率があてはまるわけではありません．**それ以上に重要な要素は，顔貌に対する正中や歯軸，咬合平面の調和です．図3，4**を見ると，それぞれに前歯が補綴されていますが，正中や平面がずれているため少し違和感があります．

ここでは，前歯補綴で顔貌の情報をどう活用しているか，実際の症例をみていきましょう．

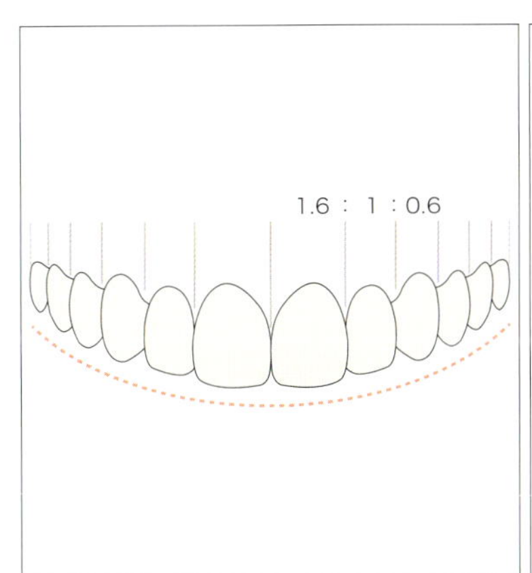

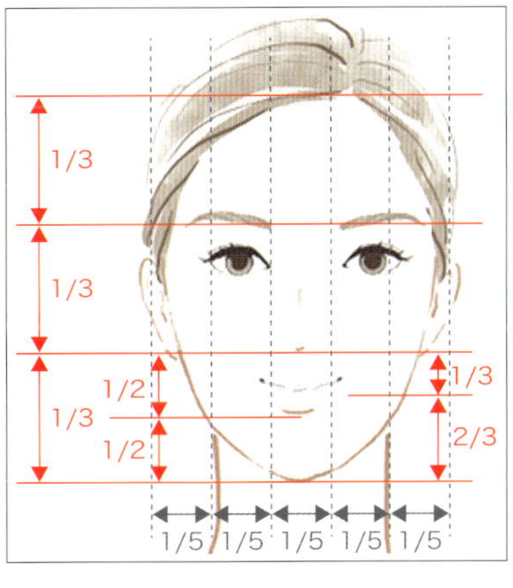

図1　歯列の黄金比．正面から中切歯と側切歯と犬歯を見たときの見え方が 1.6：1：0.6 となる比率です

図2　顔貌の比率．1/3，1/2 比率で目や鼻，口が配置されます．このバランスは審美性だけではなく，咬合などの機能性にも関わってきます

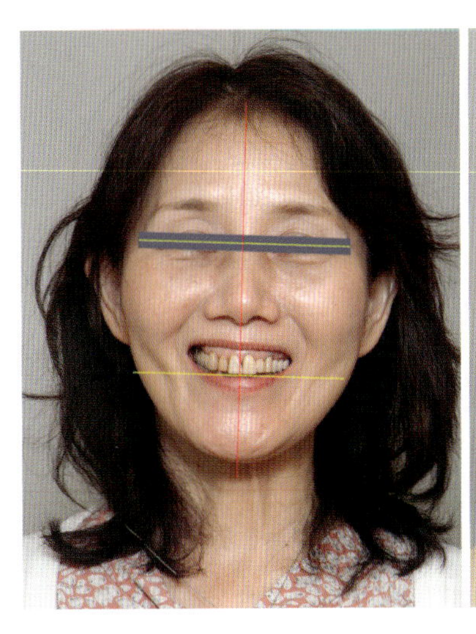

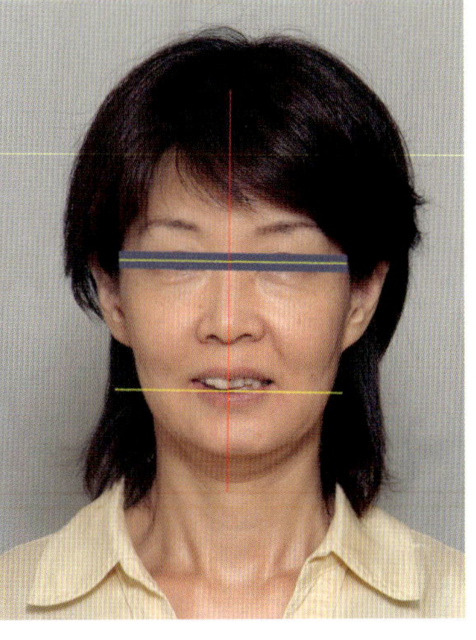

図3　1|1 が補綴されていますが，顔貌と前歯の正中，歯軸がずれているため，少しゆがんでいるように見えます[資料1)]

図4　2 1| が補綴されています．顔貌と正中は合っていますが，アイラインを基準にした平面と前歯切縁が合っていないため，凸凹しているように見えます[資料1)]

臨床での実際

ケース1 口唇と顔貌を参考に歯軸を修整[資料7)]

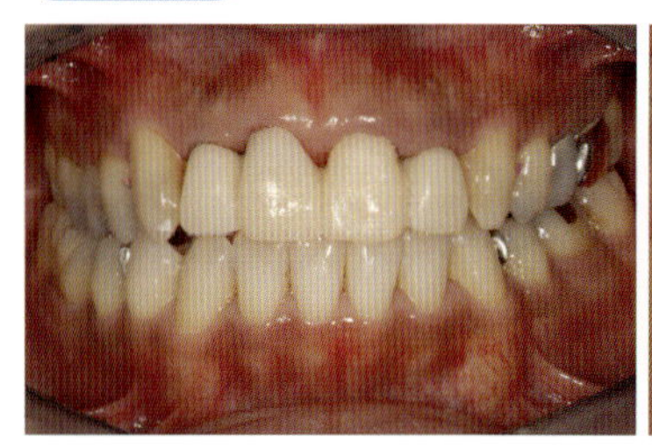

図5 2+2 の補綴治療．シェードテイク時に撮影する正面観で，仮歯の入った状態．この写真では歯軸のズレはわかりません

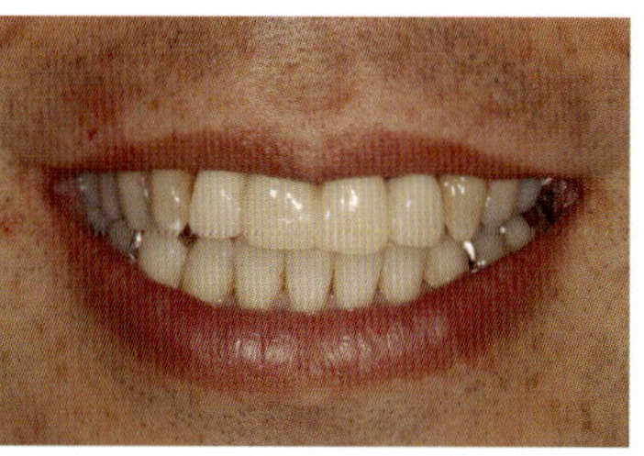

図6 スマイルラインとして口唇を記録すると，上唇に対して |1 2 の切縁が左下がりで斜めになっているように見えます

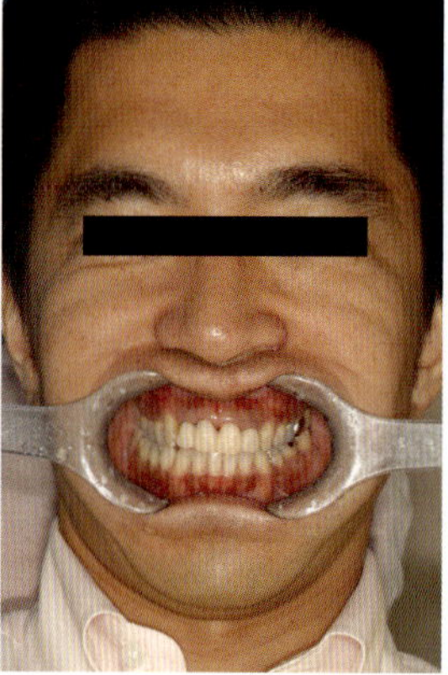

図9 口角鉤を入れた状態で顔貌を撮影すると，正中や歯軸，咬合平面の関係がわかりやすくなります．顔貌に対して仮歯の歯軸がずれているのが確認できました

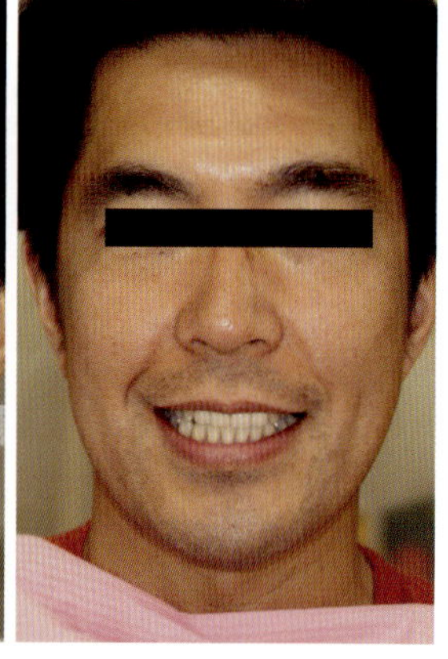

図10 補綴物セット後の顔貌．全体的な調和をとることができました

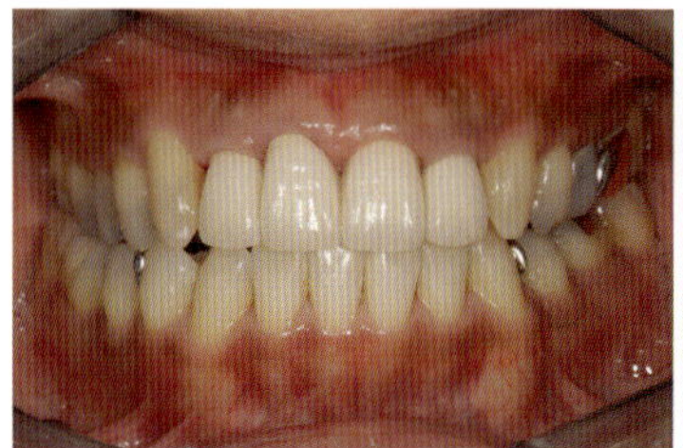

図7 口唇との調和を意識して補綴物製作．なお，シェードに関しては下顎前歯をホワイトニングし，その色よりも白めに製作しています

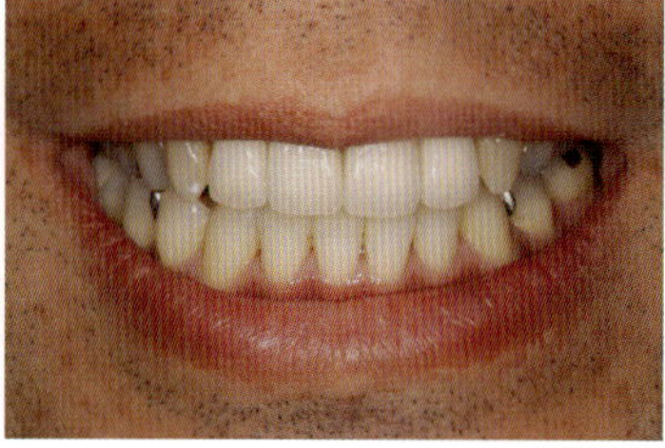

図8 補綴物と上唇の関係．図6と比較すると，前歯がスマイルラインと調和しているのがわかります

ケース2 参考模型と顔貌を比較して咬合平面を決定[資料6)]

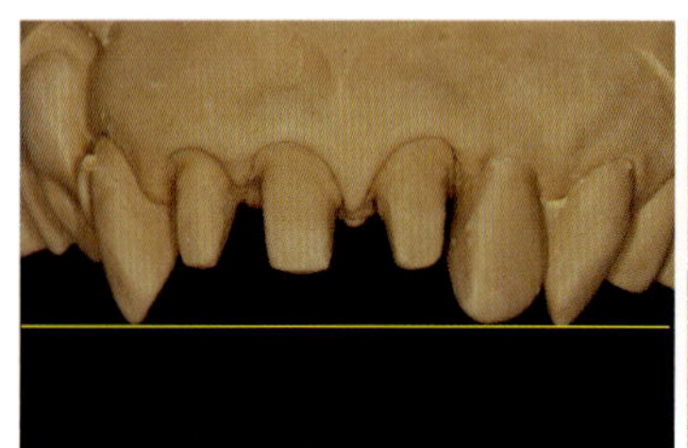

図11 2+1 の補綴治療．模型だけで咬合平面を判断すると，3|3 の尖頭を合わせた平面（黄ライン）が一つの基準になります

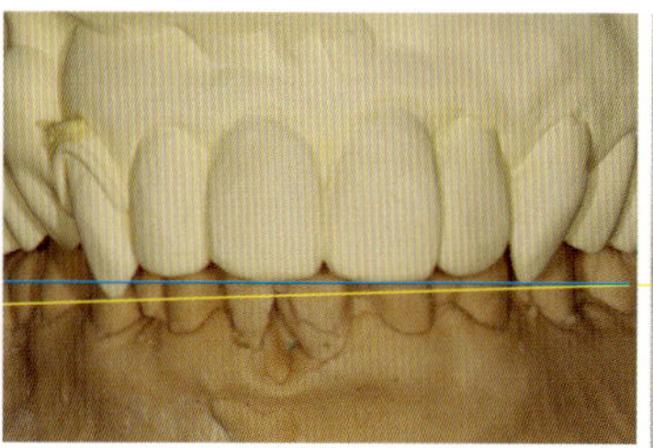

図12 仮歯の入った参考模型の正中，切縁を基準にすると青ラインになり，図11の黄ラインと異なるのがわかります

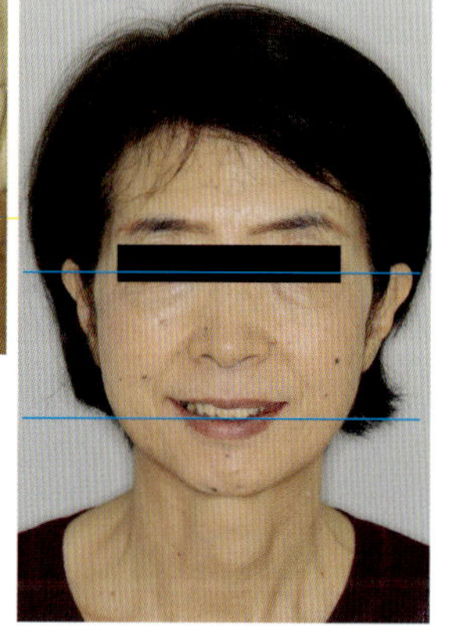

図13 図11と図12のどちらの咬合平面が正しいのかは模型だけでは判断がつきません．そこでスマイルラインの確認ができる顔貌を見てみると，アイラインに対して図12の平面が平行なのがわかります．つまり，本ケースでは参考模型の平面を正確に再現することが大切になります

補綴物製作時において，口腔内写真は重要な資料となりますが，前歯補綴の全体的な調和を得るためには，スマイルラインと顔貌を記録することが有効です．

また，ケース2のように，仮歯の入った参考模型は立体的に歯軸や咬合平面を観察できるため，写真と合わせることで，より効果的な資料となります．

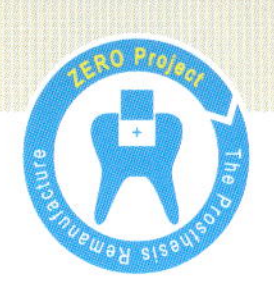

POINT 義歯でも写真記録が有効

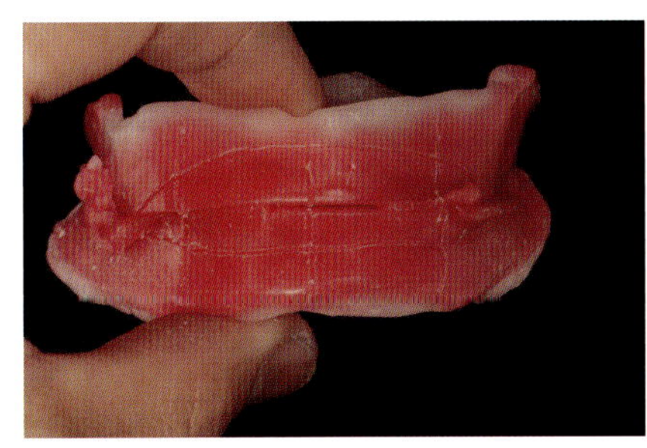

図 14 咬合床で咬合採得時記入された正中線．ラボはこれを基準に排列をしていきます[資料 10-3)]

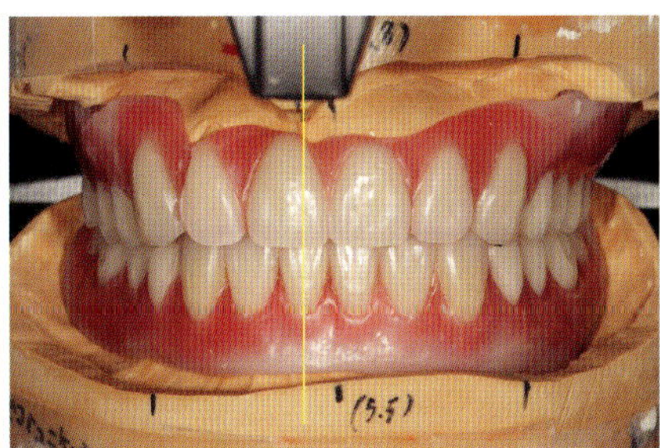

図 15 排列試適で正中線のずれを指摘されました．黄色が咬合床正中線．再排列は負担の大きい作業です[資料 10-3)]

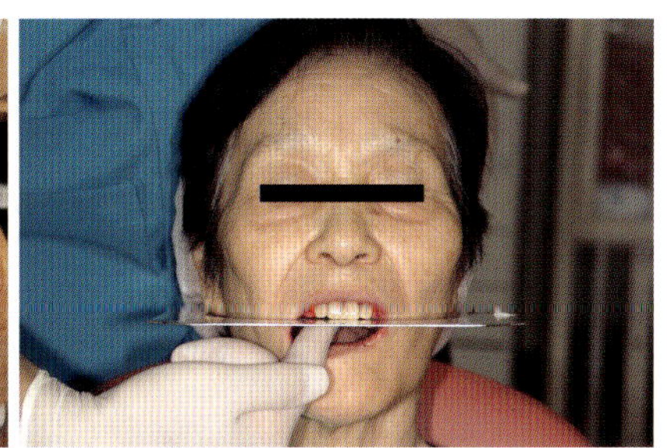

図 16 咬合床でチェックした平面と正中は顔貌写真と合わせることで，ラボサイドに正確な情報を伝えることができます[資料 8)]

義歯においても顔貌と正中のズレはよくあります．咬合床で咬合採得するときに正中を蠟堤に記入しますが，これが顔貌と調和しているかラボでは判断できません（**図 14, 15**）．ですから，咬合床で正確に正中を合わせるというよりも，現状と顔貌の関係を写真で記録するほう正確にラボサイドに情報が伝わります（**図 16**）．

正中や咬合平面が顔貌と調和していないと，顔が曲がって見えてしまいます．もちろん，顔貌自体が曲がっていることもあるので，最終的には術者のバランス感覚も必要かもしれませんが，これは審美性だけでなく，機能性をみていくことにもつながります．

❗まとめ

1．前歯の審美性は顔貌との調和が必要

審美性は歯の色と形にばかり目がいきがちですが，顔貌との調和も重要なファクターです．

2．口腔内と顔貌の関係を記録

歯軸や咬合平面と顔貌の関係は，スマイルラインやその顔貌写真があると判断しやすくなります．Laboside 16 で紹介したシェードテイクの流れで撮影しましょう．

3．歯軸や咬合平面との調和は機能性も高める

機能性の一つとしても，歯軸と咬合平面の関係が大切です．審美性を高めることが機能性を高めることにつながり，機能性を高めることが審美性にもつながります．

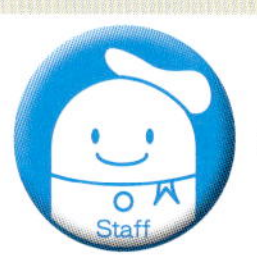

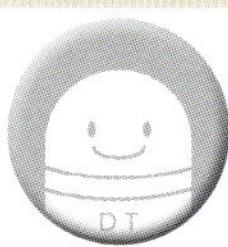

20
Laboside

その技工物は何を基準にしている？—模型から口腔をイメージする

咬合崩壊が著しいケース，全顎的なクラウンブリッジを製作するときがあります．
今回は補綴設計，仮歯からラボサイドと協議して進めることになりました．
今日はそのディスカッションです．

「依頼した全顎の仮歯，きれいになったって患者さんも喜んでいましたよ．それでね，今患者さんの口腔内で様子を見ているんだけど，どうも窮屈そうなんだよね」
「窮屈ですか！？　それはどういうことでしょうか？」
模型上で作業を進める歯科技工士には，患者さんの窮屈という意味合いがよくわかりません．

「一つは舌のスペースかな．もう少し広い方がよい感じがしていて」
「支台歯の位置関係もあって，これ以上舌側のスペースを広げられるのですか？」
「最終的には支台歯形成を追加したり，補綴物の種類でも対応できませんか？」

歯科医師からの言葉にハッとする歯科技工士．
最初からケースに携わるというのは，こちらの提案も含まれるのか……

「なるほど．そうすると形態が変わってきますよね？　清掃性はどうなりますか？」
「そこは患者さんと歯科衛生士との相談かな」

話していると，いろいろと自分の足りないところが見えてきました．
ラボサイドだけではわからない臨床の奥深さも見えてきました．
ここからが本当の臨床かもしれません．

新しいことを知るって楽しい！

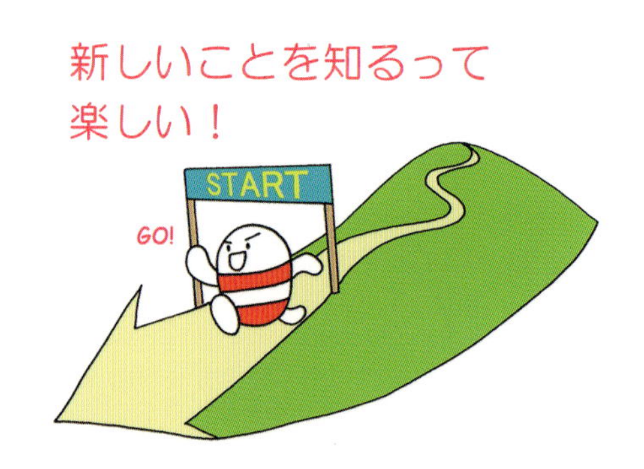

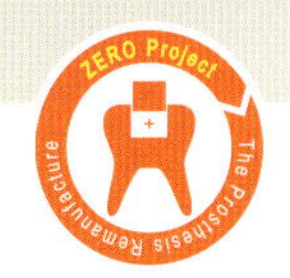

！考えるポイント

模型上の指標と仮歯模型の活用

例えば総義歯の排列．全く歯がない状態で何を基準に歯を並べるのでしょうか？　前歯の位置は？　舌房の広さは？　歯の大きさは？　咬合関係は？　細かく考えていくとわからないことがたくさんあります．

総義歯に関しては，これまでのデータを蓄積して平均値化された規格模型があります（**図 1**）．これは，**歯がなくなっても比較的変化の少ないといわれる歯肉頬移行部や上顎後縁のハミュラーノッチ，下顎後縁のレトロモラーパッドが指標（ランドマーク）となります．**この指標で製作された模型を基準に，歯の位置を決めて排列するのが基本となり（**図 2**），クラウンブリッジやインプラントであっても，天然歯と補綴物の咬合平面や歯列のバランスをとるためにはこの基準が役に立ちます（**図 3，4**）．

ですが，これは一つの基準です．歯の位置を決めるためには役に立ちますが，実際に口腔内でどのように機能するのかまではわかりません．次に参考にするのが，最終補綴を踏まえた仮歯（プロビジョナル・レストレーション）とその模型です．

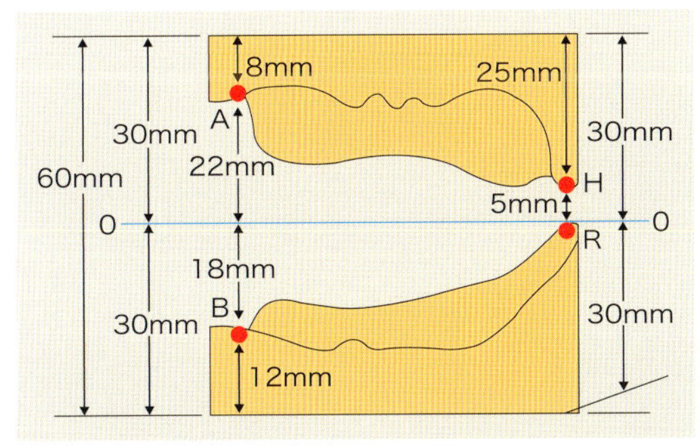

図 1　規格模型の寸法．A，B：歯肉頬移行部，H：ハミュラーノッチ起始部，R：レトロモラーパッド上縁，を指標に仮想咬合平面を設定します[20]

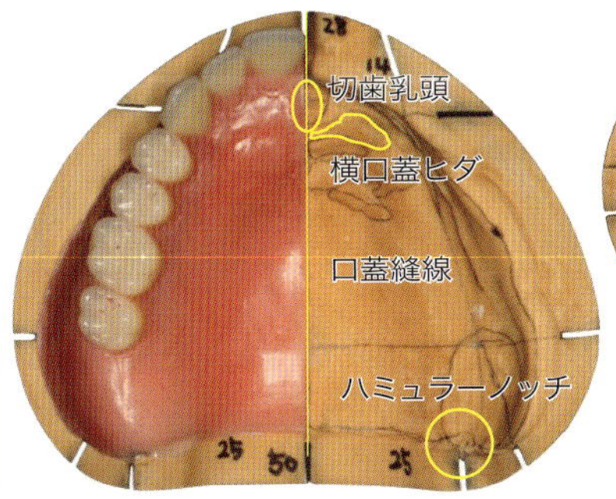

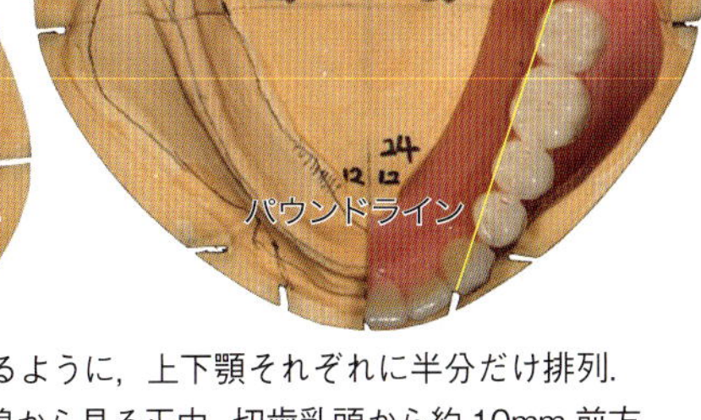

図 2　ランドマークと排列の関係がわかるように，上下顎それぞれに半分だけ排列．代表的な基準として，切歯乳頭と口蓋縫線から見る正中，切歯乳頭から約 10mm 前方に中切歯切縁，横口蓋ヒダの約 2.0mm 唇側方向に犬歯歯頸部，下顎犬歯近心隅角とレトロモラーパッドの舌側面を結ぶパウンドラインなどがあります[資料 10-4]

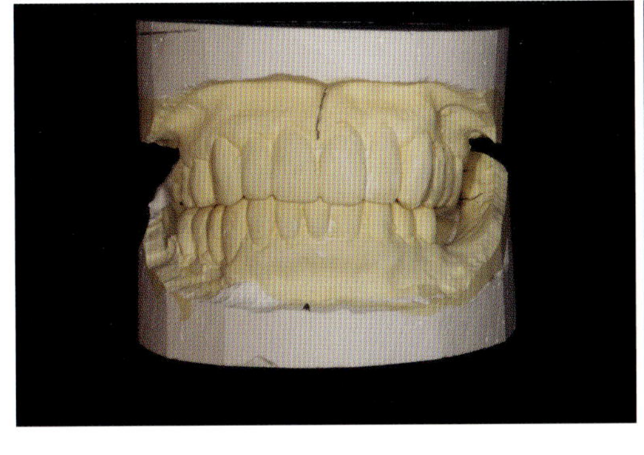

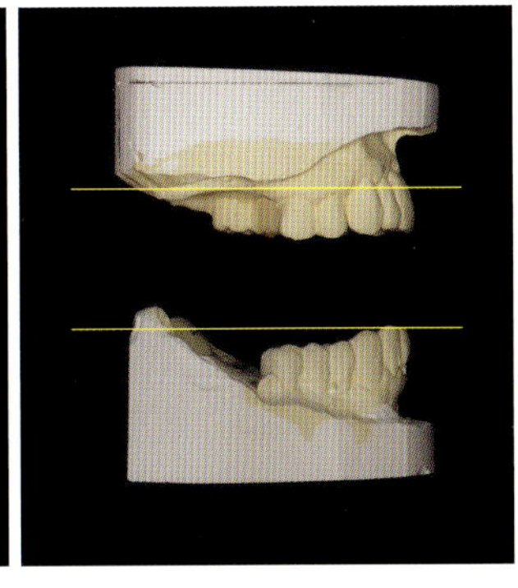

図 3　規格模型を踏まえてチェアサイドで台付けされたスタディモデル．一定の基準をもとに情報を共有すると，ディスカッションの精度が高まります

図 4　ラボサイドでは模型上のランドマークを基準に排列チェック．このケースでは上顎の HIP 平面と下顎の仮想咬合平面を参考に，下顎臼歯部の挙上と咬合を検討しました

臨床での実際

ケース1 顔貌写真と模型のランドマークを基準に仮歯をつくる資料1)

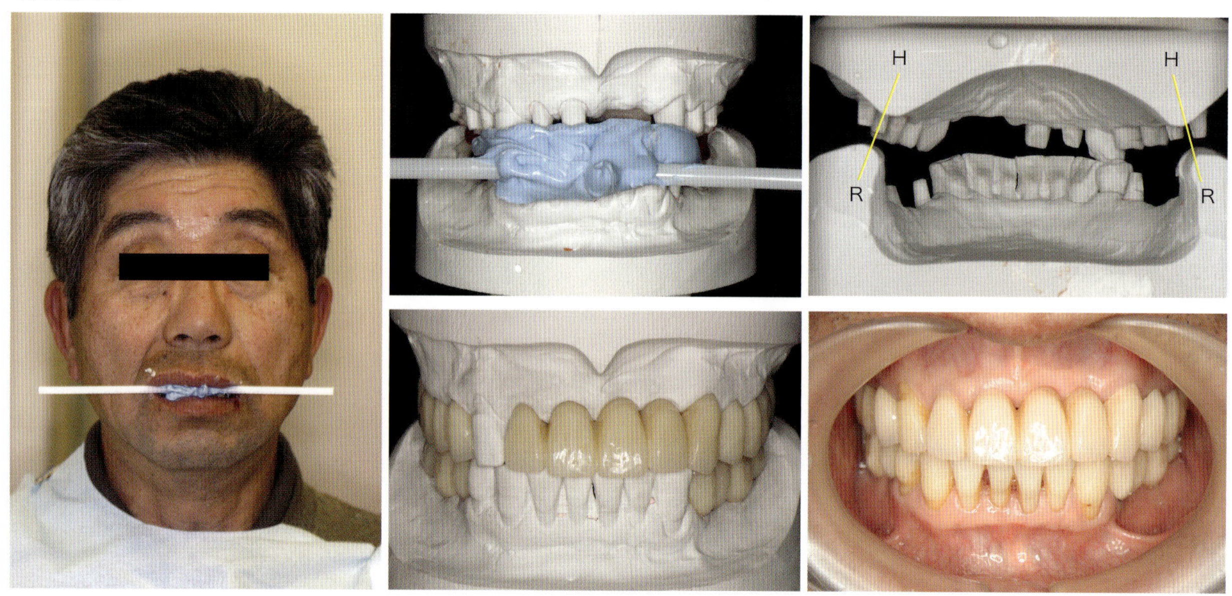

図5〜9　クラウンブリッジにおける全顎補綴で仮歯（プロビジョナル・レストレーション）を製作するケース．咬合採得時には，歯軸や咬合平面の参考となる顔貌写真とともに，ホリゾンタルバーを付与することで基準が一つ増えます．また，ハミュラーノッチ（H）とレトロモラーパッド（R）の関係性など，咬合器だからこそ観察できる基準も合わせて仮歯を製作することで，適切な評価や修整をすることができます

ケース2 模型のランドマークと仮歯を基準に最終補綴物をつくる資料6)

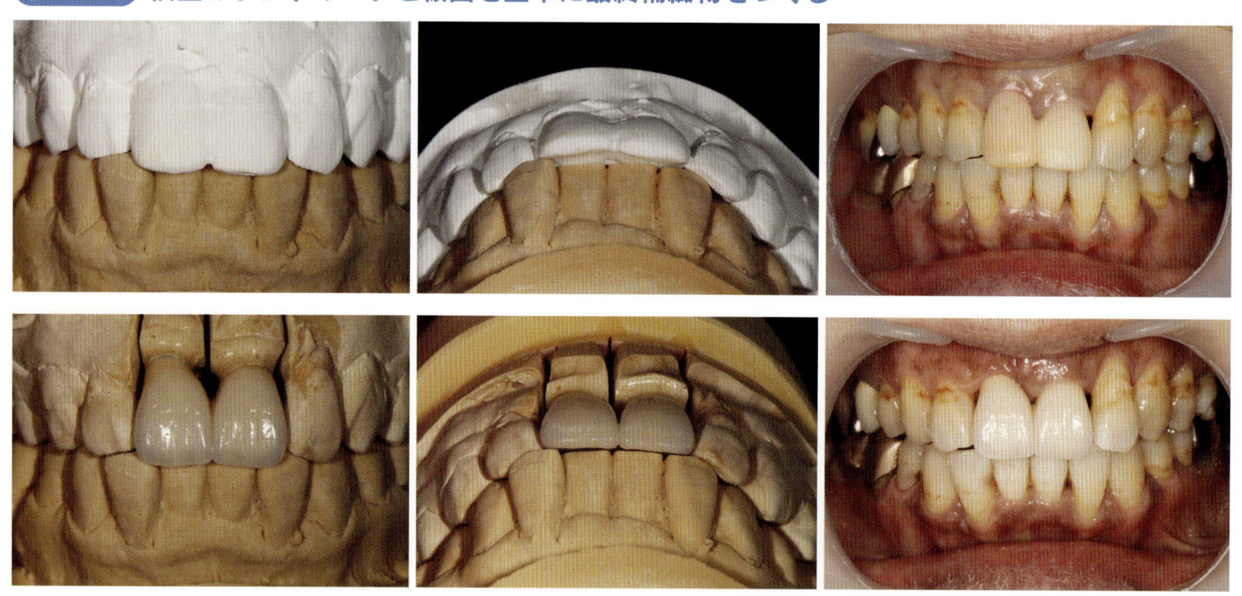

図10〜15　前歯 1┼1（上段：仮歯，下段：メタルセラミックス）．参考模型にある仮歯の切縁ラインが合っているかどうかは，模型のランドマークを参考にしました．このケースでは仮歯の切縁ラインは左下がりと判断，それを補正するようにクラウンを製作しています．一方で，切縁の長さ，正中の位置，機能面（口蓋側）形態は，この仮歯を再現することができました．この仮歯が何を意味しているのか，テンポラリー・レストレーションなのかプロビジョナル・レストレーションなのか，もしくはその中間かで，製作の参考にする要素が変わります

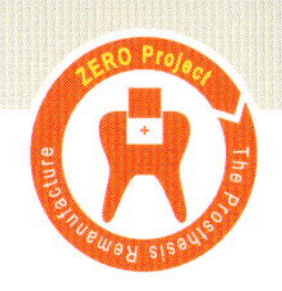

POINT ランドマークをきちんと再現する

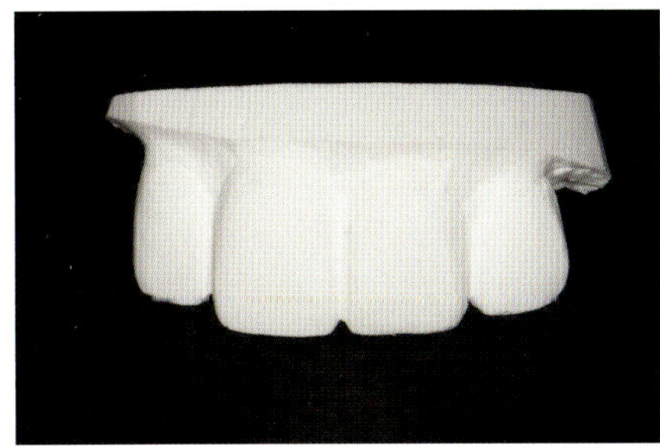

図 16　前歯形態の参考として送られてきた模型．歯列や全体との関係がわからないため，あまり参考になりません

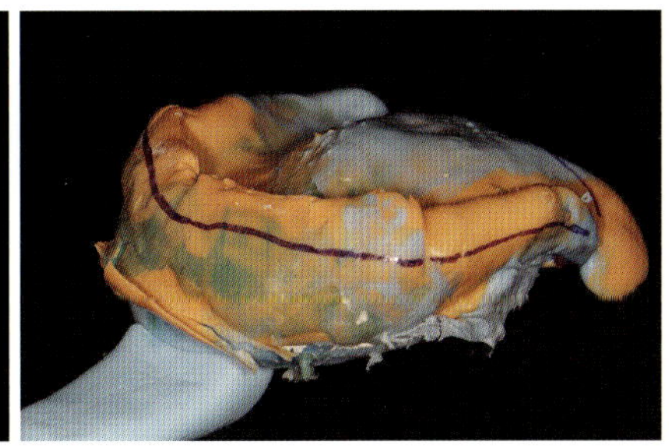

図 17　義歯の印象では，ランドマークを確実に覆うように石膏を注ぎます．覆う目安として，ラインを記入しておくと確実性が高まります

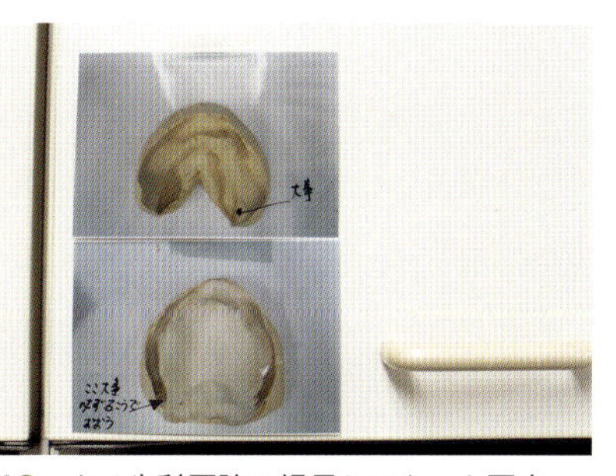

図 18　ある歯科医院で掲示してあった写真．模型の重要な部分をスタッフと共有することで，印象に注いだ石膏が足りない！　というエラーを防ぐことにつながります

歯科技工士は，模型上にあるランドマークを基準に作業用模型を製作し，参考模型の仮歯を基準に口腔内に調和した形態や機能を観察して，最終的な補綴物を製作していきます．直接患者さんを見ることが難しいラボだからこそ，さまざまな基準を駆使して補綴物を製作するため，ランドマークが印象されていない，意図の伝わらない模型は参考になりません（**図 16**）．過不足ない模型にする工夫（**図 17，18**）とともに顔貌写真や口腔内写真があることで，情報が立体的に，カラーで伝わることがわかると思います．

！まとめ

1. 模型の基準となるランドマークを知ろう

模型のランドマークとしてハミュラーノッチ，レトロモラーパッド，歯肉頬移行部があると，そこを基準に仮想咬合平面に合わせた模型を製作することができ，排列や形態の精度が高まります．

2. 必要なランドマークは模型で再現する

印象の辺縁ぎりぎりに位置するランドマークは，しっかり石膏で覆うようにしますが，覆いすぎると印象から模型を外せなくなるのが難しい……．石膏を注いで模型を外す，までを一連の作業として練習をすると感覚がつかめてきます．

2. 仮歯の入った参考模型を用意する

模型だけではわからない患者さんの口腔内の状況を表す仮歯は重要な基準になります．その仮歯が何を意図しているのかがラボサイドに伝わると，技工物製作時に何を参考にするのかがわかります．

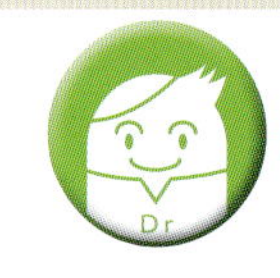

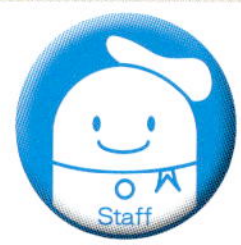

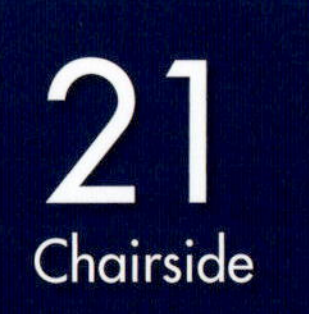

ラボサイドに何を伝えたらよいのだろう？—患者固有情報の伝達について

「なるほど，奥歯のかぶせ物は金属を使わないものが良いのですね．」

|7 の補綴治療，患者さんは審美性と金属アレルギーを避けたいという思いで，メタルフリーの補綴物を希望されました．

口腔内を見ると，多少咬み合わせが強そうな感じです．
セラミックはチッピングなどのトラブルが気になるのですが，咬合面もジルコニアにしたら大丈夫かもしれません．
技工指示書にはいつものように“オールセラミックス”と書いてラボに発注．

さて，ラボに技工指示書と模型が届きました．
最近はオールセラミックスにもいろいろ種類があり，先生のオーダーによって使い分けていますが，業務は忙しく，半ば自動的に選択してしまうこともあります．

「えーと，オールセラミックスか……あの先生ならジルコニアかな．前は咬合面にセラミックを築盛してたな」

チェアとラボのやりとりも慣れてくると，技工指示書に記載する内容もどんどんシンプルになりますが，思わぬところでエラーが出てきてしまうものです．

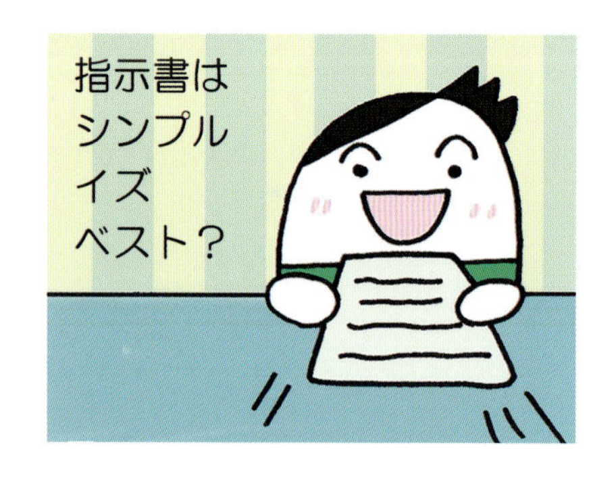

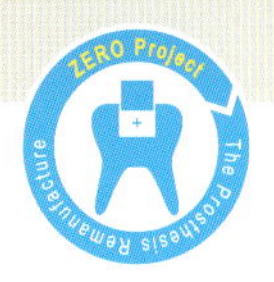

❗考えるポイント

技工指示書を活用したコミュニケーション

チェアサイドとラボサイドで最初に情報共有されるのが歯科技工指示書です．ベテラン歯科医師と歯科技工士の間では，阿吽の呼吸でやりとりがどんどんシンプルになっていきますが，すべてがその通りではありません．マテリアルの進化にともない，同じマテリアルでも，製作方法によって審美や強度が変わってくるため，症例によって使い分けていく必要があり，情報の共有と適切な指示が必要になります（**図 1，2**）．

同じように，**患者さんの固有情報をラボサイドと共有することは大切です．例えば，隣接コンタクトの強さは患者さんによって違いますし，清掃性や咬合，隣在歯によって求められる歯冠形態も変わります**（**図 3〜6**）．

ここでは筆者の臨床を通じて，補綴製作で技工指示書を活用したケースをいくつかみていきましょう．

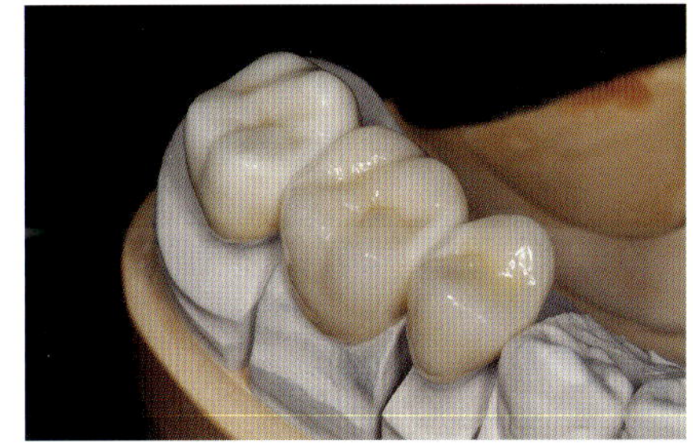
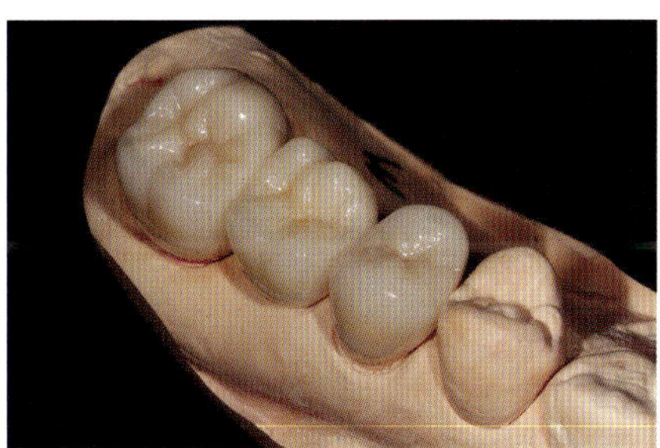

図 1，2　両者ともジルコニアフレームで製作した|567 ブリッジです．図 1 は，まだジルコニアが臨床応用され始めた頃で，|56 は咬合面にセラミックを築盛して審美性を確保しました．図 2 は，ジルコニアフレーム自体にカラーリングができるようになったため，強度を優先して咬合面はすべてジルコニアです．マテリアルの進化によって単純に「オールセラミックス」という指示では伝わらなくなってきました

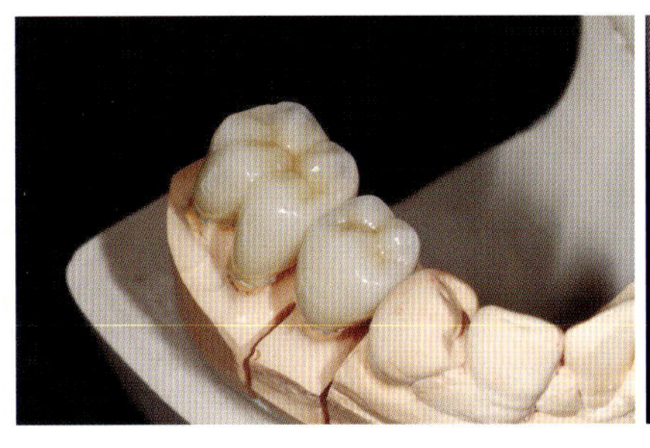
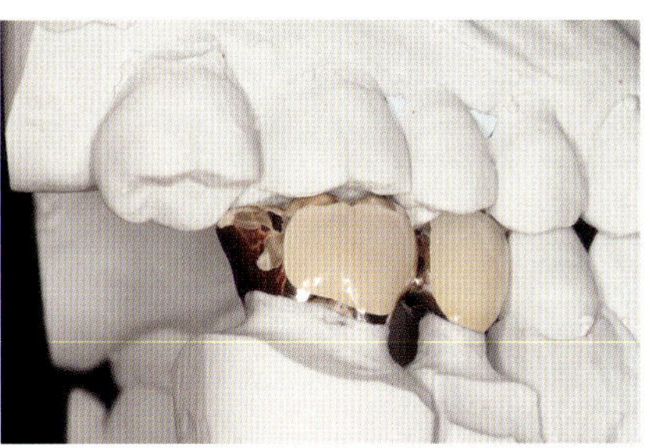

図 3，4　図 3 は 6| は頬側の根分岐部の立ち上がりをフルーティング形状にするか，通常の歯冠形態にするか，患者さんや歯科衛生士の指導方法によって検討する必要があります．図 4 は，7| に少しでも咬合接触させるために 6| の咬合面形態を遠心に伸ばしています．どちらも事前に打ち合わせが必要なケースです

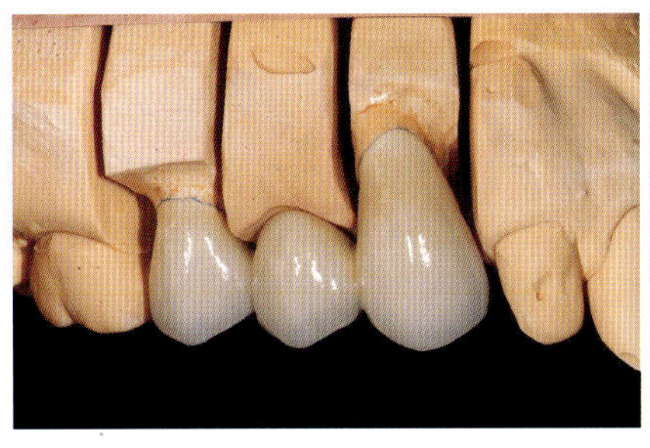
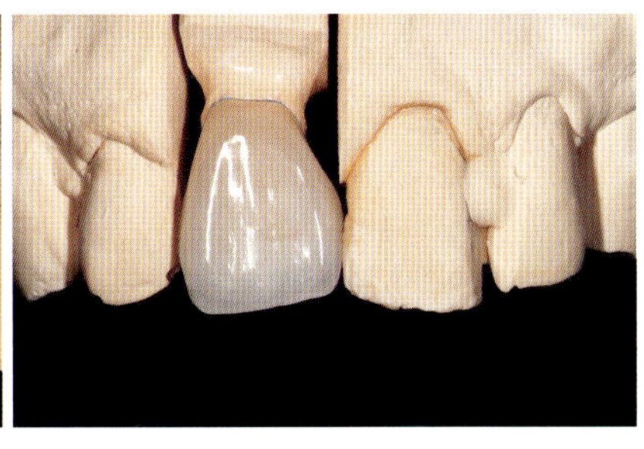

図 5，6　図 5 の 2| は矮小歯で，技工物で近心コンタクトさせるか迷いました．図 6 の 1| は反対側に比べて近遠心径が広く，近心コンタクトの形態に多少の無理がありますが，口腔内ではもともと正中離開していたとのこと．こうしたケースでは，事前に指示があるとラボサイドは助かります

臨床での実際

ケース 1 清掃性に関すること

図 7 ⌊566 の前装冠製作です．技工指示書には⌊6 の連結，歯間ブラシでの清掃，前装部に関するフレーム形態などの指示がありました

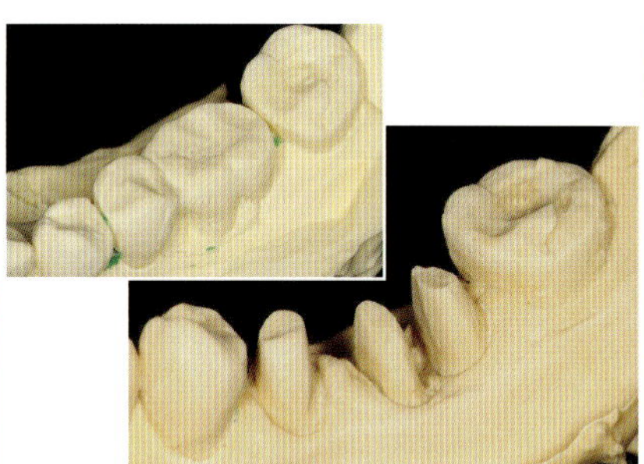

図 8 ⌊6 はヘミセクションで作業用模型だけみると，大臼歯形態にするか小臼歯を２つ並べた形態にするか迷います．参考模型を見ることで，作るべき形態がわかります

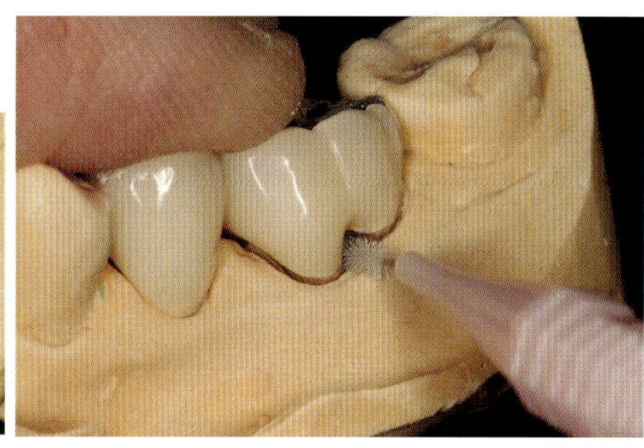

図 9 参考模型ではわからない清掃性は指示書を参考にすることで事前にチェック用の模型を用意して，歯間ブラシが使用できるか確認できました

ケース 2 形態に関すること

図 10 ⌊567 のクラウン製作です．⌊5 の舌側転位を MTM で治療していることから，舌側の厚みを少なく，歯牙転位しにくい形態にしてもらいたいとの指示がありました

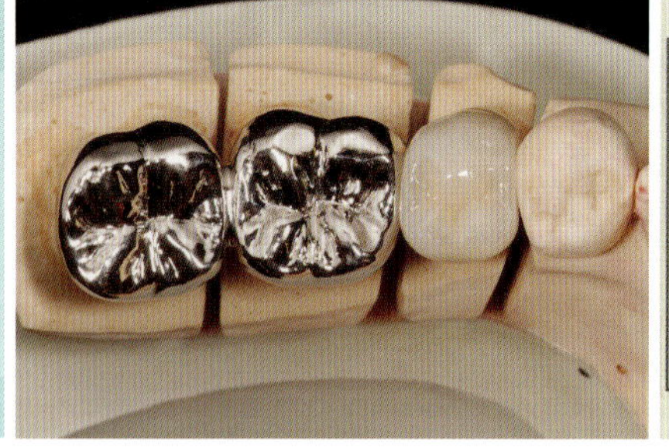

図 11 ⌊5 のメタルセラミックスは，舌側をメタルフレームにして厚みを少なくしつつ歯牙移動を抑えるために，隣接コンタクトは両隣在歯を覆うような形態にしました

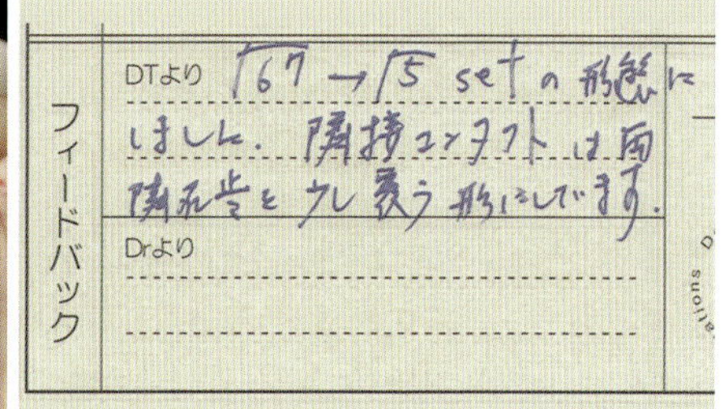

図 12 隣接形態や支台歯の方向によっては，口腔内でクラウンをセットしやすい順番が変わります．こちらからはチェアサイドに留意点を伝達しました

ケース 3 バイトに関すること

図 13 ⌊567 ブリッジの製作です．オープンバイト，咬合に注意との指示がありました

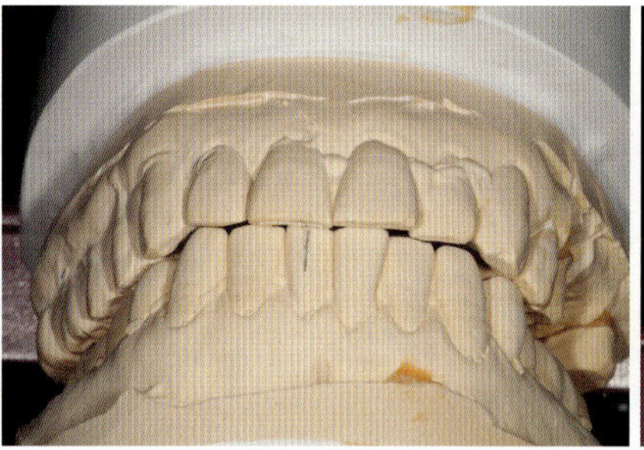

図 14 上下の模型を合わせてみると，この状態が一番安定しているように感じました．バイトだけでなく模型や口腔内写真と照らし合わせてマウントの最終判断をしますが，指示がないとこのポジションでマウントしたかもしれません

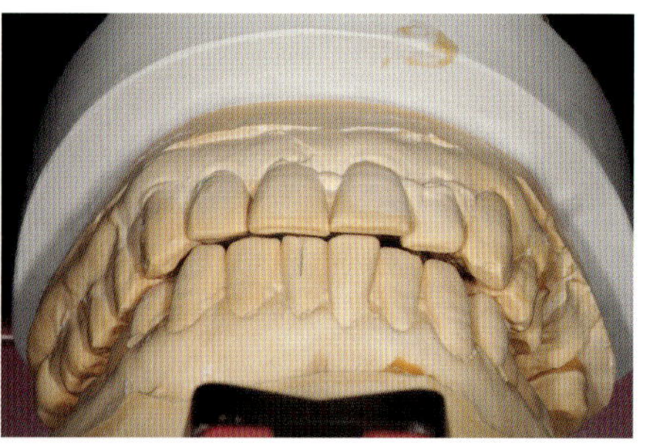

図 15 正解はこちらのポジションです．デュアルバイトやロングセントリックなど，模型だけでは判断しにくいケースは，指示があると判断しやすくなります．そのためには，チェアサイドでも模型をチェックする必要があることがわかると思います

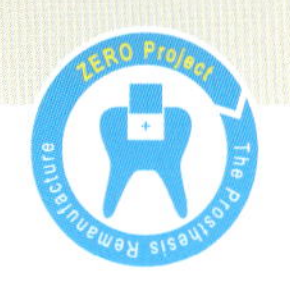

POINT ラボサイドの気合いが入る!? 指示書

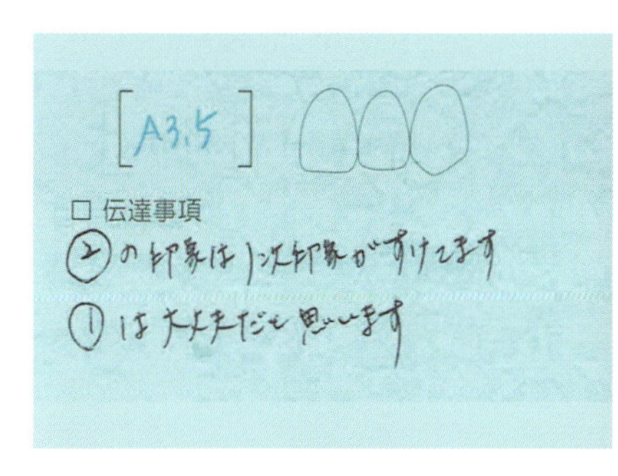

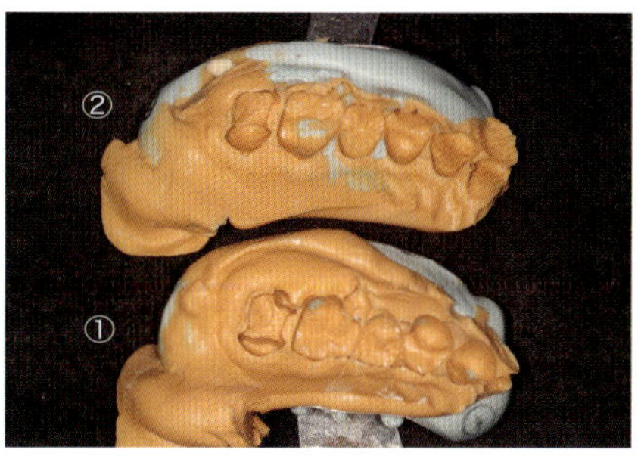

図 16, 17 指示書には「②の印象は一次印象がすけています ①は大丈夫だと思います」と記載されています．実際の印象をみると，チェアサイドで印象をチェックして，2つ印象を採得しているのがわかります．「よいものを作れ！」といわれるよりも，チェアサイドでの臨床に向かう姿勢が伝わる，ラボサイドに求められるクオリティが伝わる指示書です

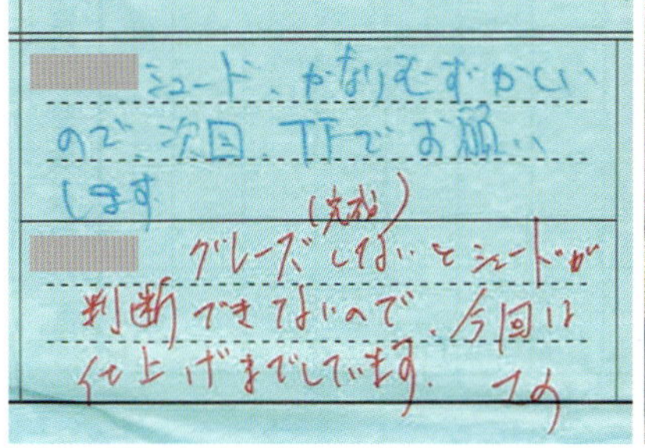

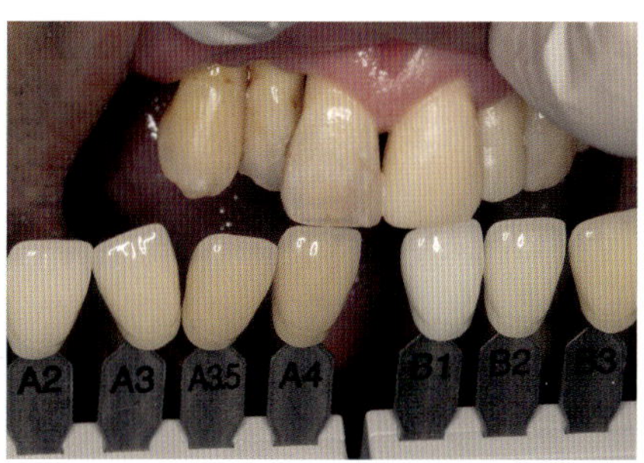

図 18, 19 指示書には「シェードかなりむずかしいので，次回 TF でお願いします」と記載され，ポイントを押さえたシェードテイクには，仮歯の精度も高さも伺えます．ラボサイドへの配慮があるからこそ，こちらもしっかり対応しなくてはいけないと感じます[資料 9)]

技工指示書にあるちょっとしたチェアサイドからの伝達事項が，技工物に影響を与えます（**図 7〜15**）．ただ，患者情報すべて取りそろえて伝えるのは大変です．**資料として情報量の多い口腔内写真や顔貌写真，参考模型と合わせて，それらでは伝えきれないものを技工指示書に書き加えてみてください（図 16〜19）．**

その積み重ねが，コミュニケーションを豊かにしていきます．

！まとめ

1. “いつもの” 指示では伝わらないことがある

マテリアルや製作方法によっては，“いつもの” 指示では伝わらないことがあります．多様化するマテリアルに対して，チェアサイドとラボサイドの情報共有が欠かせません．

2. 患者固有情報を記載する

技工指示書ですべてを伝えることはできませんが，参考模型や口腔内写真と合わせると，情報をかなり伝えることができます．特に患者固有情報は重要です．

3. 言葉以上に伝わるものがある

形成や印象，各種資料の正確さは，チェアサイドの臨床に向かう姿勢そのものがラボサイドに伝わります．技工指示書はそれをサポートして形にするものです．

22 Laboside
最初からわかっていたらこうはならなかった!? —スムーズな治療を考える

「あー，この対合歯のクラウン，このあいだうちで作ったものだ！」

6┐ のクラウン製作の依頼がきましたが，よく見ると，その対合歯となる 6┘ のクラウンは先週作ったばかりでした．
やり直すってわかっていたら……

そこに，たまたま遊びにきていた先輩歯科技工士．
「どうしたの？」
「6┘ を作るときに，6┐ の形態が変で作りにくいなぁって思ったケースで」
「なるほど．で，そのときはどう対応したの？」
「対合に合わせてちょっと変な形態になってしまいました．最初からわかっていたら，6┘ の形態も普通に作ったし，6┐ も良いものができると思います」
「そうだねぇ……．ちょっと模型見せてごらん」

よくある話として賛同してもらえると思っていたのですが，なんとなく自分の想定と違う先輩の対応に，少しとまどう歯科技工士．
それから先輩は模型をじっと眺めてから言いました．

「ここのガイドと摩耗，咬合平面のバランスを考えると難しい症例だね．こういうケースは先生も困っている場合もあるから，一度ケースディスカッションでもしたら？」
「なるほど……，そこまで考えているから先輩は全顎や自費のケースが多いんですね」

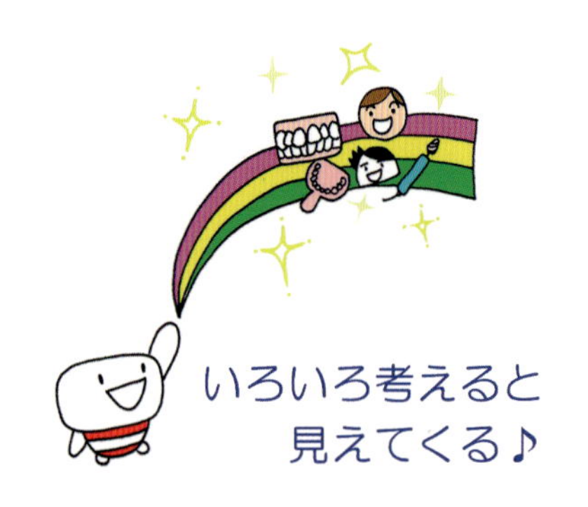

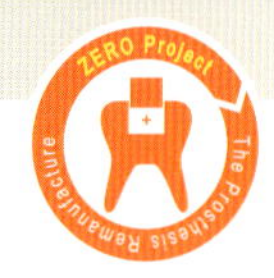

❗考えるポイント

治療計画の共有による補綴臨床の向上

一つの補綴治療であっても，対合歯や隣在歯を治療するかしないかで，クラウンの形態は変わってきます．事前にチェアサイドとラボサイドで症例をディスカッションできると，患者さんに対するアプローチも変わってきます（**図 1～4**）．

鉤歯となるクラウンと義歯のコンビネーションでは，その重要性もひときわです．クラウンに義歯の支持・把持・維持機能をどう付与するかで，治療の予後が大きく変わるからです（**図 5，6**）．

そこで必要となるのが治療計画です．**チェアサイドとラボサイドで治療計画を共有するというのは，補綴治療をスムーズに進めるためにとても有効なことです．**筆者はその重要性から，技工指示書に治療計画の項目を入れて，チェアサイドと連携をとるようにしています．

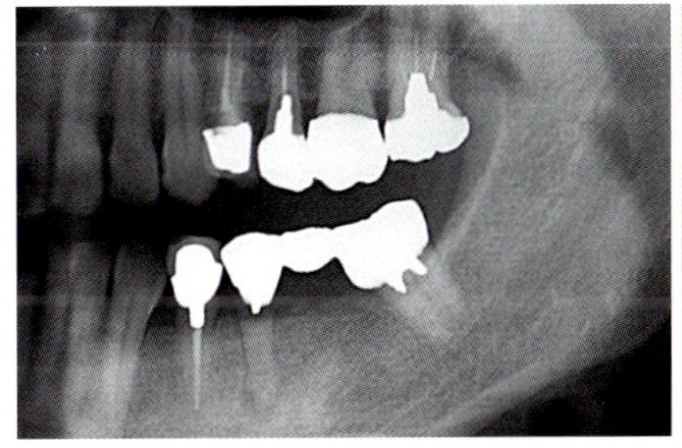
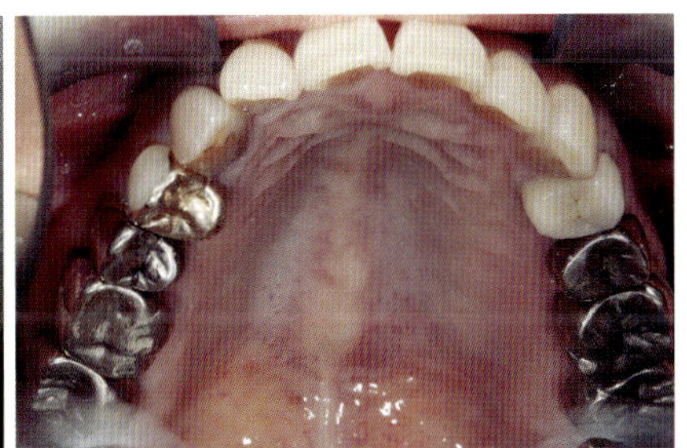
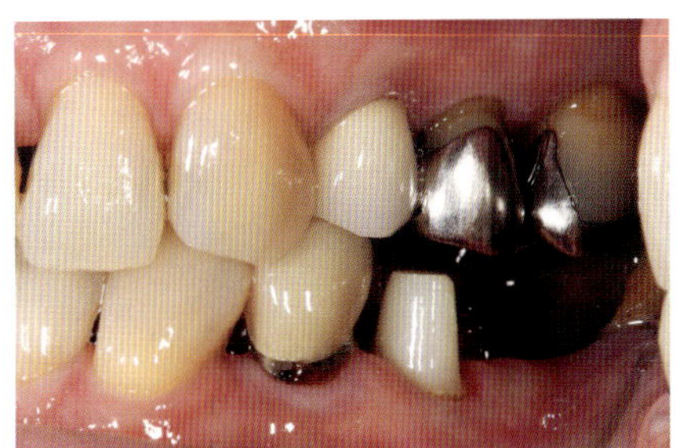
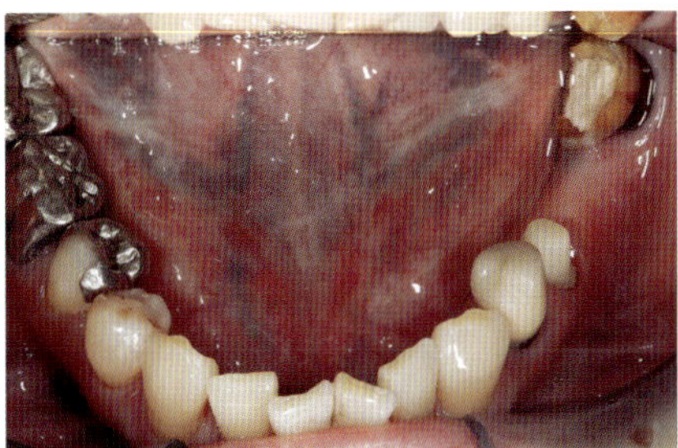

図 1～4　⌈5 の歯髄炎が原因でブリッジの製作相談を受けました．⌈5～7 ブリッジを製作することは可能ですが，適合や咬合のあまりよくない隣在歯や対合歯に合わせて製作することがよいか，将来的なリスクを考慮したらどういうアプローチがよいかをディスカッションしました．結果，対合歯は事前に咬合調整をして，⌈4～7 で補綴治療をすることになりました[資料8)]

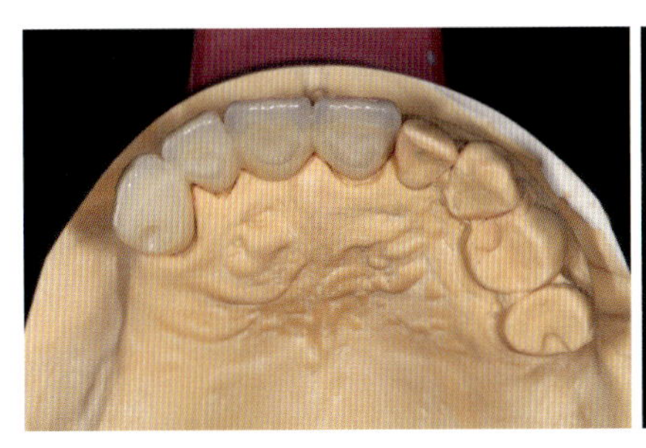
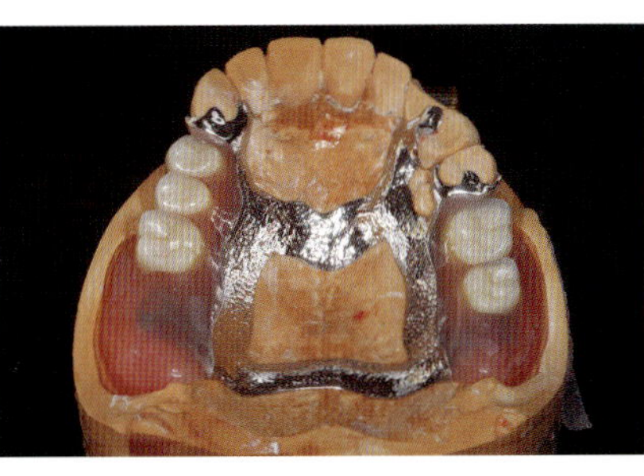

図 5，6　義歯の鉤歯となるブリッジの製作．事前に設計を確認して，レストとガイドプレーン，アンダーカットを鉤歯に付与します．設計ができていると，義歯の着脱もスムーズで鉤歯への負担も減ります

臨床での実際

ケース 1 治療計画を共有しなかったケース[21]

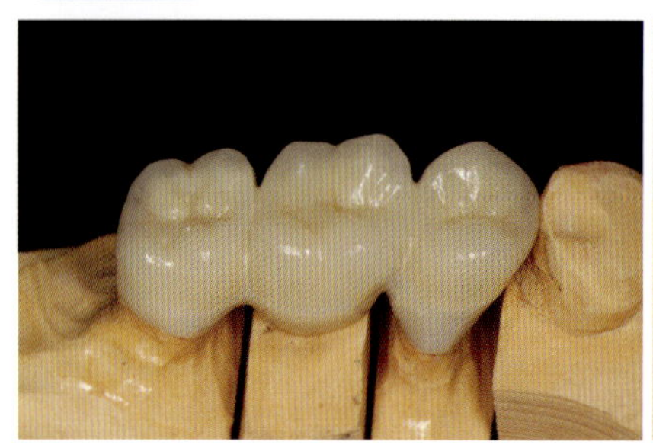

図7 765| ジルコニアセラミックス．近心コンタクトを付与するために 5| はかなり近心に張り出した形態となり，歯牙形態のバランスをとるために，全体的に近心寄りのブリッジとなりました

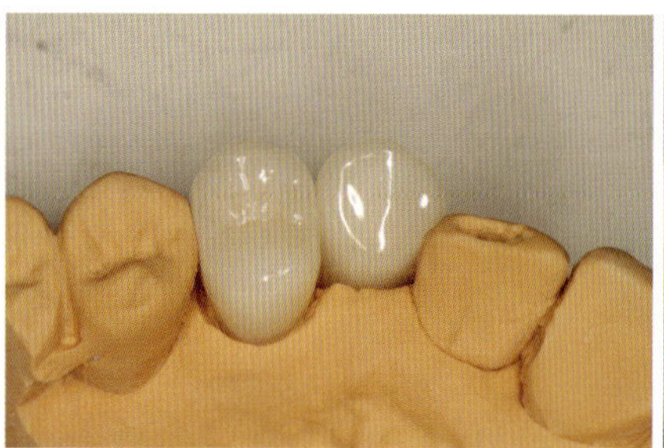

図8 43| プレスセラミックス．近遠心的にスペースが狭く，5| が近心にせり出ているため，かなり窮屈な状態で補綴物を作ることになりました

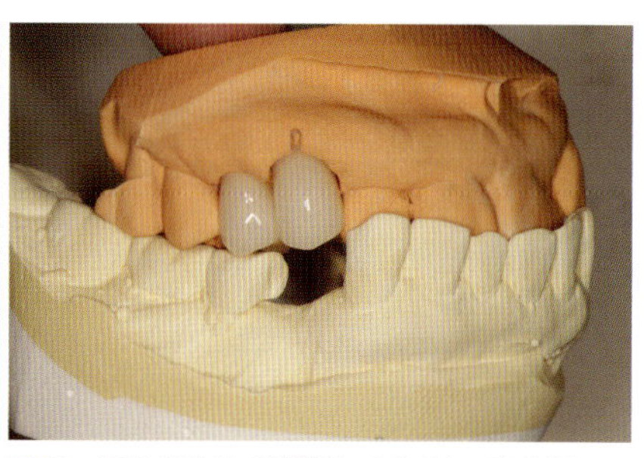

図9 図8を改めて観察してみると，実は図7と同一患者ということがわかりました．もし，補綴製作前に治療計画を共有していれば，患者さんにとっても術者にとっても，もっとスムーズでよい補綴ができたであろうと想像できます

ケース 2 治療計画を共有したケース[21]

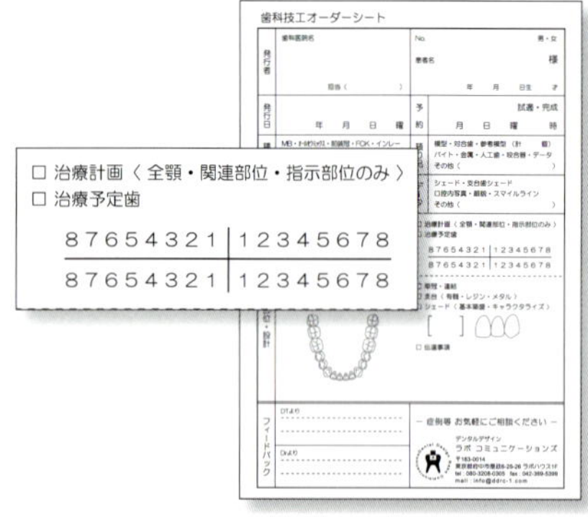

歯科技工オーダーシート

□ 治療計画〈全顎・関連部位・指示部位のみ〉
□ 治療予定歯

87654321	12345678
87654321	12345678

フィードバック

DTより

Drより

－症例等 お気軽にご相談ください－

デンタルデザイン
ラボ コミュニケーションズ

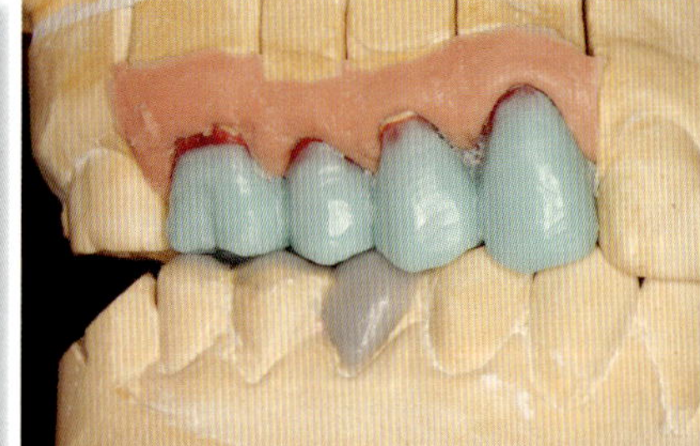

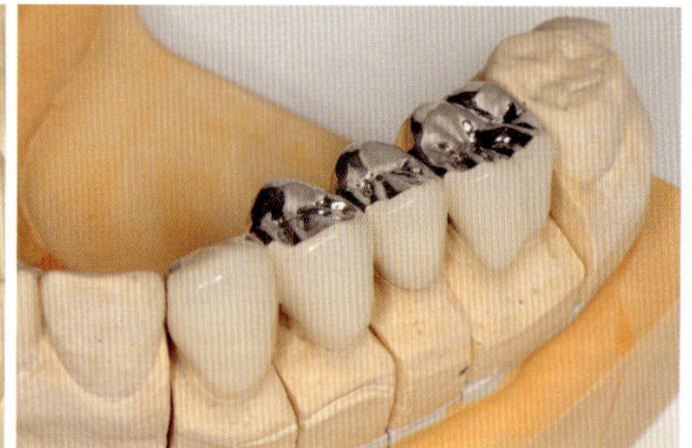

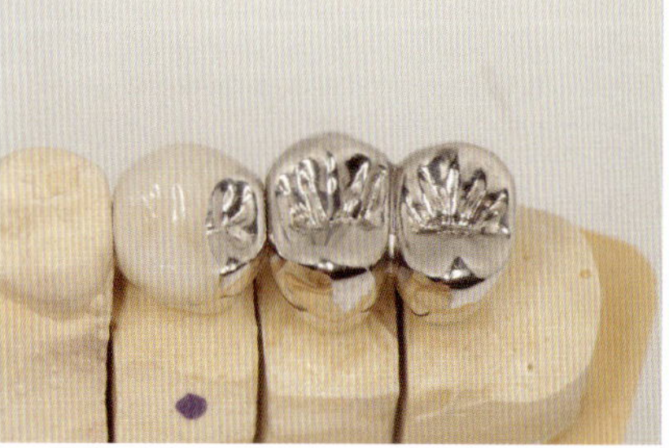

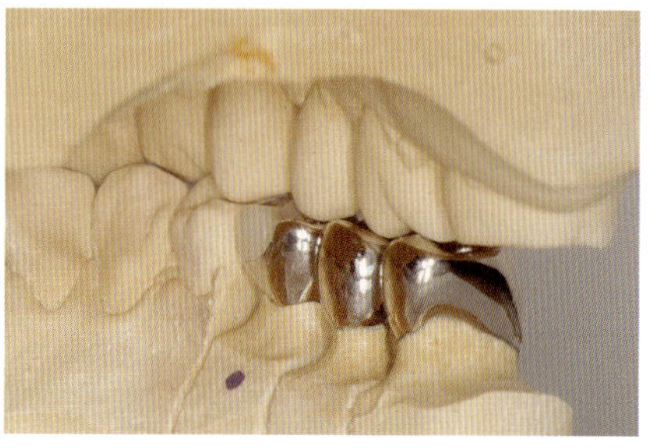

図10〜14 指示書にある治療計画の項目．本症例では上顎の補綴に際して，下顎の治療計画も記載されていたため，理想的な咬合平面に合わせて上顎を作った後に，下顎を製作することができました

ケース1はすべてオールセラミックスで，一般的には付加価値が高いものですが，形態に無理が生じています．ケース2は咬合面メタルで審美性は劣るかもしれませんが，咬合や清掃性は考慮できています．2つのケースで比較をすると，治療計画を共有するかしないかで，クラウンの形態が大きく変わるのがわかります．

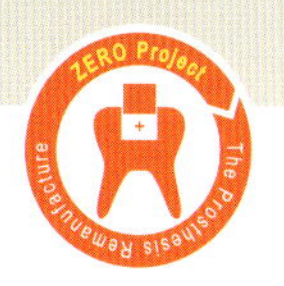

POINT 治療計画共有のタイミング

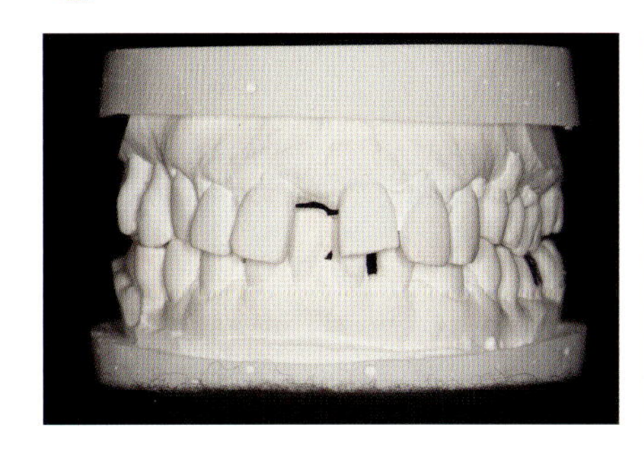

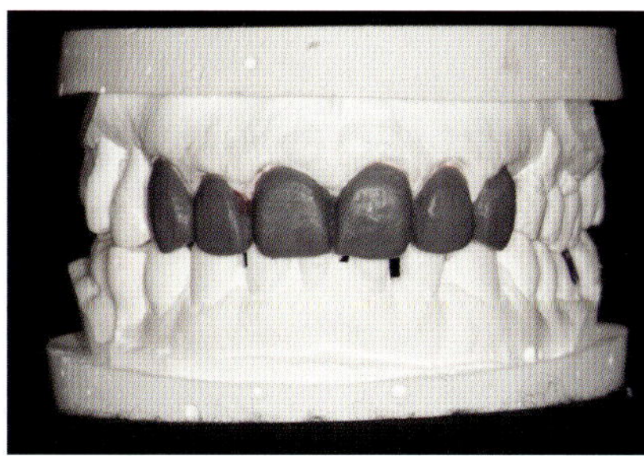

図 15，16 患者さんの主訴が前歯の補綴治療ということで，診断用ワックスアップの依頼を受けました．模型を見ると歯周基本治療がなされてなく，最終的に残せる歯がわからない状態です．ここで行うワックスアップはどこまで意味があるのか……．治療計画の共有は大切ですが，どの段階で行うかはチェアサイドとラボサイドで協議が必要です

そして，治療計画の共有は，単にラボサイドが作りやすいか作りにくいかではなく，治療の予後がうまくいくかいかないかにつながります．この違いはラボサイドの技術ではありません．治療計画を共有しているかいないかの違いです．

では，どの段階で治療計画を共有するとよいのでしょうか？　筆者は，少なくとも歯周基本治療終了以降だと考えています．それ以前の段階では，どの歯を活用できるかわからず，補綴の設計も変わってきます．特に義歯やインプラントなどの欠損補綴では重要なファクターでしょう．また，設計には患者さん自身のメインテナンス力も考慮すると，歯科衛生士の意見も重要になるからです（**図 15，16**）．

患者さんの数だけ治療計画があることを考えると，ここで挙げたケースというのはごくごく一部です．ただ，治療計画を共有することで臨床がスムーズになり，患者さんにも価値ある治療と技工物を提供することにつながる，というのは間違いありません．

！まとめ

1．技工物は製作する順番でも品質が変わる

技工物は材料の違いが品質の違いと解釈されがちですが，製作する順番でも形態や色が変わり，予後も変わる……．最終的な品質が変わります．

2．チームで治療計画を共有する

関わるスタッフ全員で治療計画を共有することは，ゴールを共有することと同じです．チームが一丸となって同じ目標に向かうことで，チームの力がついていきます．

3．補綴設計に必要な歯周基本治療

適切な補綴設計のためには，歯科衛生士による歯周基本治療が必要です．もちろん，歯科技工士も歯周組織や口腔内を理解していることが求められます．

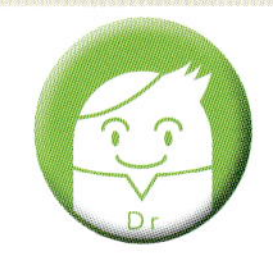
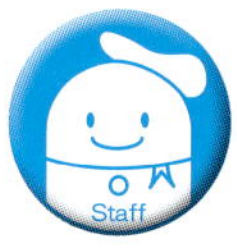

23
Chairside

歯科技工士は現場をわかっていない!?—補綴再製ゼロプロジェクト

ラボサイドとの連携を取るようになってから診療スタイルも随分変わりました．
補綴の品質を理解することで，アポイントの取り方も変わり，以前よりも患者満足度が高くなってきたのを感じます．

実際に患者さんの数は前よりも多くなり，スタッフの数も増えました．
いつの間にか自分の目の届かないところも出てきた院長先生，いつも取引している歯科技工士に，印象やシェードのことをスタッフに伝えて欲しいと依頼をしました．

「……ということで，寒天アルジネート印象はすぐに石膏を注いでくださいね！　バイトはここを気をつけて！　仮歯も大切ですよ！　シェードは治療の前にお願いしますね！」

ところが新しく入ったスタッフから思いもよらない言葉が出てきました．
「歯科技工士さんは全然現場をわかっていないんですね！　あれもこれもできないですよ！　これだけ患者さんがいると本当に大変なんですよ！」
「いや，そんなつもりは……．治療の質を高めるために必要なことを……」

なんとなく，院長先生が研修を依頼してきた理由がわかってきました．
いろいろなスタッフがいる，先生１人では対応しきれないこともある．

歯科技工の価値は患者さんだけでなく，スタッフにも伝えないといけない……
そう思うとやるべきことはたくさんあるのかも．

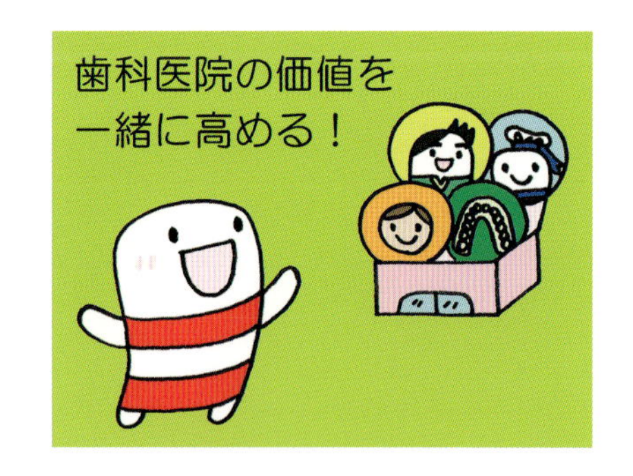

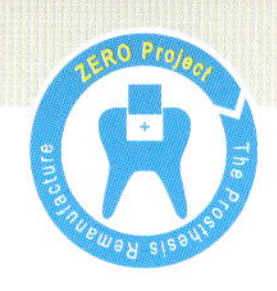

❗考えるポイント

業務の優先順位と歯科技工の関係性

世の中には，よかれと思ってやったことが実は裏目に出ていた，ということがよくあります．効率化を考えて診療後にまとめてアルジネート印象に石膏を注いだり，石膏に気泡を混入させないように混水比を多くしたり，というのがよくある事例です．それが調整過多や再製作となるわけですが，これは単にチェアタイムが長くなるだけでなく，治療の品質や売上，機会損失にも関わるものです（**図 1**）．

歯科技工に関する適切な知識があれば解決することでも，歯科衛生士や歯科助手は歯科技工のことを学ぶ機会はほとんどありません．若い歯科医師の方々も以前ほど歯科技工に接する機会は少なくなっています．そして，院内では接遇をはじめ，やらなければならないことがたくさんある．歯科技工の優先順位が下がるのも当然かもしれません．

ただ，**院内に必要な歯科技工の知識は決して多くありません．現場で伝えていくとすぐに結果が出て，初めて触れる歯科技工の知識に共感してくれるスタッフが多いことに驚かされます（図 2〜4）**．

売上 500 万円/月の場合	
1 日の売上（月 20 日）	250,000 円
30 分の売上（1 日 8 時間）	15,625 円

図 1　月の売上が 500 万円の歯科医院 30 分あたりの平均売上（月 20 日，1 日 8 時間）．単純に再製作や調整過多でチェアタイムが 30 分無駄になると，品質や売上，機会損失にもかかわってきます

対象歯科医院	再製率
3 月	12.24%
4 月	7.62%
5 月	6.54%
6 月	5.40%

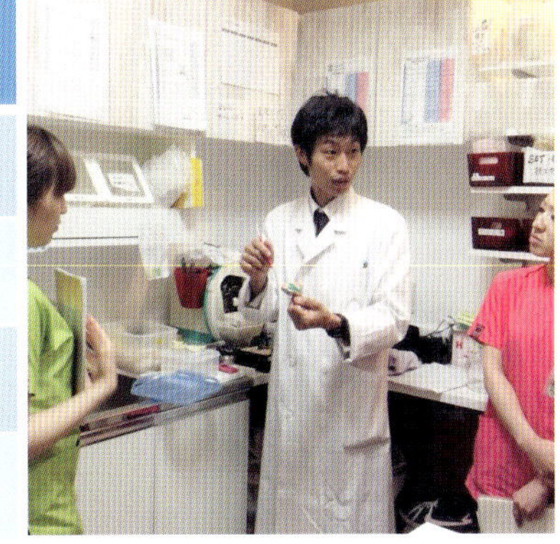

図 2，3　再製作の多い歯科医院で 4 月に「補綴再製ゼロプロジェクト」を行ったところ，1 回の研修で再製率や調整時間が確実に減少しました．実際に現場に足を運ぶことで見えてくる作業の盲点があります

私達がいい加減な仕事をすることにより それなりの補綴物しか作れず 結果 口腔内を悪化させてしまう可能性のある不適冠をセットしてしまうことになります．
口腔内を把握し 何の為の補綴物なのか私達 衛生士も理解しなければいけないと思いました．

模型や口腔内写真，指示書などの情報だけで，調整の少ない精度の技工物を作ってもらえるように，歯科衛生士として，患者さんへの普段のブラッシングのモチベーションアップや，SRP，TEK作成など私達歯科衛生士として最善を尽くし患者さん一人一人の口腔内の環境を整えていく事も大事な事なのだと思いこれからの診療で日々，気を付けていきたいと思います．

図 4　研修後のスタッフの感想（一部抜粋）

臨床での実際

ケース１ 意識と品質にギャップが出るケース

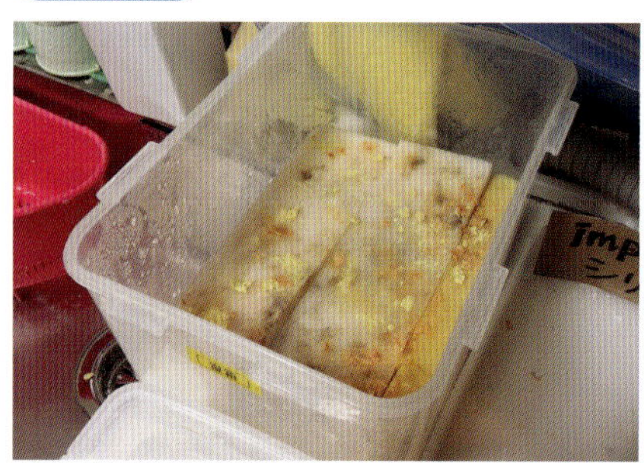

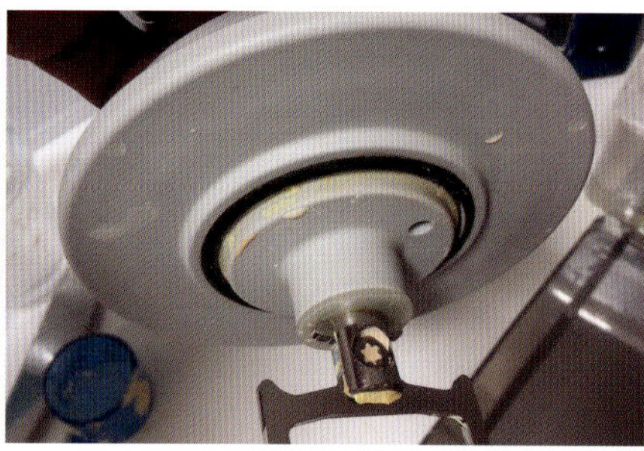

図５ 寒天アルジネート印象用に湿箱を用意していますが，水分の上に印象や石膏をベタ置きの状態でした．印象や石膏の吸水膨張を引き起こします

図６ 石膏練和用の真空攪拌機を導入しましたが，器材の汚れが気になります．ちょっとしたことですが，管理の信頼性に疑問符がつきます

ケース２ よかれと思った作業で品質を落としているケース

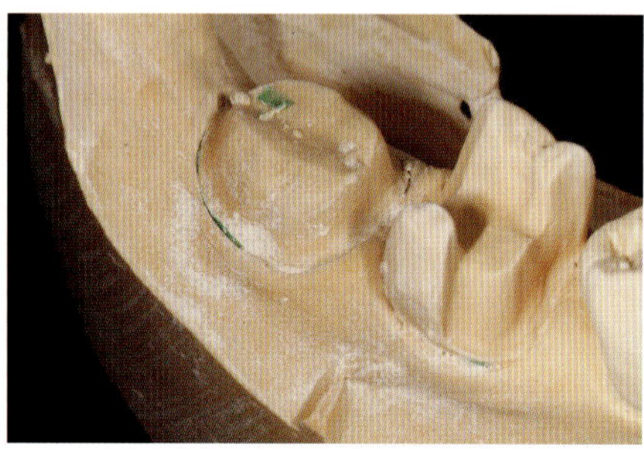

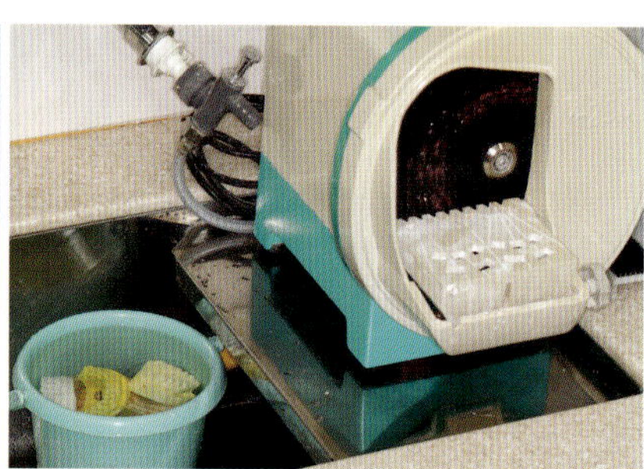

図７ チェアサイドで模型をトリミングした際に，模型の削りカスがマージンに付着して固まってしまいました

図８ ラボサイドではトリミングしやすいように石膏模型を水の中に入れていますが，当然ながら模型の表面は溶けてマージンは丸くなってしまいます．

■「80 対 20 の法則」で考える業務の優先順位

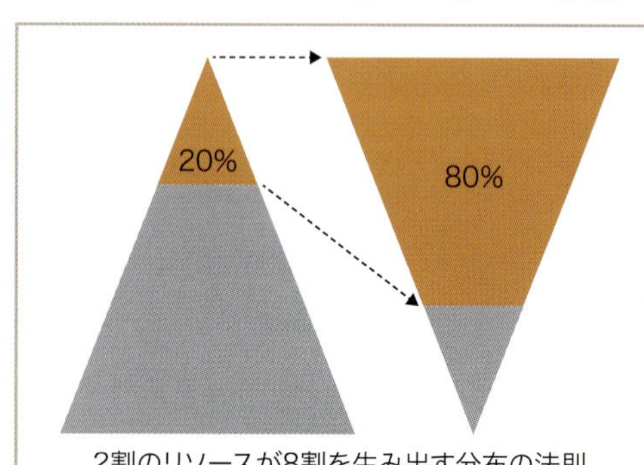

例）
- 売上の８割は，全製品中の上位２割で占めている
- 成果の８割は，重要度の高い上位２割の仕事が生み出している

図９ 80 対 20 の法則．２割のリソースが８割を生み出すとされる分布の法則で，よく経済の世界で活用されています

さまざまな臨床現場でみる“あるある”です（**図 5〜7**）．ただ，こうしたことは知っていれば解決できることがほとんどです．チェアサイドで良質な補綴物のために必要な印象や石膏，シェードテイクなどの限られた知識や技術を効率的に伝え，システム化できれば臨床の品質は確実に上がります．

これを経済の世界で活用される「80 対 20 の法則」で考えると，「歯科技工の 20%の知識があれば 80%の技工トラブルは解決できる」となります（**図 9**）．

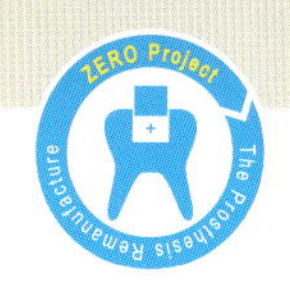

POINT チームの熱量を高める

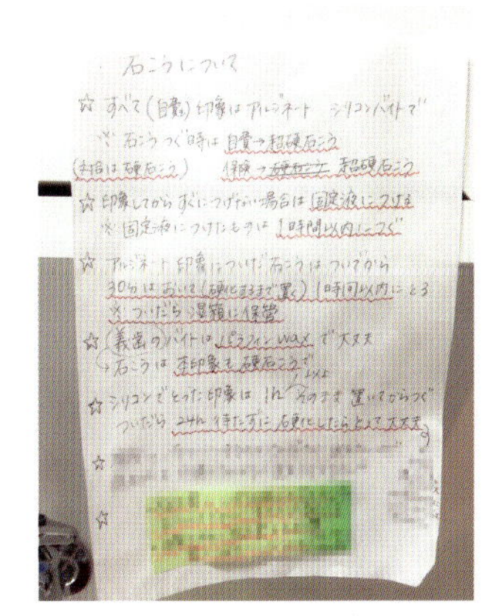

図 10 補綴再生ゼロプロジェクトの研修後，スタッフが自発的に作成したマニュアル

この法則は，すべての分布が必ず8割2割になるわけではありませんが，業務を効率化したいとき，新しいプロジェクトを立ち上げたいときなど，何を優先するか考える視点になります．例えば，マニュアルを作ることに時間や労力をかけず，今必要なことを簡単にまとめて，すぐにスタッフ全員ができるようにする，というのも 80 対 20 の法則に合った成果の出し方です（**図 10**）．

歯科医院では，再製が少ないからといってトラブルがないわけではありません．臨床にしっかり取り組んでいる医院でも，スタッフマネジメントに苦労したり，患者対応がうまくいかなかったりすることもあります．そうしたときに必要なのが“チームの熱量”です．

チームの熱量はチームの一体感から生まれ，チームの一体感はチームが目指すべきビジョンの共有から生まれます．補綴再製ゼロプロジェクトは，単に歯科技工の知識を伝えるのではなく，チームメンバーであるラボサイドから熱を伝える作業でもあります．熱は熱力学の法則のように人から人に伝わります．**一番の優先順位はお互いが信頼できるチームを作ることです．**

まとめ

1. よかれと思ってやったことが実は裏目に出ることがある

印象や模型の取り扱いでよくある気がつかないエラーこそ，まさに「臨床あるある」です．基本的な内容ほど正しい知識が必要です．

2.「80 対 20 の法則」を活用して課題解決

再製作や調整過多など，歯科技工に関するトラブルの多くは，限られた歯科技工の知識で対応できます．この法則を活用していくと，医院で取り組む課題の優先順位も見えてきます．

3. チームの熱量を高める

目指すべきビジョンが明確になると，チームの熱量が高まり，その熱量が患者さんにも伝わります．活気のある歯科医院は人が集まります．

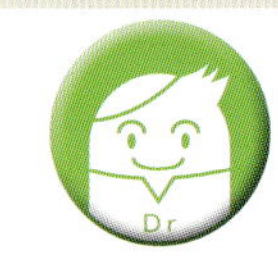

24 Laboside 歯科医療のやりがいをどこで見出す？—チームで高める補綴臨床

この前は歯科医院の研修でピリピリしちゃったけど大丈夫だったかな．
ちょっとドキドキしながら歯科医院に納品に行くと，受付のスタッフからこんなことを言われました．

「この前の歯科技工物，患者さんがよく噛めるって喜んでましたよ．実はあの患者さん性格がきつくて，みんなプレッシャーを感じていたんですよね」

これまで挨拶はしていても，スタッフからこうした言葉をかけてもらうことがなかったので，歯科技工士としてはなんか嬉しい気持ちになりました．
ちょっとした研修の効果かも……

ふと，今日納品する技工物は患者さんとどう歩んでいくのだろう？
そんなことが頭に浮かんできました．

自分自身が歯科技工物の価値を知らないと人に伝えることはできない．
でも，その価値はラボサイドだけではわからない．
意図した歯科技工物を目指して頑張ってきた歯科技工士にとっては新鮮な感覚でした．

……本当に意図した歯科技工物というのは，もっと違うところにあるのかも？

お互いの技術とコミュニケーションの先に生まれる新たな気づき．
歯科医療って思っている以上に奥が深いのかもしれません．

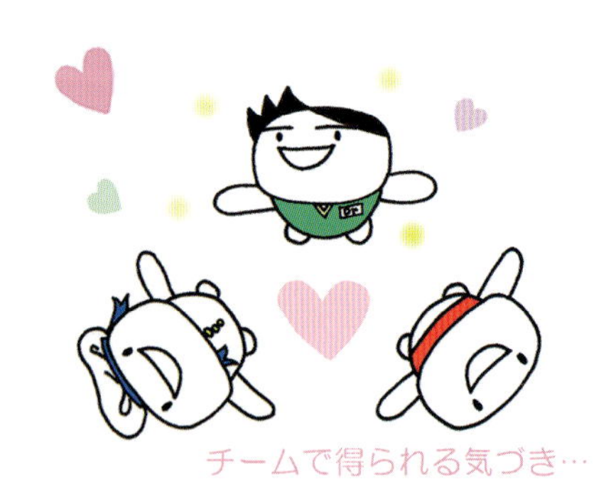

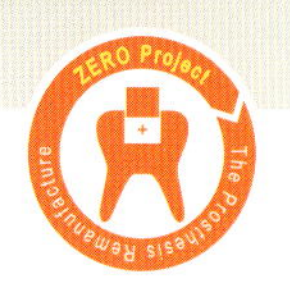

！考えるポイント

歯科医療のやりがいってなんだろう !?

仕事のやりがいとは何でしょう？　自分の好きなことを仕事にしたいという人は多いですが，本当に自分の好きなこととは何でしょう？　そもそも，職業選択の時点で最初から歯科医療従事者になりたい！と思っている人はどれくらいいるのでしょうか？

モチベーションに関して，古典的で代表的な「マズロー欲求５段階説」に当てはめると，人は安心安全な環境で，仲間や社会に認められ，自己実現を図ることができる仕事はやりがいがあるといえます（**図１**）．スタッフが「患者さんに感謝された」経験を通じて，自発的に患者説明用ツールを作るようになった，というのはよくあることです．

このことは，チーム内でも当てはまることです．自分の仕事がメンバーの役に立ち，チームだからこそできる成果に貢献できることは，歯科医療ならではのやりがいにつながります．これはチームの熱量が高いほど機能します．そして筆者が現場で気づいたことは，**チームが機能している組織は機能していない組織に比べて圧倒的にコミュニケーションが多い，**ということです．

図２は最新のウェアラブルセンサのデータで人の活発度と生産性を証明している資料です．熱量は人は人との関わりによって高まり，マズローのいう社会的欲求を超えてより高次元にいくためには，歯科医療のなかでどう人間関係，チームを構築していくかがポイントになります．

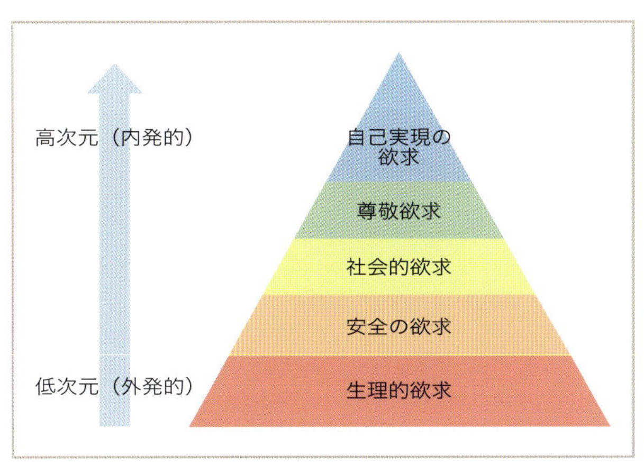

図１　マズローの欲求５段階説．生命に危険がなく（生理的欲求），生活が安定し（安全の欲求），仲のよい仲間がいて（社会的欲求），社会に認められ（尊厳欲求），自分が満足する（自己実現の欲求）という，人間の持つ欲求を次元化したもの．次元が高くなるほど，自分の内から出るモチベーションによる主体性が発揮され，やりがいを持つようになります

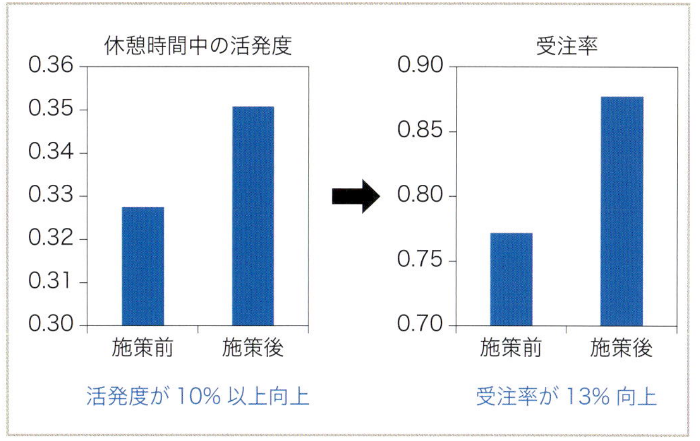

図２　人に装着するウェアラブルセンサのデータ※を解析してわかった活発度と生産性の関係．ここでは休憩時間に話の合う人と楽しく会話する，上司や監督者が適切に声かけすることが活発度を高め，社員の生産性を高めることをデータで証明しました[19)]

※コールセンタで同世代４人のチームで同時に休憩をとった結果

臨床での実際

■よりよい補綴のために何が必要か？

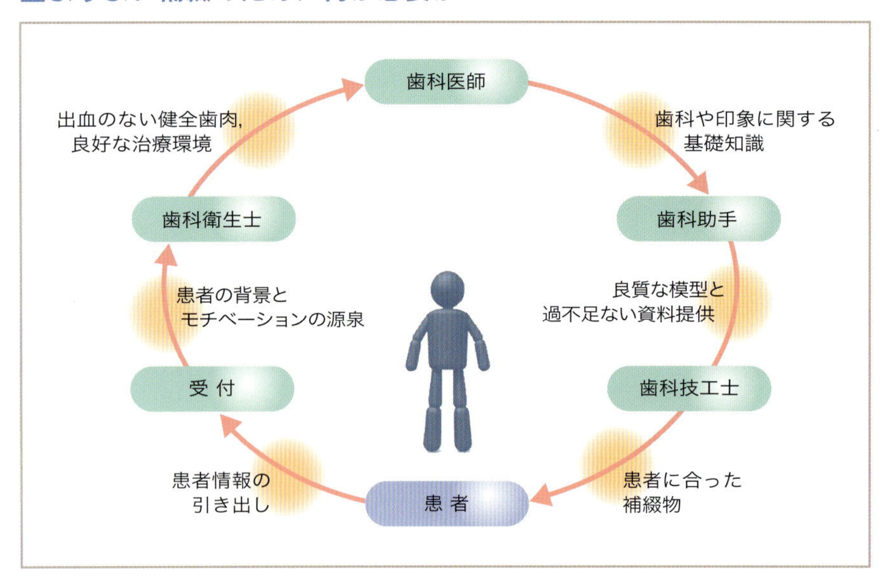

図 3 歯科技工士が患者に合った補綴物を製作するには，良質な模型と過不足ない資料が必要で，そこに携わる歯科助手には歯科や印象に関する基礎知識が求められます．歯科医師が正確な形成・印象を行うためには，歯科衛生士による健全な歯肉と治療環境を整える必要があり，患者がみずからブラッシングをするためには，患者のモチベーションを把握する必要があります．また受付だからできる患者情報の引き出しがあります．

患者さんを中心にしたコミュニケーションは組織の活発度を高めます．チームの循環ができると，スタッフそれぞれが自分の役割を認識し，より高次元の欲求に向かい，生産性を高めることにつながっていきます

■お口の健康は何をもたらすのか？

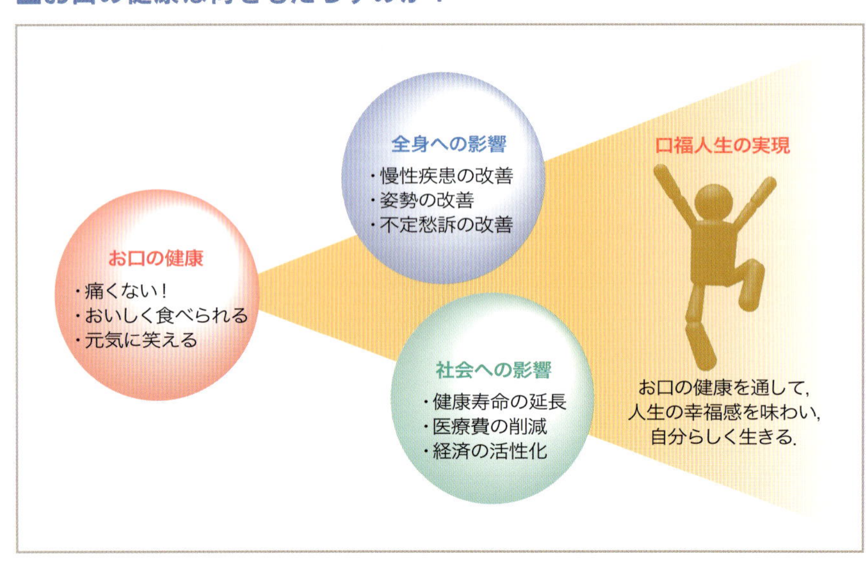
お口の健康
・痛くない！
・おいしく食べられる
・元気に笑える
全身への影響
・慢性疾患の改善
・姿勢の改善
・不定愁訴の改善
社会への影響
・健康寿命の延長
・医療費の削減
・経済の活性化
口福人生の実現
お口の健康を通して，
人生の幸福感を味わい，
自分らしく生きる．

図 4 患者さんの抱えている問題を高い次元でケアできると，お口の健康が回復するだけでなく，全身の健康や社会の健康につながると考えられます．健康な人生を歩める人は幸福で，口福．私たちの考え方次第で，治療を通じて患者さんの自己実現を高い次元でサポートすることができます

1本の補綴であっても，チーム医療として関わるスタッフ全員の役割があります（**図 3**）．その1本の補綴をきちんと作ることがお口の健康を作り，患者さんの自己実現の道をつくることにつながります（**図 4**）．私たち歯科医療従事者は，それぞれの専門的な技術とコミュニケーションを通じて，人や社会に貢献できる仕事．これは，クラウンをただのかぶせ物と捉えるか，その患者さんの健康の一部と捉えるかの違いともいえます．

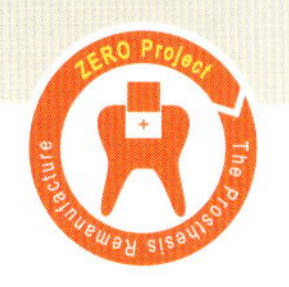

POINT お互いのフィードバック

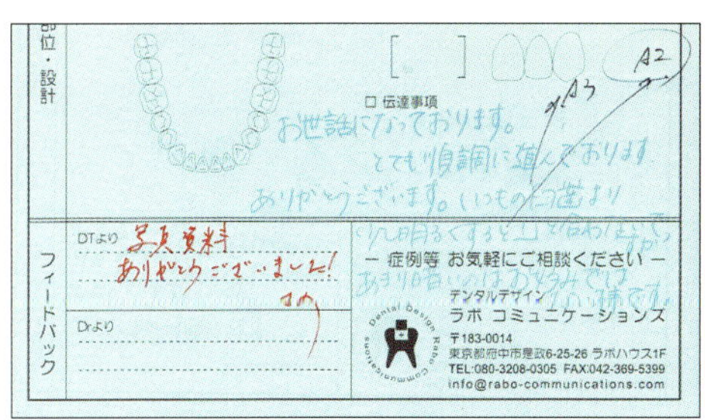

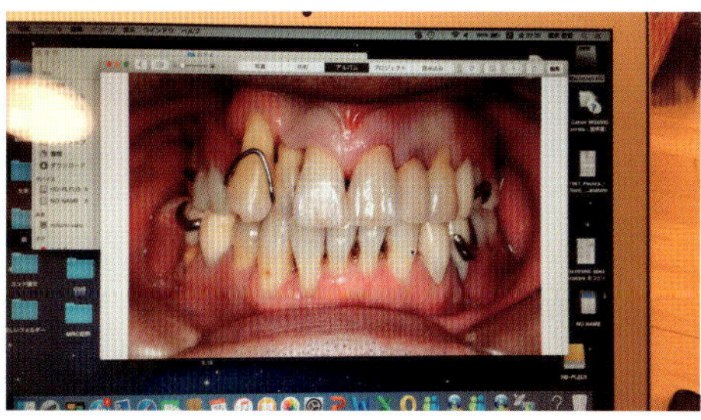

図5 ラボへのフィードバック．技工指示書やメールを通じて製作した補綴物の評価や患者さんの感想を知ることで，自分の仕事の関わりややりがいを感じます．セットされた補綴物の写真が添付されていれば技術の向上にもつながります

図6 セットされた補綴物の写真をSNSで送ってくれました．こうしたやりとりは技術的な向上にもつながります[資料9)]

チェアスタッフが歯科技工の価値を“知る”ことは，これまで以上に意識を高め，“やりがい”につながることは多くの現場で感じました．同じく，現場に立つことの少ない歯科技工士が自分の仕事の成果を“知る”ことは“やりがい”につながります．チェアサイドとラボサイドの関係で言えば，お互いに仕事に対する適切なフィードバックがコミュニケーションとなって“知る”につながります（**図5，6**）．

自分の存在価値を知ることは意義があることです．しかしそれは小さなことの積み重ねです．**日々の仕事のなかにある小さなやりがいを感じることが，医療の質を高める技術とコミュニケーションとなり，大きなやりがいになっていく**のではないでしょうか．

！まとめ

1. やりがいは人によって違うが共通していることはある

何にやりがいを感じるかは人それぞれですが，安心安全な環境で，人に認められ，自己実現を図ることができるというのは，良好な職場に共通している事項です．

2. チームにおける自分の役割を知る

自分の仕事の役割を知ることは仕事の深さ，やりがいを知ることにつながります．特にチェアサイドとラボサイドで共有することは，あらたな発見を増やすでしょう．そのためのフィードバックを大切にしてください．

3. 一つ上のビジョンを持つ

まずはチームのリーダーが今よりも一つ上のビジョンを持つことをお勧めします．その純度が高まるほど熱量は高まり，チームに伝搬していきます．チームで高みを目指していきましょう！

資料提供／参考文献

資料提供

資料1　武内久幸 先生／壱番館デンタルオフィス

4：図6

14：図9

15：図14〜16

16：図7〜15

17：図8〜11

18：図5〜8

19：図3，4

20：図5〜9

資料2　宮田敬史 先生／みどりの杜歯科クリニック

11：図9，10

17：図12〜15

資料3　福本晃祐 先生／ふくもと歯科医院

12：図14

資料4　壹岐敏之 先生／いき歯科医院

13：図1〜3

資料5　森田彩乃 先生／ゆとり歯科医院

14：図5

資料6　平出光一 先生／ひらいで歯科医院

17：図16〜18

18：図9〜12

19：図11〜13

20：図10〜15

資料7　羽田裕二 先生／ゆとり歯科医院

19：図5〜10

資料8　富野直仁 先生／ゆとり歯科医院

19：図16

22：図1〜4

資料9　柳沢哲秀 先生／柳沢歯科

21：図18，19

24：図6

資料10　スタディーグループ　D-Technications メンバー

10-1. 右手風友乃 氏：1：図1〜3　3：図1〜3

10-2. 蛭崎寿之 氏：10：図11〜13

10-3. 日高洋幸 氏：19：図14，15

10-4. 畑山賢伸 氏：20：図2

参考文献

1) 土生博義．臨床に役立つ歯科理工学—印象材の特性と正しい使用法　第3回　ハイドロコロイド印象材の寸法変化．歯科技工．2002；30（3）：376-381.
2) 武内久幸，佐野隆一，大倉慶子．1歯補綴から考えるDr-DT-DHチームアプローチの本質（後編）．QDT．2010；35（11）：20-46.
3) 大山儀三，玉置博規編．月刊「歯科技工」別冊 “誤差”を埋めるクラウンブリッジの臨床・技工．医歯薬出版，2013；26-27.
4) 土生博義．臨床に役立つ歯科理工学—印象材の特性と正しい使用法　第6回　模型（歯型）用石膏．歯科技工．2002；30（6）：776-782.
5) 武内久幸，佐野隆一，大倉慶子．1歯補綴から考えるDr-DT-DHチームアプローチの本質（前編）．QDT．2010；35（10）：31-54.
6) 新谷明喜，千葉栄一，横塚繁雄．審美歯冠修復マテリアル・リサーチ．クインテッセンス出版，2014；159, 186, 190.
7) 土生博義．臨床に役立つ歯科理工学—印象材の特性と正しい使用法　第1回　各種弾性印象材の物性．歯科技工．2002；30（1）：98-101.
8) 土生博義．臨床に役立つ歯科理工学—印象材の特性と正しい使用法　第2回　ゴム質系印象材の寸法変化と冷却収縮．歯科技工．2002；30（2）：272-277.
9) 小出馨　編著．デザイニング・コンプリートデンチャー．医歯薬出版，2008.
10) 土生博義．臨床に役立つ歯科理工学—印象材の特性と正しい使用法　第5回　全顎模型の三次元精度．歯科技工．2002；30（5）：638-644.
11) 土生博義．臨床に役立つ歯科理工学—印象材の特性と正しい使用法　第4回　印象の寸法精度と模型の表面うねり．歯科技工．2002；30（4）：536-539.
12) 月刊『歯科技工』編集部編．月刊「歯科技工」別冊　再製を防ぐためのラボコミュニケーション　チェアサイドとの連携のコツ．医歯薬出版，2017；49.
13) 矢谷博文．補綴装置失敗のリスクファクターに関する文献的レビュー．補綴誌．2007；51（2）：206-221.
14) 佐々木啓一，三浦宏之編．月刊「歯科技工」別冊　生体本位の実践・咬合技工　ラボサイドで活かす咬合理論と咬合器操作．医歯薬出版，2007；19.
15) 古谷野　潔，矢谷博文編．月刊「歯科技工」別冊　目で見る咬合の基礎知識，医歯薬出版，2002；95.
16) 武内久幸．若手歯科医師に贈る　歯科臨床効率アップのための「臨床のコツ」．QDT；35（9）：65-67.
17) 小出馨　編．隔月刊「補綴臨床」別冊　臨床機能咬合学　Functional Occlusion　咬合の7要素によるオクルージョンの臨床．医歯薬出版，2009.
18) Gunther Seubert 著，大畠一成訳．D. シュルツのワックスアップテクニック．医歯薬出版，2004.
19) 山本　眞．ザ・メタルセラミックス．クインテッセンス出版，1982.
20) 近藤　弘，堤嵩詞編．隔月刊「補綴臨床」別冊　検査・診断・治療計画にもとづく 基本 総義歯治療．医歯薬出版，2003.
21) 佐野隆一．選ばれる歯科技工士としての価値と戦略．日本歯技．2015；557：33-40.
22) 矢野和男．データの見えざる手：ウエアラブルセンサが明かす人間・組織・社会の法則．草思社，2014；89.

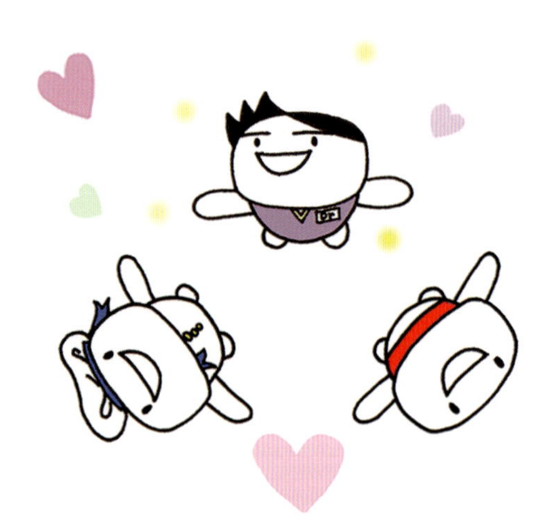

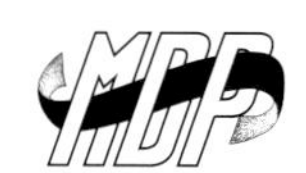

チェアサイドとラボサイドで共有したい
補綴再製をなくすための臨床テクニック24
ISBN978-4-263-44523-5

2018年6月10日　第1版第1刷発行
2022年4月10日　第1版第3刷発行

編著者　佐　野　隆　一
発行者　白　石　泰　夫
発行所　医歯薬出版株式会社
〒113-8612 東京都文京区本駒込1-7-10
TEL. (03)5395-7638(編集)・7630(販売)
FAX. (03)5395-7639(編集)・7633(販売)
https://www.ishiyaku.co.jp/
郵便振替番号　00190-5-13816

乱丁，落丁の際はお取り替えいたします　印刷・三報社印刷／製本・皆川製本所

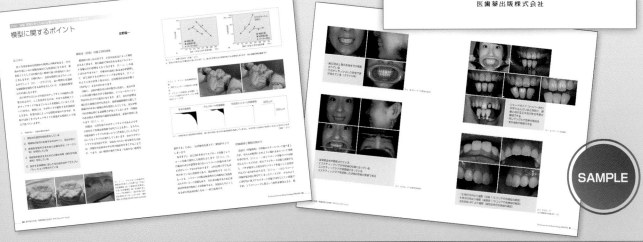

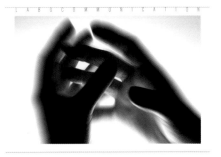